皇汉医学选评

杨大华 编著

中国中医药出版社
·北京·

图书在版编目（CIP）数据

《皇汉医学》选评 / 杨大华编著 . —北京：中国中医药出版社，2017.9（2022.10 重印）

ISBN 978 – 7 – 5132 – 4333 – 9

Ⅰ . ①皇… Ⅱ . ①杨… Ⅲ . ①中医学 Ⅳ . ① R22

中国版本图书馆 CIP 数据核字（2017）第 166415 号

中国中医药出版社出版

北京经济技术开发区科创十三街 31 号院二区 8 号楼

邮政编码 100176

传真 010 64405721

三河市同力彩印有限公司印刷

各地新华书店经销

开本 880 × 1230 1/32 印张 14 字数 312 千字

2017 年 9 月第 1 版 2022 年 10 月第 3 次印刷

书号 ISBN 978 – 7 – 5132 – 4333 – 9

定价 59.00 元

网址 www.cptcm.com

服 务 热 线 010-64405510

购 书 热 线 010-89535836

维 权 打 假 010-64405753

微信服务号 zgzyycbs

微商城网址 https://kdt.im/LIdUGr

官 方 微 博 http://e.weibo.com/cptcm

天猫旗舰店网址 https://zgzyycbs.tmall.com

如有印装质量问题请与本社出版部联系（010-64405510）

序 言

杨大华医师的力作《〈皇汉医学〉选评》是一本难得的好书！

作者的眼光敏锐，能从名人名著的字里行间找出瑕疵；作者的胆气十足，能与日本汉方的权威汤本求真先生较真；作者的思维缜密，许多观点有理有据，显示出良好的中西医学的理论功底和丰富的临床经验。字里行间，闪烁着作者在读书时迸发出的思想火花。读完此书，有一种畅快淋漓的感觉。

《皇汉医学》是日本汉方医学的代表作，其作者是被称为日本汉方巨擘的汤本求真先生。此书出版于20世纪20年代末，出版后很快传入中国，上海中华书局的中译本销量很大，学术影响深远。近年来，国内出版社也有新的版本，许多年轻人对此书颇为关注。学术无国界，对于日本汉方符合临床实际的研究成果，理应积极地加以吸收利用。杨大华医师这种敢于较真、严谨求实的学习态度，是应该提倡的，乐为之序。

南京中医药大学国际经方学院　黄　煌

2017年7月24日

弁 言

"你站在桥上看风景，看风景的人在楼上看你。
明月装饰了你的窗子，你装饰了别人的梦。"

———卞之琳《断章》

《伤寒论》《金匮要略》是"先辈"们眼中的"风景"，
经文与"先辈"们的治验又是汤本求真眼中的"风景"。
如今，汤本求真和他的《皇汉医学》也成了我眼中的"风景"。
《皇汉医学》装饰了我的生活，
但愿我的选评能够装饰读者们的中医梦。

本书尝试从现代医学的角度来读《皇汉医学》。
其中，有笔者个人对"风景"的解读，
有不认可的异议，
有个人的发挥，
有苛刻的挑剔，
也有对精彩处的点赞。
这些点评，
是对汤本求真及《皇汉医学》的平视，
以及对那个时代医学状况的正视。

关于本书

1. 本书可以视为《皇汉医学》的读书笔记，记录了个人阅读刹那的"一念"，是当下所思的真实记载。因此，就整本书而言，难免有念头之间相互抵触之处。

2. 本书打乱了原著的顺序，归类为医论、方剂及治验、药物之医治效用三个部分。

3. 蜜蜂飞向所爱的花，其花或大，或鲜艳，或沁香。笔者所评，也是心有所仪。凡无所评说的原著内容，一概不录。

4. 本书主要参考了《默克诊疗手册》《古本康平伤寒论》《康平伤寒论评注》《中医临证处方入门》《临床应用汉方处方解说》《伤寒论解说》《中医诊疗要览》等著作，在此向作者及译者表示感谢。

5. 基于临床说实话，少为名医唱赞歌，这是本书点评所遵循的原则。

6. 福建中医药大学张亮亮教授对本书提出了许多宝贵意见，特此鸣谢！

7. 李小荣先生在本书的写作中给予了很大的帮助，没有他当年的倡议也就没有本书的写作动力，致以诚挚谢意！

杨大华

2016 年 6 月 16 日完稿

目 录

壹

医论部分

⛩ 自 序

　　余少以亲命学医于金泽医学专门学校，明治三十四年卒业，旋供职医院，嗣复自设诊所，从事诊疗。至明治四十三年长女以疫痢殇，恨医之无术，中怀沮丧，涉月经时，精神几至溃乱。偶读先师和田启十郎所著之《医界铁椎》，始发愤学中医。经十有八年，其间虽流转四方，穷困备至，未尝稍易其志。用力既久，渐有悟入，乃知此学虽旧，苟能抉其蕴奥而活用之，胜于今日之新法多矣。无如举世之人，竟以欧美新医相矜炫。中医之传，不绝如缕。此余所为日夜悼叹者也。既以稍明此学，不忍终默，窃欲振而起之，故不揣浅陋撰为是书，以俟天下具眼之士。

　　　　　　　　　昭和二年（1927）六月上旬
　　　　　　　　　汤本求真谨识于田端之陋室

　　评： 明治元年为1868年，四十三年即1911年。汤本求真长女殇于疫痢，推测可能是死于暴发性菌痢。相比今天，那时的西医也是很落后的。对于烈性传染病而言，缺乏高效抗生素，死亡率也远高于今天。从这个角度来看，其长女的命运也是时代的悲剧。如果当时使用汉方治疗，其女或可存一线生机。《皇汉医学》有两点最为可贵：其一，汤本求真是西学中的医生，其最大的优势就是能够站在更高的层面对中医与西医进行比较，以甄别二者长短；其二，汤本求真生于1876年，学习中医时已是人到中年。

壹
医
论
部
分

中年人学习中医的好处就是具备较高的鉴别能力而不踏空蹈虚，注重实用性而不误入歧途。现代医学的知识使得汤本求真能够跳出中医看中医，而"精鉴确识"的眼光让他少走了弯路。

汤本求真学习古方医学的轨迹是清晰的，先是长女殇于疫痢的深刻打击，陷入"医之无术"的困惑；偶遇《医界铁椎》，并峰回路转地走出人生低谷。如果没有这两个事件，也不可能有《皇汉医学》的面世。前者给予汤本求真无限动力，后者则将其引领到正确道路上。名医的成长之路，很多都属于这个模式，求真也不例外。

皇汉医学序

余以疾病人所时有，而良医不常见，遂感愤而学医，孜孜矻矻，历十余年，未能有所发明也。每见西医诋中医无科学之研究、试验之证明，而中医亦诋西医不识气化之原，不知标本之治，二者交讥，各封故步，不能相通，心窃病之。尝谓中西医术各有所长，亦互有所短，时欲比较同异，舍短取长，融会为一，以见殊途同归之用，然有志而未逮也。近以弘一大师之介，获识马湛翁先生。先生以日人汤本求真所撰《皇汉医学》见贻，且以译事相勖。展而读之，实获我心。凡汤本之所言皆余所欲言而不能言者也，中医垂绝之绪，庶几可以复振矣。夫资科学之实验，则不偏尚悬解；明古方之妙用，则不徒重机械。是诚医林之准绳，民生之根本也。因不揣谫陋从事迻译，仍其旧题《皇汉医学》，以谂同志。日文则多得韩陶斋先生校订违失，中文则多得叶伯敬先生商榷未允，皆余所当感谢者也。其犹有未能信达之处，望海内贤达加以是正，幸甚幸甚。

1928 年 10 月

黄岩周子叙序于杭州客次

评：周子叙先生的确是有眼光之人。《皇汉医学》展现了一个传统中医目所不及的域外世界，原来古方医学还可以这样解读。对于 1928 年的中医界来说，《皇汉医学》就是一缕清风，带来了新鲜的学术空气。除了学术的新鲜感以及朋友的托付，促使他翻译的动力还有他自己的愿望。"凡汤本之所言皆余所欲言而不能言者也"，或许，在《皇汉医学》里，他看到了中西医"舍短取长，融会为一"美好愿望的实现。

绪 言

汉方中分为三派。一信医圣张仲景之遗训者为古方学派，一奉晋、唐、宋、元、明、清之医术者为后世学派，一为不分古方及后世者为折衷学派。余系深信古方派，故本书之内容亦大半以张仲景之《伤寒论》《金匮要略》为基础，而所引用各家之论说、治验，悉以演绎扩充仲景之所论为限。余所宗古方派中，尾台榕堂氏所著之《类聚方广义》题言中云张仲景为千古用方之鼻祖。然其方则咸出于三代圣贤之精制，张氏只集其大成而已。其方简明严正，条理井然，宽猛之治、和攻之法，无不周悉赅备，若能精究其意，推广其义，则万病之治易如反掌矣。

评：汤本求真是纯正的古方派，他对古方派的选择与坚守来源于对古方的深刻认识。尾台榕堂也看到了古方医学的简朴、规范并自成体系，以及专精于古方的现实意义。不怀疑、不夹杂、不懈怠，不为杂说惑心智，独向古方求精深，这就是吉益东洞、尾台榕堂、汤本求真这些古方派专家的职业态度；在古方的框架内追求自由，把有限的用方技术发挥到极致，这就是古方派医生的终身追求。不是每一个中医都会成为古方派医生的，这与医生的性格、阅历、眼光及价值取向密切相关。

尾台榕堂氏又云：如师之方法为中国古代文明之精华，始终一贯，条理俱备。故其排斥后世派，曰世医动辄以古方稀少，难以应付众病，于是有掇拾《千金》《外台》、宋、明诸家之方者，

曰非如是，则诸病不能悉愈。殊不知诸家异趣，技术不同，故其立论制方亦各不同，而摭拾杂乱，则其方法不能统一，而治疗无规则矣。夫疾病之多，其变无穷，古来处方，莫善于张氏，实为万世典型，岂可与后世诸家私意杜撰之方同日而语哉！故研究张氏方者，能自幼而壮而老，造次颠沛，必在于斯，犹如身在当时亲受训诲，则自然术精技熟，遇病开方，灵机活动，意之所向，无不如法，操纵自在，左右逢源，病虽万殊，又何难应之有？此即所谓以简御繁之法也。陈实功曰：方不在多，心契则灵；证不难认，意会则明。可谓至言矣。又谓如后世学派者，不过漫然拾集诸家之方剂，其间能统一连络者颇少，且其方剂之组成，多不务本而逐末，故方剂虽因是而增多，后学者反惑于取舍，不能触类旁通。虽然欲求得轻粉等之驱梅药，不得不俟于后世，但可暂置不问。必须先就古方医术研究有得，行有余力，然后及于后世诸方可也。

评：此段可以看出，尾台榕堂之所以能够成为一代古方大家，首先在医学理念上就胜出一筹。通过对张仲景方与后世方进行比较，他看出古方是自成体系而后世方杂乱零碎。事实上，古方之于中医学，宛如“九阴真经”之于武学，其经典地位不容怀疑。学医，有时就像开店，是开专卖店还是开杂货店？是精于一家还是综罗百家？选择的确很纠结！先精于古方一家之术，再采集后世特长作为补充，这的确是一条学医捷径。后学者之所以“惑于取舍”，一方面是本人缺乏“精鉴确识”的眼光，另一方面也缺乏明师引路。

血 总 论

● 中西医学之比较概论

不问何种学术，理论与事实，欲其相应而无毫厘之差如治数学者，只需专为理论之研究而已足，无所用其经验之知识。至于医学，则非单纯之理论所得而解决之，故不得不求于经验的结合。若理论脱离经验的事实，直可谓之非真正之理论。故当以人体经验的事实为先，而理论为后矣。然西医大半持科学万能主义者，遂以为试验管于人体相等，以动物试验为一定之律，以此所得之结果直试诸人体。故研究室内之理论似极精密，而行之临床往往失之不能相应。反之，中医数千年来就亿万人体研究所得之病理及其药能，历千锤百炼之后得出结论，立为方剂。初见之或疑为空漠，逮按其实则秩序井然、始终一贯，故于实际上每有奇效，此余实在之经验也。但此段议论于西医则揭其所短而遗其所长，于中医则揭其所长而遗其所短。然余非仅知中医而不知西医者，又非但重经验之知识而不知科学之知识者，故于拙著《应用汉方医学解说》自序中云余之为此，乃欲释医圣张仲景所创之东洋古医学，以西洋医学之原理明其所长，并探现代治疗术之所短，以期二家之融合统一。但兹事体大，非愚塞所任，苟能通二家之志，于愿已足矣。读者诸君幸勿以余为一孔之见也。

评：本段内容讲了三层意思，一是医学要重视经验；二是西医理论每与临床脱节，中医经验可信；三是提出个人志向是以西医原理探明中医之长。说到底就是把古方中有生命力的经验拿来补充现代医学的短处，并从现代医学角度进行阐释。所谓的"以期二家之融合统一"就是用西医的理论来解释中医的经验。在当时西医也很落后的背景下，汤本求真跳出西医的范围来寻找补充或替代的治疗手段，就这样汤本求真与古方结缘。如果汤本求真生活在现代医学快速发展的今天，是不是会对古方感兴趣呢？没有内在的需求驱动力，就没有强烈的求知欲。汤本求真成为一代古方派专家，可以认为是那个时代造就的。西医出身的汤本求真，他的志向并不是振兴古方派，而是因为古方有实用价值而去研究。

如上所述，余实一中西医学之折衷主义者，欲助发西医所长而弃其所短，更益以中医之精粹而为综合新医术之导源，此予志也。然今独力扬中医者，因此学衰微，仅保余喘，行将废灭，故特发挥其独擅之长，认为当务之急，而举西医所短，乃比较讨论上不得不尔者。余岂好诋西医以为快哉？

评：举西医所短，是为了衬托中医之长。汤本求真怕引起误解，特此声明没有诋毁西医的意思。他是西医的批评者，但不是背叛者。由此看出汤本求真是个实在人。既能以客观的态度对待中医之长，同时出于职业操守对现代医学保持应有的尊重。既不辜负自己所受的西医教育，又能积极探求古方的长处为我所用，这种"折衷主义者"无疑是医学"达人"。

● 表里、半表半里、内外、阴阳、虚实、主客、本末之界说

表里之表者，指皮肤而言也。病毒集中于此部，所发之病证即称表证。用发汗解热药，以病毒自汗腺排除为原则。若此发汗不彻则病毒转入呼吸、消化、泌尿等器，惹起种种之疾病。里者，指消化管言（按消化管之一名词包括食道、胃、小肠、大肠等而言）。病毒积集于此部而呈现实证，则用泻下药以驱逐病毒。不然，则病毒遂侵入内部，往往诱发不治之难证。半表半里者，指胸腹二腔间，适当支气管、肺、心、肝、脾、胰、胃等之所在。故若病毒集于此部，使上列诸脏器之一部或数部发病，即称为半表半里证。此病毒用和剂以缓解之，同时以其一部由皮肤或呼吸、泌尿等器排泄为准绳。是以病毒之传入也，有自表转入于半表半里，或转入于里，或自里转入于内，或自表转入于内，自半表半里转入于内。然亦有正相反者，自内转出于里，或转出于半表半里，或转出于表，或于里转出于半表半里或转出于表，或自半表半里转出于表者。盖人体活动而至变，非单纯之理论所得而解决之也。

评："若此发汗不彻则病毒转入呼吸、消化、泌尿等器，惹起种种之疾病。"把疾病进展归结于发汗不彻底，这种观点还很朴素！"半表半里者，指胸腹二腔间"，那么，颅腔属于哪一个界面？五官疾病又该如何归类？求真的解释有未逮之处。另外，此处所言的病毒，是一切致病因素的总和，不是微生物学所言的病毒，读者当注意！表里及半表半里并不是病毒集中之所，而是疾病反应的部位。比如，有些皮肤病用攻下的方法来治疗，能说病

毒在表吗？表、里、半表半里之间的转化说得有些玄乎，不可尽信。

内外者，相对之辞也。所谓内者，系指皮肤、呼吸器、消化管以外之脏器组织也。外者，系指内以外之脏器组织也。故云内时则里在外，云表时则里亦为内矣。而半表半里者位于表里之间，对里则为外，对表则为内也。仲景论治之所以分表里内外者，不外乎明示病毒之所在，并欲明其转变之状态，使医者不致有所误也。

评："内外者，相对之辞也。"实为确论！就使用性而言，内外不及表里之常用。表、里及半表半里是部位，内外则涉及疾病动态的传变方向，应该为趋向性、指示性名词，不是作为部位名词使用的。表、里及半表半里用来表达部位已经足够了。因此，"内"与"外"没有具体的实指，属于坐标性的说理工具。

阴阳之阴，即阴证之谓，是消极的或寒性之意。病势沉伏，难以显发，其脉多沉迟、沉弱、沉细、沉微而无力，其证多恶寒、厥冷等。阳即阳证之谓，是积极的或热性之义，病势发扬，无不明显也。脉亦准之浮数、浮大、滑大、洪大而多发热也。是以阴阳二证正成反比，判若霄壤，故不得不严密分之。设同一病而阴阳不同，治法亦异也。例如当感冒在表时，若为阴证，发表药宜配以热性、发扬性之附子、细辛，如桂枝加附子汤、麻黄附子细辛汤等。若为阳证，发表药宜参以冷性、沉降性之石膏，如葛根汤加石膏、小青龙汤加石膏等。倘不准此法则，如阴证以不加附子、细辛之桂枝汤、麻黄汤等，处阳证以不增石膏之葛根汤、小青龙汤等，不独不能愈病，反致增剧。又若反此法则，如阴证以葛根汤加石膏、小青龙汤加石膏等，处阳证以桂枝加附子汤、麻黄附子细辛汤等，则阴证益陷于阴沉，阳证更增其发扬，势必病症增剧，甚至引起危险。然西医不辨此理，以检温器为唯一之标准，只认体温之升腾，不问其阴阳，一律处以解热剂，宜施温药之阴证，反投以阴冷之水药，且更加以冰囊。故虽极轻微之感冒反易造成难治之病，往往诱发为卡他性肺炎（catarrhal pneumonia）等，致使病者濒危。

评：阴阳是从患病机体当时的代谢状态来定性的，盛者为阳，衰者为阴。在感染性疾病的病程中，阴阳得到充分的体现。在疾病的进展期和极期大多表现为阳证，在出现心功能衰竭、休克以及其他脏器机能衰竭时，大多表现为阴证。阴阳的价值还在于指导处方用药，尤其是对附子与石膏的把握。对于一些普通疾病，有时阴阳的表现并不明显。举例而言，某人患有甲癣，如何辨阴阳？就治疗而言，不论结果如何服用斯皮仁诺都是有效的。这种情况辨阴阳还有意义吗？可见，只有影响到机体新陈代谢层面，出现明显的偏离而需要及时矫正时，辨阴阳才有意义。阴阳之中已经包含了寒热，所以汤本求真没有单列寒热，这也是与我国中医学不同之处。

虚实之虚，即虚证之谓，空虚之意也。病毒未去，精力已虚，其脉多细、小、微、弱，腹部软弱无力，按之如棉花。此证不宜吐下，即发汗亦当大戒，宜施和法。反之，实即实证之谓，充实之义也。病毒充实于体内，但体力犹能抵抗，常呈壮实之状，脉见实、长、大、滑等象，腹部紧满有力，或坚硬而抵抗强，则不得不行彻底的汗、吐、下等法。故有数十日便闭而严禁下剂之虚证，一日数十次下痢，不得不投以下剂之实证也。如不解此义，专以体温之上升与大便之秘结决汗下，岂无误乎！

评："虚实"是从体力角度考察患者状态的。体力充沛，呈现攻击性、抵抗性状态者为"实"；体力衰减，呈现退缩性、投降性状态者为虚。"实"体现了正常的应激本能，"虚"则表现为不应答。对于"实"，需要降低抵抗的力度，或者因势利导地利用这种"势能"采取攻击措施。对于"虚"，则采取激发、支持人体的自然本能，以恢复正常的抗病机转。虚实是机体抗病状态的评判，在很大程度上与机体的体质、体力、营养状况等有关。通常凭借腹肌的紧张度以及脉象的有力无力来判断。虚实决定了治疗采取攻击疗法还是扶正措施，具有鲜明的指导意义。需要指出，有时"虚"与"实"并非泾渭分明的非此即彼，中间也有一个模糊地带，谓之虚实不明显状态。

主客之主，是常为主人之意，即症状初发性始终不改之谓也。客，即来去无常之义，其症状后发的，或隐或现之谓也。例如桂枝汤证之主证为头痛，初病即见，其后持续，而干呕为后发之客证，非必常在者也。故桂枝汤以头痛为主，而干呕不可以为主，是乃主客之别也。

评："主客"是针对症状（广义的症状包括体征）而言的，最终却是为辨方证服务的。换言之，抓主症是辨方证的核心工作。主症既可以是病人主观的不适，也可以是医生客观检查的脉应或腹证。在众多的资料中，排除客证的干扰而尽快找到主症，是古方派医生的重要基本功。

本末之本，即病之根本也；末，即其末节枝叶也。拔去病根，则枝叶之症状有不治而自去之妙，故诊病必须辨其本末。

评： 所谓的本，无非就是致病因素与发病机制。去除致病因素，阻断发病机制就是拔去病根。所谓的末，就是相应的临床表现。说到底就是现象与本质的朴素表述。末是显而易见的，本则是隐藏在背后的。本末之论，就是要求医生透过现象看本质，不要被症状所迷惑。"本末"之论，无多大临床价值。

● 腹证及诊腹法

中医之腹证及诊腹法，创造于东汉时长沙太守医圣张仲景所著《伤寒论》及《金匮要略》。晋唐以降，医道渐衰，神仙、阴阳五行等玄谈往往搀入，而诊腹之法几被遗亡。

评： 前文说张氏只是集大成者，则诊腹之法决非张氏首创！虽然见于《伤寒论》及《金匮要略》，事实上创造于更早的春秋战国时期，是迫于时代的无奈被逼出来的创举。诊腹术是古方派特色之一，是糅合了望、闻、问、切四诊技术的综合诊法。诊腹可以判断虚实状态，而腹证对于识别具体方证有时则起到决定意义。"诊腹之法几被遗亡"，其原因除了玄谈搀入，"江南诸师秘仲景之方不传"也是重要原因。因为技术的保密，古方派可能在传承上出现过断层。即使《伤寒论》与《金匮要略》这些方术的载体有幸流传下来，但能读懂书中腹证术语的人却不存在了。腹证及诊腹术无疑是古方医学极具魅力的内容，说它们是"核心科技"也不过分。今天国内的经方医生大都沦为问问症状、搭搭脉就开始处方的层面，谁还肯去摸摸肚子呢？振兴古方，不妨从振兴诊腹术开始！

何谓腹证及诊腹法？答曰：西医于解剖、组织、生理、病理等之基础医学及物理、化学、器械类进步之关系上，对于各脏器之病变的诊断法颇精细周密，亦知甲脏器有原发的病变能引起乙脏器或丙、丁等之续发的病变之事实与理由。然自原发的病变甲脏器及续发的病变乙及其他脏器，所发之混淆病状中检出固定之他觉证于腹部，而以此为目标，施以适当之方剂，则此数脏器之病变，不问其为原发或续发，悉能治愈之理，则非彼等所能知也，故亦无对此目标之方剂。反之，中医以数千年之经验，不惟熟知此法，且有治疗此证之方剂，故名此曰腹证，其诊此之法曰诊腹法。以之为诊治之基本，再参以脉应、舌证、外证，即可决定其治法而确定其方剂，则腹证与方剂恰如影之随形不能离矣。例如小柴胡汤、柴胡姜桂汤、大柴胡汤、四逆散等之柴胡剂之主治证为胸胁苦满之腹证，即为胃炎、肠炎及肝脏、胆囊、输胆管之炎证，疟疾、脚气、心脏病、胸膜炎、肺结核、肾炎、子宫疾患等屡见之腹证。若见此类病而有胸胁苦满证，更参脉、舌、外证等后，选用柴胡剂中之适当方剂则诸证皆能治愈。故假令肺尖炎误诊为胃炎，右侧胸膜炎误为肝脏病，然其腹证不误，只其病名之误诊，亦可用其疗法而治愈，与西医之误诊而误治者大相径庭矣。又同此理，以此诊断法诊察各病之初期，因症状不定，断诊困难。虽不能确定病名，但于治法始终无误，决不致造成迁延治期及难以挽回之祸害。又同此理，用此诊腹法时，虽有病而不自觉之外观健康者，能触知其潜伏的病根，即可消患于未然。仲景云上工治未病。盖此之谓也。

评：古方医学的诊腹术不同于现代医学的腹部诊断法。其一，它不是建立在具体脏器基础上的，而是着眼于具体部位。它有着自身固有的特色，即"模糊的精确"。所谓的"模糊"，就是对于具体患病器官和发病因素采取"不知其所然"的态度，以"黑箱"的理念对待；所谓"精确"，就是对腹部具体部位、痛苦的性质、外观表现、腹力充实程度等方面又力求精确。其二，诊腹以判断病人体质是否强壮，体力是否充实，营养状况优劣。更重要的是依据具体腹证来选择处方，是"诊断即治疗"思想的贯彻。其三，腹证，是一些疾病在胸腹部的"反应点"或"反应带"。某一腹证的出现，不仅仅是局部器官病变所致，也可能是远处脏器的病变引起，更可以先于症状出现于外观健康者。需要指出，并不是每一张古方都有与之相对应的腹证，辨方证时不该有求全思维。

病变并发于二脏器以上，即甲脏器为原发的病变，引起乙脏器续发的病变时。例如胃肠炎与子宫病并发之际，若见胸胁苦满证，则选用柴胡剂中之适当方剂，而胃肠炎与子宫病并能治愈。又如脚气病、续发心脏病时，见有胸胁苦满证而亦选用柴胡剂中之适当方剂，则原发之脚气病治愈，续发之心脏病亦随之而自愈。此中医之所以微妙，非西医所得而企及也。

评：认证不论病，这正是古方派诊疗理念所在。面对紧闭的双扇大门，有人想用木头撞开，有人想用电锯锯开，有人想用大炮轰开，古方派却在寻找门闩在哪里？腹证无疑就是一道"门闩"。如果把古方医学比作千年古墓，那么，腹证及诊腹术无疑就是古墓里那盏千年不灭的"自明灯"，散发着无穷的魅力，让后世的"考古家"们为之痴迷。

● 腹证及诊腹法之重要

腹者，生之本，故为百病之根，是以诊病必候其腹。中医腹证及诊腹法之大纲亦证之西医之理论，何则？腹腔者，身体中最大之空洞也，贮藏胃、肠、肝、胆囊、输胆管、脾、胰、肾、副肾、输尿管、膀胱、前列腺等，于女子则更有卵巢、输卵管、子宫等。他若头盖腔则仅藏脑髓及五官器。脊柱管腔则仅藏脊髓。即如胸腔，亦不过气管、支气管、肺、心、食管而已，都不能与腹部相比。故多脏器之腹部，其所发生之病亦比他部为多，且此部之病多为他部病之原因，亦必然之理也。不惟如是，此腔中之胃、肠主全身之营养，若此等脏器有障碍时则影响必及于全身，是以此部特别重要。

评：求真从西医理论论述腹证及诊腹法之重要，但仅从腹腔内所包含的器官来认识尚不全面。除了腹腔内的因素，腹证还受腹壁因素影响，如腹壁肌肉的紧张程度以及腹壁脂肪的厚度。另外，腹证还与患者年龄有关，并受个体敏感性影响。腹证的内涵远比求真所述广泛。

胃、肠者，摄取之机关也。虽与呼吸器无异，然呼吸器所吸入之空气则各人皆同，故无各人体质之差别，其为病亦单纯，此当然之理也。至胃、肠之摄收饮食物，则有习惯、嗜好之异，人各不同，则其为病亦因人而殊、复杂多端，亦必然之理也。肠管为身中最大、最长之下水沟，为排泄饮食之渣滓及毒物之任务。

若此种作用障碍，工作不能如常，则毒物不能排泄而反被吸收，即现自己中毒证。以余之实验，一般所谓原因不明之多数疾病，类由于自己中毒证。梅溪尼可夫氏云人类之夭折，多由肠性自己中毒之故。实为余说之确证。中医方中下剂之多，宜也。

评：求真时代对肠管的认识还局限在吸收与排泄的层面，现代医学发现胃肠道内含有内分泌细胞，可以分泌肽类激素。有些肽类激素也存在于脑内，称为"脑肠肽"。提示神经系统与胃肠系统之间可能存在某种内在联系。下法除了排泄毒物，是否也能促进肠管分泌肽类激素？另外，所谓的"自己中毒证"是否有充足的依据？是否低估了肠道黏膜黏膜的屏障作用？求真引入"自己中毒证"的概念，无非是想为下法找一个理论依据而已。

肾脏者，液状废物排泄之机关也。若此种作用障碍，则毒物蓄积，酿成自己中毒之一种，即现体表及体腔之水肿，或引起网膜炎、心脏病、尿毒证等。此种事实理由，西医亦能知悉。然此事实以外，由肾脏障碍续发之疾病甚多而彼不知者，盖彼等仅重于尿之镜检及定性、定量试验，检尿中不见肾上皮细胞、血球、圆柱、蛋白等，即否定肾脏障碍，此单纯依赖器械之故也。何则？此种障碍与尿变不但常不一致，反以不一致时为多也。以余之实验，如水泡性结膜炎、同性角膜炎、虹膜炎、视网膜炎、弱视等之眼病及头痛、头重、耳鸣、重听、眩晕、震战、搐搦、不眠、神经衰弱、癔病、神经痛、知觉及运动麻痹等之五官器、脑脊髓症状，咳嗽、呼吸迫促、心悸亢进等之心肺症状，胃内停水、恶心呕吐、水泻性下痢等之肠胃症状等，非无其他原因，大半系出于肾脏机能障碍的关系而引起之尿性自己中毒证即水毒，此可

知其毒害之大矣。

评： 求真所言的"水毒"好似中医痰饮病、水气病的翻版。姑且认可所述的病症与体内多余水分有关，但这些多余的水分未必都是肾脏机能障碍的结果。比如水泡性结膜炎，其局部的水液潴留是炎症反应所致，与肾脏何干？再如胃内停水，大多是出口梗阻所致。试问：肾脏机能要障碍到何种程度才能引起胃内停水？

求真之所以得出这种结论，无非是倒果求因的思维。试分析如下：假设上文所列的病症使用苓桂剂获效，症状好转同时病人伴有小便增多现象。再假设将苓桂剂定位为利尿剂，则得出结论：用苓桂剂后，症状好转＋小便增多＝利尿功劳。再进一步得出这些病症根源为肾机能障碍。在假设成立的情况下，这个结论是正确的。但是，苓桂剂所含成分复杂，利尿不是唯一功效。假设是其中抗炎、扩血管等成分起到真正的治疗作用，但苓桂剂中还含有利尿成分，原发疾病治愈同时可以伴随小便增多。相对于真正的疗效而言，利尿只能算是苓桂剂的副作用了。但这个副作用却极具欺骗性，尿利病减的现象掩盖了真正的治疗机理。在今天的科研条件下，完全可以把这个问题搞得水落石出。比如，对于上述病症认定为"水毒"的那一部分患者，给予西药利尿剂。这是单纯的利尿治疗，看一看是否一样有效。

说到底，求真选择"水毒"这个概念，就像引入"自己中毒证"概念一样，无非是给利尿疗法寻找一个理论依据。只是，这个依据还停留在假说的层面！

妇女由月经障碍致成经少、经闭及产后恶露停滞等证，男子

由遗传及其他之关系而引起等证，均有瘀血留于腹内而致诱发身体各部之疾病。

要之，疾病之大半因于肠管之排泄障碍即食毒、肾脏之排泄障碍即水毒与夫瘀血之停滞即血毒，或此二三因之并发。其他之所谓原因者，皆不过为诱因或近因而已。故此三因发源之脏器组织之腹部为百病之根本。是以诊病者，不可不候腹，良有以也。

评： 由此可知，在求真眼中，寻找"食毒""水毒"及"血毒"的依据是诊腹法的重要任务。此三类毒又是古方派攻击疗法的理论基石。求真不愧是东洞的积极唱和者。

综上所述，不难看出求真对腹证及诊腹术的论述已经远远超出了《伤寒论》及《金匮要略》的本意，大有旧瓶装新酒的味道。古方医学的腹证及诊腹术是为辨方证服务的，腹证本身也是方证的重要组成部分。经典里的腹证有虚实之别，并没有"毒"的指示意味。没有将腹证与方证之间的关系进行深入探讨，求真的发挥有些跑题了。足见他不是经典的卫道士，反倒是有几分"打扮"古方的癖好！

● 脉应及诊脉法

西医之诊脉，虽偶遇微弱之脉状时施行樟脑Camphor注射，以诊脉定疗法，非全无之。然多以之供断病名、预后之参考而已，于诊脉与治法间不可分之关系，不知也，岂不生轻视之弊乎？反之，中医诊脉为仅次于诊腹之重要诊断法，且负有指示治法之任务。如东洞翁之言曰，多数之疾病，根源于腹部。则诊腹之重要不俟辩矣。然依病证之种类，有与腹部毫无关系而专现其征候于脉象者矣。又病虽根源于腹部而现腹证时，欲决其为虚、为实、为阴、为阳，仍必须参照脉应。例如脉浮为表病之征，必当处以发表剂。然浮而弱时则当用桂枝汤，浮而紧时则当用麻黄汤矣。此乃不依腹证，专凭脉应以决其治法者也。脉沉为里病之候，则宜随腹证而定其治法。然沉而实时则处以下剂；若沉而微、弱、细、小时则当处以人参、干姜、附子等之温热剂矣。此乃对照腹证与脉应，然后断其疗法也。故桂枝证者，属阳证而表虚也；麻黄证者，属阳证之表实也。下剂证者，属阳证之里实也；人参、干姜、附子等证者，属阴证之里虚也。如是，脉应及诊脉法与断证疗法极有密切关系。自古以来，名医辈出，极力研究，然后完成此脉学。然脉原富于敏感性，即于平常无病之时，精神若稍有感动则脉立呈变动矣，况于疾病之时，更加种种影响，其变化更复杂矣。故欲求诊脉之无误，须有多年熟练之经验，否则必不能达到以脉诊病之目的也。大凡不论何学问，总须由经验锻炼而成。若直觉力不发达，必不能深入研究技术。诊脉亦然，不能全由书中觅得，当就临床中研究而得之。然对于初学者，不得不示其定型，以为学习之端绪，故自《脉学辑要》中之最要者略加解说，以供参考。

评：诊脉是古方中重要内容，有助于判断表里、虚实及阴阳。有的方证侧于腹证，有的则侧于脉应。诊腹术与诊脉术当视为古方医学的左膀右臂，缺一不可。和腹证一样，脉应的变化也会先于症状出现。对待诊脉术存在两种倾向，一是过度拔高其重要性，二是排斥。排斥者认为必须了解该病人正常状态时的脉象，才能知晓当下有病时的脉象是否正常。这种观点忽视了人体脉应的正常范围，比如脉搏跳动的次数有大致的正常区间，超出这个范围自然值得重视。而诊得脉搏的异常也未必大惊小怪，比如室性早搏可以表现为脉应不齐，但未必都需要治疗。总之，脉象成因复杂，凡病影响到血容量、血管舒缩、心脏机能、肺的呼吸状态以及神经等方面都会引起脉的变化。同时，脉象还受个人的体质、职业和生活习惯等因素影响，不应该全部归责疾病因素。对脉象提供的信息也要仔细甄别，哪些是原本的生理反应，哪些是疾病导致的反应。唯此，才是正确的诊脉态度。

求真引用了后世医家关于脉的论述，恐有不妥！古方医学有它自己的脉应体系，与后世未必一致。求真既然崇尚古方医学，就当研究古方医学之脉应，不该采用后世脉学经验，至少应该研究一下《平脉法》与《辨脉法》。"自古以来，名医辈出，极力研究，然后完成此脉学。"试问：此等脉学与古方医学有多大干系？笔者对求真所收录之具体脉象部分亦不作点评。

● 总 说

朱奉议曰：凡初下指之先，以中指端按关位。关者，适当掌后之高骨也。乃齐下前、后二指，谓之三部之脉。前指为寸口，后指为尺部。若人臂长，乃疏下指，臂短则密下之。

求真按：先以中指端按高骨，即桡骨结节部也，次下食指及无名指，为寸、关、尺三部之脉。适当中指端者为关位，当食指者为寸口，当无名指者为尺部也。

评：桡动脉也只是古方医学的寸口脉。经文中凡涉及寸、关、尺三部的诊法者恐为后人所加。

徐春甫曰：脉有三部，曰寸，曰关，曰尺。寸法乎天，关法乎人，尺法乎地也。寸部主上，以候胸、心、肺、咽喉、头目之疾；关部主中，以候胸膈以下至于小腹之疾，脾、胃、肝、胆皆在于中也；尺部主下，以候小腹以下至于腰、肾、膝、胻、足之疾，大肠、小肠、膀胱皆在于下也。

求真按：此为《十八难》三部上、中、下诊候之法也。（中略）今诊病者上部之病则见于寸口，中部之病则见于关上，下部之病则见于尺中，此为最明确之事实。春甫之言，信不诬也。

评：所候之脏器是不是实体器官？如果是实体器官，那么，以现代解剖学视之，大肠、小肠部位不限于小腹以下。其小腹以上的部分归属于尺部还是关部？严重的胃下垂其位置可以达到小腹部，关部能候到吗？春甫之言，不足信也！

吴山甫曰：东垣所著之《此事难知》中云脉贵有神、有力也，虽六数、七极、三迟、二败犹生。此可谓得诊家精一之旨矣。（中略）脉之来，以有力为阳证，沉微无力为阴证。（中略）浮而有力为风，无力为虚；沉而有力为积，无力为气；迟而有力为痛，无力为冷；数而有力为热，无力为疮，各于其部见之。

评：何为脉之有力无力？没有具体的量化指标，全凭医者主观感觉。再者，有力、无力也是相对而言，除此之外，还有强弱不明显的中间类型。"脉当取太过与不及"，恐指有力与无力而言。

滑伯仁曰：察脉者须识上、下、来、去、至、止六字，此六字不明则不能别阴阳虚实。上者为阳，来者为阳，至者为阳；下者为阴，去者为阴，止者为阴。上者，自尺部上于寸口也；下者，自寸口下于尺部也；来者，自骨肉之间出于皮肤之际；去者，自皮肤之际还于骨肉之间。

评： 上、下、来、去、至、止此六字不明不能别阴阳虚实？危言耸听了！对此，笔者不禁要问：过于繁琐的脉学研究对于临床诊治到底有多大意义？求真虽然引用了滑伯仁的论述，估计他也弄不清此六字内涵。最合理的解释就是移文过纸，充实一下脉学内容而已。

陈远公曰： 诊脉者当看其有神、无神，此诚秘诀也。然有神无神，何以别之？非论浮、沉、迟、数、涩、滑、大、小之各脉，若指下按之有条理秩然，先后不乱者，此为有神之至也；若指下按之充然有力者，有神之次也；其余指下按之微微鼓动者，亦为有神也。倘按之而散乱者，或有或无者，或来有力而去无力者，或轻按之则有而重按则绝者，或时续而时断者，或欲续而不能者，或欲接而不得者，或沉细之中倏有依稀之状者，或洪大之中忽有飘渺之形者，皆是无神之脉也。脉至无神即为可畏，宜用大补之剂以急救之。倘因循等待则变为死脉，而后救之，亦已晚矣。

评： 所举无神之脉或见于心律失常乃至致命性心律失常，或见于心功能不全，或见于体质衰惫之极。有心脏因素，有血管因素，有血容量因素，甚为复杂，"大补之剂"未必都能"急救之"。

汪石山曰： 夫《脉经》一书，拳拳示人以诊法，而开卷入手，即言观形察色，彼此互参，可以决生死。望、闻、问、切，医者不可缺一，岂可偏废耶？

评： 望、闻、问、切是以不同手段全面地采集第一手病情资料，追求脉诊的精专无疑是"一招鲜，吃遍天"的心态。普通民众对于脉诊大都充满了猎奇的心态，剑走偏锋无疑能够轰动一时，但真正的临床还应该走平实之道。

董西园曰：老者气血已衰，脉宜衰弱，过旺则病矣。若脉盛而不躁，健饭如常者，此为禀赋之厚，寿之征也；若强盛而躁疾则为孤阳。少壮者脉宜充实，弱则多病，当其气血日盈之时而得此脉，故谓之不足；若脉体细小而和缓，三部相等者，此禀之静而养之定也；惟细而劲急者则不吉。故执脉审证者，一成之矩也；随人变通者，圆机之义也。肥盛之人，气盛于外而肌肉丰厚，则其脉多洪而沉也；瘦小之人，气急于中而肌肉浅薄，则其脉多数而浮也。酒后之脉必数，食后之脉常洪，远行之脉必疾，久饥之脉必空也。孩提褓褓之脉，数者为常。

评：此段阐释了影响脉应的非疾病因素，包括年龄、体型、饮食、劳逸等。可见，不可单纯地凭脉诊病。脉与疾病之间也不是天然的一一对应，必须排除非疾病因素才可以考虑二者关系。

徐春甫曰：无脉之候，原因不一。久病无脉，气绝者死；暴病无脉，气郁者治。

求真按：久病无脉人事不省者，为体力脱尽，无论反复注射樟脑制剂亦无效；暴病之无脉人事不省者，病毒郁积之故也，以汗、吐驱逐病毒可治，非注射樟脑制剂所得而治也。

评：无脉之症原因不一，不外乎血管痉挛、血容量减少以及心功能不全等因素。"久病"与"暴病"的分类很粗糙，"气绝"与"气郁"的说法很笼统。总之，古人对无脉的认识还很肤浅，今天的中医不该局限于此。

《橘窗书影》中有云：脉学者，先以浮、沉二脉为经，缓、紧、迟、数、滑、涩、大脉为纬，以考究疾病之进退，血气之旺衰。则其余之脉义得渐渐进步。

评：这种观点很实际。先从最为常见的脉应入手，把基本的东西搞清楚。那些罕见的脉应，也许一辈子都遇不到，不妨先放一放。"以考究疾病之进退，血气之旺衰"，此言一针见血地指出诊脉的任务所在。古人也有精于脉诊，甚至凭脉得出病灶部位、性质、大小等结论。但作为临床医生，应该全面发展以提升综合素质。面对诊脉的高手，不妨扪心自问：我需要达到那个高度吗？我又该为此付出多少代价？在当前的医疗环境下，有必要赋予诊脉过多的使命吗？脱离方证的论脉，都是偏了古方的正途。

● 论西医强心药之无谓

病者心脏渐衰，至于脉力减弱，多数西医以反复注射樟脑剂 Comphor 为万全之策。若不效而死，归之天命，深不为怪。是乃至无谓之治法也，何则？因心脏脉力衰弱之原因颇为多端，决非单一者可比。盖有因食毒者，有因水毒者，有因血毒者，或有因二毒乃至三毒之合并者，又有因是等病毒上更添近因者，果能洞察其原因之所在而除去之，则不治心脏脉力之衰弱，亦自能恢复矣。倘不究其原因而谋驱除之策，千篇一律以注射樟脑剂为治心脏脉力衰弱之专法，恰如水源地之殖林，不施河流之修改，惫于堤防之工作，而欲制下流之泛滥，其可得乎？若樟脑制剂果有效，亦不过如线香火花式一霎时之效而已，断不能永续者也。若有永续的效果，则非樟脑制剂之力，乃并用他药之功。否则病者之体力尚未完全脱尽，无关于樟脑制剂之有无，自能恢复，而樟脑制剂得成侥幸之名。反之中医有治病原之方剂，而无所谓樟脑制剂之强心药，反能全强心之作用，可谓无名而有实也。

评：汤本求真完全否定以樟脑剂为代表的强心药作用，这本身就不是正确的态度，只不过强调西医之短为了衬托古方之长。固然心力衰竭的原因多端，但引起心衰的结果却是一致的。汤本求真过度强调对原因的治疗，忽视对结果的干预。今天的现代医学远非求真时代可比，对心衰的治疗措施是综合的，不是以强心剂为治心衰之专法，读者需要注意！基于"食毒""水毒""血毒"概念的攻击疗法，取效的机理应该是降低血容量或扩血管，减轻心脏前、后负荷。其本身并没有强心作用。

● 论瘀血之毒害

研究中医特说之瘀血意义。瘀即污秽之谓，血是血液，则所谓瘀血者，即污秽之血液而非正常之血液也。以现代的新说解释之，所谓瘀血者，既变化而为非生理的血液，则不惟已失血液之用，反为有害人体之毒物，既为毒物，即须排除于体外，虽片刻亦不能容留之。今一转眼光，自他面观察之。妇人之有月经，以为妊娠之预备，乃造化之妙机，然月经血自不关此枢机，不过自此枢机之开始至完了期间发生之一现象而已。换言之，即月经血只为报告此枢机始终之信号旗而已，不惟与此枢机无关，实此枢机主人所辞退之不良工役，而有毒性者，与上论对照，则成月经血者，即瘀血也之结论。故月经血若排泄阻碍，或全闭止时，其毒力不惟足以病人，且失抗菌性而等于血液培养基之瘀血，适宜于细菌之寄生繁殖，不惟容易诱致各种细菌，使成各种炎性病而已也。瘀血停滞过久，不惟沉着于生殖器及邻接之肠管、肠系膜、淋巴腺等之血管内，其一部并能与生理的血液循环于周身，沉着于脏器组织内而生血塞，于肺、肝、脾、肾则蕴成出血性梗塞，于脑、肺则发血栓凝着，于心脏及血管壁则起心脏瓣膜病、狭心证、动静脉瘤、血管变硬等，且由此等疾病使续发种种之病证。然病证虽如此复杂，要皆因月经之排泄障碍而起，是以若不失时机，处以适宜之通经剂，使经血疏通，即将续发之诸病亦得制止于未然。在缺乏此种方剂之西医，对于原病的月经排泄障碍，应续发之诸病，除施姑息苟安的对证疗法外，无他法也。反之，中医之通经剂，即驱瘀血剂，对于瘀血之属阳性者，配以桃仁、牡丹皮之方；阴证者，配以当归、芎蓉之方；陈久性者，配以蟅虫、水蛭、虻虫、干漆之方剂。又对于续发的诸病，则以此驱瘀血剂与对证方剂合用或兼用，故若非达到器质的变化之高度，如古之所谓病入膏肓者，则治之不难也。

评：瘀血是古方医学中重要的概念，也是汤本求真时代中医别于西医的一大特色。此段从现代医学角度对瘀血及其危害进行了探讨，一是影响病灶所在的器官机能，二是压迫邻近器官或组织，三是滋生细菌感染，四是进入血液诱发其他脏器栓塞。本段还对中医驱瘀血剂的使用进行了归类，指出驱瘀血剂也不是万能的，对于在一定范围内的瘀血有治疗作用。

笔者认为，"瘀血"是中医学特色性概念，但也是一个模糊的、抽象的东西。求真试图借助现代医学来解释，使"瘀血"实物化、具体化。不过，解释的结果让人更加糊涂。"瘀血"若作为实物，这种"污秽""非生理的""已失血液之用"的东西到底在血管内，还是在血管外？求真举了月经的例子，说明"瘀血"应该是离开血管的出血。这些出血最终的结局无非三条，一是排出体外，二是机化，三是被吸收。由此，对驱瘀血剂而言，引发的质疑是针对哪一种结局呢？排出体外的、机化的不需要治疗。吸收入血的，如何排出？途径是什么？非腔道的出血又是如何驱逐？这些都是不能回避的问题！或许，"瘀血"本身就是一个越描越黑的说不清楚的词汇。

求真认为被吸收的部分与生理的血液循环周身而诱发诸病。言之凿凿，仿佛亲眼所见。但他忽视了人体自净系统的强大作用，诸如吞噬细胞的功能、纤溶系统对血栓的溶解。夸大瘀血的危害，最终是为驱瘀血剂的出场作铺垫。

"在缺乏此种方剂之西医，对于原病的月经排泄障碍，应续发之诸病，除施姑息苟安的对证疗法外，无他法也。"这句话已经被时代刷新！现代医学对于血栓性疾病有了确切的溶栓治疗与抗凝治疗，读者需要注意求真的时代局限。

读者自上说观之，于西医方中不能得之驱瘀血剂，而具备于中医方中，则此方岂不至尊且贵乎？故列举往圣先贤之论说治验于下，以为确证。

仲景师曰：妇人（中略）经断未及三月而得漏下不止，胎动在脐上者，此为癥痼害。妊娠（中略）所以血不止者，其癥不去故也，当下其癥，桂枝茯苓丸主之。

所谓癥者，《玉篇》云癥为腹结病也。尾台氏谓腹中有凝结之毒，按之则应手可征知之。故癥者，明为在腹内之小肿瘤状物也，

而与月经闭止、子宫出血有因果关系。由是观之，可推知其为癥之血塞。师又云所以血不止者，不去其癥故也。因之得知此出血为癥，即血塞，血流障碍，血压增高于侧枝血行之结果。师又云当下其癥，桂枝茯苓丸主之。由此可知此方有治血塞，及因此而出血之作用也。

评：桂枝茯苓丸所主的癥未必是血塞，应该是子宫肿瘤。肿瘤的性质、部位、大小不同，采取的治疗措施也有所不同，桂枝茯苓丸未必都能下之。因此，"桂枝茯苓丸主之"言过其实了。不过，对于子宫肌瘤继发的轻度出血，桂枝茯苓丸疗效可期。

又曰：产妇腹痛，法当以枳实芍药散。假令不愈者，此为腹中有干血着脐下，宜下瘀血汤主之。亦主经血不利。

下瘀血汤方：

大黄二两，桃仁二十枚，蟅虫二十枚。

上三味为末，炼蜜和为四丸。以酒一升，煎一丸，取八合。顿服之，新血下如豚肝。

【注】徐灵胎曰新字当作瘀。尾台氏曰新血疑为干血之误。

求真按：前说不为无理，但以后说为优。何则？师既云干血着于脐下，故本方服后所下者为干血明矣。所谓干血者，系瘀血之陈久者也。

师云主经水不利。又云顿服之后，干血下如豚肝。由此观之，则此腹痛之原因，为月经排泄不充分，瘀血久滞于脐下部之血管内，即以形成血塞，而压迫刺激邻接部之知觉神经。故服本方后能镇痛者，因刺激神经之原因的干血，即血塞变为豚肝状而被排除也。

评:"瘀血久滞于脐下部之血管内,即以形成血塞,而压迫刺激邻接部之知觉神经。"这话让人费解。血管内的血塞,下瘀血汤能将其排出体外吗?血管可是一个封闭的系统啊。"豚肝状",如此之大只能在血管外,那么,血管内的"血塞"又是如何变为"豚肝状"的?下瘀血汤在其中又是扮演什么角色?是促进血管内的血塞离开血管形成豚肝状,还是对已经形成的豚肝状进行促排?总之,"干血""瘀血""血塞""豚肝状""血管内"这些概念之间的关系还需要进一步梳理。

《续建殊录》云:摄州船场某贾人之女,年十八,便秘而难通者有年。近日经闭及三月,其父母疑其有私,乃使医察之。医曰怀孕也。女不认,复使他医察之,不能断。乃就诊于先生,按其腹,于脐下有一小块,以手近之则痛。先生曰是蓄血也,非重身也。乃与大黄牡丹皮汤,服汤三剂而下利十数行,杂有黑血。尔后块减半,又兼用当归芍药散,不久经水来,大便如平日。

月经闭止三月,于脐下部生小块,自服大黄牡丹皮汤后,下黑血而减小块之半。由此观之,则其小块之为血塞无疑矣。

评:"下利十数行"则脐下小块当为肠中之物,不可能是血塞。血塞是在血管内,能摸到吗?而且,血管内的东西通常是流动不定的。大黄牡丹皮汤用后"不久经水来",以其促进盆腔充血以诱导子宫出血使然,与下血塞理论无关。

《类聚方广义》桂枝茯苓丸条中云治经水不调,时时头痛,腹中拘挛,或手足麻痹者,或每至经期头重眩晕,腹中及腰脚疼痛者。(中略)经闭上冲,头痛,眼中生翳,赤脉纵横,疼痛羞明,腹中拘挛者。

头痛、头重、眩晕者，因瘀血上冲于头脑也。生翳与血管怒张、疼痛羞明者，瘀血波及眼球也。手足麻痹、腰脚疼痛，则传播于腰部或四肢，瘀血侵袭于知觉神经也。

同书桃核承气汤条中曰治经水不调，上冲颇甚，眼中生膜，或赤脉怒起，睑胞赤烂，或龋齿疼痛，小腹急结者。治经闭上逆发狂。

此眼患及龋齿疼痛亦瘀血上冲之结果。发狂，即发精神病，以其剧甚也。

同书抵当汤条中曰妇人经水不利者，弃置不治，则其后必发胸腹烦满，或小腹硬满，善饥，健忘，悲忧，惊狂等证，或酿成偏枯，瘫痪，劳瘵，鼓胀等证，遂至不起。宜早用此方通畅血隧，以防后患。

【注】所谓胸腹烦满者，自觉胸腹部（心下部）膨满烦闷也。小腹硬满者，下腹部坚硬膨满也。善，乃常常之意，善饥者，即多嗜证也。健忘、悲忧、惊狂者，系神经衰弱、癔病、心悸亢进等之神经证及精神病也。偏枯者，半身不遂也。瘫痪者，脊髓麻痹也。所谓鼓胀者，为腹部膨大病之总称，亦包含如子宫及卵巢之肿瘤也。噎嗝者，为食管及胃狭窄证之泛称，食管癌、胃癌亦含蓄在内也。隧为隧道，血隧者即血管系之义也。

以上之论说治验，熟读而玩味之，则余说之不诬，自可了然矣。

评：求真及尾台榕堂对于瘀血上冲进行了充分的阐释与发挥，这对于理解经文无疑大有帮助。对于识别瘀血上冲需要注意腹证，既为瘀血上冲，则其上冲之症状与下部瘀血的腹证应该同时存在，二者缺一不可。否则，此症状无法判断为瘀血上冲，还是水气上冲。

妇人之瘀血，不惟因月经障碍而起，由产后恶露排泄不净者亦属不少。因恶露不外为瘀血，则分娩后有自然排出之必要。然或因自然之良能作用不及，或由人工的抑止，使不能完全排泄，则沉着于腹内，引致各种疾患，与月经障碍，其理一也。

评：产后恶露排泄不净的常见原因有组织物残留、宫腔感染及宫缩乏力。恶露含瘀血成分，但不完全是瘀血。恶露排泄不净引发妇人之各种疾患，恐为求真臆测之结论。

子玄子《产论》曰：大凡产后三日，不拘外证与虚实，必须先用折冲饮，因恶露未尽，百患立生，危殆可立待也，慎之慎之。

【注】此说就一般论固甚可，然云不拘外证与虚实，则言之过尽，学者不可尽信。

评：产后三日又如何知道以后会发生恶露未尽？至少要超过三周才能判断恶露未尽。用折冲饮有些早了，"慎之慎之"没有错，但也不能草木皆兵啊！一旦戴上瘀血的有色眼镜，看什么都是瘀血。

《产育论》曰：凡产后玉门不闭，与桂苓黄汤除瘀血，则清血流畅，其不闭自治矣。

【注】玉门者，阴户也。玉门不闭，即会阴破裂也。桂苓黄汤为桂枝茯苓丸加大黄之煎剂也，治会阴破裂以内服药，岂不微妙乎？

又同书曰：产后恶露不下，腹中胀痛者，宜桂苓黄汤。

又同书曰：产后恶露，日久不断，时时淋沥者，当审其血色之污浊、浅淡、臭秽，而后辨方药。浅淡者，宜芎归胶艾汤；污浊臭秽者，则宜桂苓黄汤。

【注】恶露之血色浅淡者，为脱血之候，则宜用芎归胶艾汤以止血；其污浊臭秽者，为瘀血之征，则当以本方驱除之也。

评：正常恶露产后最初几天为鲜红色，称红色恶露；3～5天后变为淡红色，称为浆恶露；产后10～14天呈白色或淡黄色，称白恶露。芎归胶艾汤所治或为出血延长至白恶露，桂苓黄汤所主当为恶露伴有感染者。

又同书曰：产后气喘者为危，在《危急便方》书中名曰败血上攻。其面必紫黑，宜桂苓黄汤及独龙散。

【注】气喘者，咯痰不能咯出，为喘鸣息迫之意，是由败血上攻所致。败血，即瘀血也。此证疑即肺栓塞。

评：产后肺栓塞多为羊水栓塞，恐与瘀血无关。

妇人之多瘀血，且由此胚胎诸疾病，既如前述，然此瘀血不独妇人专有之证，在男子患者亦颇多。余日常经验，其实例不遑枚举。今有一例，为自身之经验，试谈之。余素体健，虽有小病，恒不觉。惟因痔疾，时时感发胃部膨满、停滞便闭、上逆不眠等腹证，随用大柴胡汤、桂枝茯苓丸之合方，服药仅一回，即泻下黏血之便，不惟血压大降下而前证亦为之大减。然若单用大柴胡汤，则虽能泻下，必无黏血之便，且上逆等脑证及血压并无减轻。由此观之，则桂枝茯苓丸有驱瘀血作用益明矣，又藉此得知男子亦有瘀血证。

评：由此可见大柴胡汤、桂枝茯苓丸之合方能使盆腔充血，诱发痔疾出血而重新调配全身血流分布，得以降血压、平上逆。

更举吉益南涯氏之治验于下。

有人尝患腹痛，腹中有一小块，按之则痛剧，身体尪羸，面色青而大便难通，饮食如故，乃与大柴胡汤，岁余而少瘥，于是病者渐怠不服药。既经七八月，前证复发，块倍于前，颇似冬瓜，烦悸喜怒，剧则如狂。众医交治，不能稍瘥。复请治于先生，再与以前方而兼用当归芍药散，服之月余。一日大下异物，形似海月灰白色之囊，其内空虚，可盛水浆。其余或圆、或长、或大、或小、或似纽、或如黄色之鱼馁、肉败等物，千形万状，不能枚举。如是者九日，宿病顿除。

【注】鱼馁者，鱼肉腐烂之谓。如鱼馁、如败肉者，即不外为瘀血也。以是得知当归芍药散有驱瘀血之作用，又可知男子亦有瘀血也。

评：所下之物必属肠腔内潴留物，除了瘀血，宿便也需要考虑。当归芍药散诚然有驱瘀血之作用，但大柴胡汤仍是主打，故不可认为本案取效就是当归芍药散之功。

然无月经、妊娠等生理之男子而有瘀血者，何也？答曰其原由恐多端，就余所知者有三：

其第一不得不举遗传。凡关遗传之学说，直接的虽不能论断之，由统计其他种种之材料，间接的推理归纳为常，故余说亦援此例。以余之经验，诊其父有大黄牡丹皮汤之腹证者，其儿女中亦间有同汤之腹证。母有当归芍药散之腹证者，其儿女中亦间有同散之腹证。其父母有桃核承气汤或桂枝茯苓丸证者，亦同然也。然此事实若仅得自少数之实验，则父母与儿女之腹证不得不谓之偶然一致解之。今经几次反复试验无不皆然，则不可谓偶然暗合矣。此余所以主张瘀血遗传说也。

评："瘀血遗传说"来诊"几次反复试验无不皆然"，但毕竟样本太小，能否经得起大样本检验？另外，此说从逻辑上似乎讲不通。假设某人其父有大黄牡丹皮汤之腹证，其人也有大黄牡丹皮汤之腹证，能否就认定为遗传使然？未必！因为腹证受疾病、体质、营养、锻炼等因素影响。若要证明遗传使然，必须排除其他因素才能得出结论。

其第二原因则为打扑等外伤而溢血也。凡打扑之轻微外伤，虽任何人亦每有之。若所伤稍重则发生溢血于皮下或肌肉之间。然此溢血既迸出于血管之外，则失血液之性能，再不能复归于生理之状态而成为死血，即瘀血也。若放置之，则渐吸收于血管内，与生理的血液循环于体内，遂至成各种疾患之源泉。

评：此论危言耸听！果真如此，则刮痧、拔罐又情何以堪？

其第三原因则热性病之热溶血证也。如肠伤寒之高热持续性传染病，血球因细菌毒素与高热而崩坏，现出所谓热溶血证者。此溶血非生理的血液即不外于瘀血，若未失治期而不荡涤之，往往引起肠出血，使生命危险，即幸而得生，而此瘀血未去，将来必致续发诸般之病证。

评：溶血是红细胞破坏，不至于引起肠出血。血小板破坏减少才会引起出血。肠伤寒之高热期本身就会引起肠出血，无关乎溶血。溶血之后无非血中红血球少了，血红蛋白多了，胆红素多了。这些成分与瘀血没有关系。"而此瘀血未去，将来必致续发诸般之病证"，臆测之语！将来续发诸般之病证非为瘀血使然，乃热性病之使然。诸如热性病之后遗症等，不能嫁祸于瘀血。

● 瘀血之腹证

仲景曰:（上略）但少腹急结者，乃可攻之，桃核承气汤主之。肠痈者，小腹肿痞，按之则痛，（中略）大黄牡丹皮汤主之。（上略）此为有干血着脐下，下瘀血汤主之。（上略）脉沉结，小腹硬，（中略）抵当汤主之。有热伤寒，小腹满，（中略）宜抵当丸。如上所论，仲景之说瘀血治剂，皆以少腹，即下腹部为目的而处之。盖腹腔者，为身体中最大之腔洞，而受容最多量之血液，故若有瘀血，当较他部为尤多。且其一部又为骨盆腔，为身体中最下部位之腔洞，而因缺少运动，若有瘀血停聚，最易沉坠于此部，易成有形，而成血塞。此有形之血塞，若至一定之容积，当诊腹时，颇足为瘀血诊断之目标。此张氏瘀血治剂应用之目的，必在下腹部之第一理由也。

第二理由，由门脉之存在而生者也。依解剖生理学所示，此静脉有司腹腔内诸脏器组织之静脉血与由肠管所吸收之乳糜，输送于肝脏之任务。然此静脉无他静脉所之瓣膜装置，因之不惟不能促使血液之前进，且不得阻止其逆流。又为此静脉下流之肝内静脉为通过无数分歧而充实之肝实质内，其抵抗面甚大。由此关系，此静脉之血压为极微弱，动辄于起始部有逆流之情势，故若一有瘀血，将使此血压绝无，或生阴压，即呈逆流为此静脉本源之内诸脏器组织血管内，瘀血沉着，而将成血塞之理。就中与此静脉之经路殆成一直线，恰如其本流之下肠系膜静脉之起始部，即下腹部，当发生最频繁且最强度之血塞也。故若此部之血塞而增大至某限度时，复能为瘀血治剂之应用目标。

第三理由，惟妇人有之。其理既述于前，兹从略。

如上说之理，若于下腹部触知抵抗物，按之而觉疼痛，且否定为宿便、结石、寄生虫、子宫妊娠等，则悉可指为瘀血。宜选用治瘀血剂，而以此抵抗物及压痛，称为瘀血之腹证。

评：求真从解剖学及生理学的角度对瘀血腹证出现于下腹部进行了探讨，有深度！但求真忽视了感染的因素。瘀血腹证的出现不仅仅有解剖及生理的因素，这些只是形成的前提。膀胱、直肠、子宫及附件都位于下腹部，这些器官都与外界相通，因此发生感染的机会也相对较多。

● 瘀血之脉应

仲景曰：肠痈者，少腹肿痞，按之则痛如淋，小便自调，时时发热，自汗出，复恶寒，其脉迟紧者，脓未成。可下之，当有血。脉洪数者，脓已成，不可下也。大黄牡丹皮汤主之。

此条文是说明阑尾炎之诊断疗法也，今且暂置之。单就脉候观察之，凡发热恶寒时，脉必浮数，今反迟紧者，一由于疼痛之反射作用，又其过半因少腹肿痞，即盲肠部之肿胀硬结的障碍物，嵌于血流之间，可认为阻碍血流之结果。因阑尾炎之化脓时，即小腹肿痞减退时，由脉之变为洪数（此一因化脓热）而证得之也。

又曰：太阳病，六七日，表证仍在，脉微而沉，反不结胸，其人发狂者，以热在下焦也。小腹当硬满，（中略）抵当汤主之。

若曰表证仍在，有恶寒发热等证，则脉当浮数，所以反微而沉（此沉与阴证之沉异，沉而结也）者，因瘀血结聚成形而为小腹硬满，介在血液循路中，障阻血流故也。

又曰：太阳病，身黄，脉沉结，少腹硬，小便不利者，为无血也。小便自利，其人如狂者，血证谛也，抵当汤主之。

此条为论瘀血性黄疸与瘀血性精神病也，脉之所以沉结，与前条无异。

王肯堂氏曰：有瘀血则脉涩，宜桃仁承气汤下之。

归纳上述诸论，可得结论曰：瘀血增剧至一定程度时，阻碍血流，其脉呈血液不流行之现象。虽然，此乃限于阳实性而高度者之脉状，非尽如是也。又此脉状必见于左脉，不见于右脉，是余多年之经验也。

评：瘀血在脉应上没有特异性，相比于腹证而言其意义明显小得多。另外，瘀血证常伴发于其他病症，此时，脉应或体现为原发病症的特点，即瘀血的脉应或被其他病症脉应所覆盖。

● 瘀血之外证

古语云形于面，盎于背，畅于四肢。此盖吾人表情之显现于外者，必由先充于体内，虽欲勉强抑制之，亦必显现于言动之间，疾病何莫不然？若有病毒发于体内时，其应征必现于外表。扁鹊云病之应，现于大表。亦此意也。瘀血为疾病之一，自不能外于此理，故于体内有瘀血时，必显其征候于外表，如皮肤黏膜之类，现于此外部之症状，即称为瘀血之外证。然此外证千态万状，殆无端绪，诊之不误，首在医师之心眼，而非笔墨所能形容也。兹故揭古人之论说治验于下，以示其一端，而为初学之阶梯。其应变处，一任学者自己之研究。

评：瘀血之外证为血液循环不畅之在外表的体现，但需要排除其原发病的表现。另外，瘀血之轻重程度不一，其外证也各异。

仲景曰：病人胸满，唇痿，舌青，口燥，但欲漱水不欲咽，无寒热，脉微大而来迟，腹不满，其人言我满者，为有瘀血。

【注】但欲漱水而不欲咽者，虽屡见于瘀血家，尚难为其确证。舌青者，于舌有郁血，则可为瘀血之左证矣。又腹满或不满，而病者诉满时，亦其确证也。但此腹满，当知为下腹满耳。

评：大抵瘀血，有血液因素、血管因素以及心脏因素。此条所述类似于慢性心衰。"胸满"可能是肺淤血；"唇痿"可能是慢性呼吸困难的缩唇呼吸；"舌青"提示上腔静脉回流不畅；"口燥"是张口呼吸，口腔水分丢失所致的口腔黏膜干燥，病人没有脱水，因此"但欲漱水不欲咽"；"无寒热"排除外感因素；"脉微大而来迟""微"，跳动乏力；"大"，缺氧导致小动脉扩张；"来迟"，可能存在房室传导阻滞；"腹不满"是没有腹部膨隆的客观表现，"其人言我满者"是心衰时肝脏及胃肠道淤血的表现。严格地讲，这是疾病的整体表现，不是瘀血的外证。

《续药征》（上略）曰：仲景又别有诊察瘀血之外证法。曰其身甲错，曰胸中甲错（胸中者，盖心胸之上也），曰肌肤甲错（下略）。

【注】甲错者，皮肤如鱼鳞，如龟甲之皱纹。是恐因有瘀血，

缺乏生理的血液之灌溉，皮肤营养不良之故也。有此征候时，则确为有瘀血之存在。

评：此等外证多见于瘀血之病久者。大致为血液总量不足，机体首先供应脑、肾等重要脏器，而处于外围的皮肤因血液濡养不足而角质化。

《生生堂治验》曰：一妇人周身发斑，大者如钱，小者如豆，色紫黑，日晡所必发痛痒，又牙龈常出血。先生诊之，脐下拘急，而及于腰，与桃核承气汤兼用坐药，自前阴出脓血，不数日乃愈。

求真按：此证为瘀血之一部，自内及里而转出于表也。紫癜、出血、疼痛、瘙痒者，其外证也。

评：此案出血极可能是现代医学的感染性紫癜。感染性紫癜是继发于各种感染因素，损伤毛细血管壁后出现的紫癜。是各种感染性疾病中出现的一种临床现象，不是一种独立疾病。除紫癜外，患者还伴有发热、寒战以及其他的感染症状。从症状来看，可能是重症的生殖系统感染。感染控制后，紫癜作为一种现象自然随之消失。

《生生堂治验》曰：一妇人年三十，久患头疮，臭脓滴流不止，发粘结不可梳。医以为梅毒而攻之，不愈，痛痒不止，请诊于先生，其脉弦细，小腹急痛，引于腰腿。曰瘀血也。投以桂枝茯苓丸加大黄汤，兼以坐药。不出月，全瘥。后一夜腹痛二三阵，大下蓄血云。

求真按：此证亦瘀血之一部，自内及里，转出于表者，而头部之湿疹、疼痛、瘙痒者，其外证也。

评："兼以坐药"是阴道内使用栓剂，具体药物不得而知。"久患头疮"是头部的慢性感染，与"小腹急痛"是否存在必然的内在联系？中神琴溪将二者同归于瘀血证而用桂枝茯苓丸加大黄汤。那么，治疗有效是否就说明头疮的病因就是瘀血呢？也不尽然！桂枝茯苓丸加大黄汤不仅祛瘀血，也有一定的抗生素样作用。其一箭双雕的疗效可以看作祛瘀血与抗感染并行的结果。把疗效完全归结于祛瘀血而忽视潜在的抗感染，固然符合"一元论"的原则，但同时也固化了思维。

又曰：有一妇人年约四十，以全身发黄，医者误为黄疸。先生按之，至脐下即疼痛不堪，与桃核承气汤，十余日而痊愈。

求真按：是血性黄疸也。余亦曾用大柴胡汤与桃核承气汤合方治此种黄疸者矣。

评："血性黄疸"即溶血性黄疸。桃核承气汤非能抑制溶血发生，其退黄机制可能与促进胆红素排泄有关。

《方伎杂志》中云：余曾治七岁女儿之行经，服药十余日而愈。后此女至十四五岁时，始经行不滞。十七岁时，初产一子。又治二岁之女子经行者，初疑为小便下血，因检视阴户，经水也，诚稀有之事。二人均无特别之异证，因但见血妄行，故用桂枝茯苓丸煎汤，皆不日而愈。

求真按：此非真月经，因瘀血而子宫出血也，故出血亦可知为瘀血之外证。

评： 幼女子宫出血未必瘀血使然。用桂枝茯苓丸煎汤出血得以治愈，仅此断为瘀血证据不足。只要凝血机制无异常，此等出血不用桂枝茯苓丸也可以自愈。"但见血妄行"而断为瘀血，有失严谨！

● 论传染病若不以自家中毒为前提，则不能成立

现今医家之传染病观，重视细菌殊甚。以为苟有细菌存在则能以独力得成立传染病，极为恐怖，此因受罗贝古斯氏以来勃兴之细菌万能说之感化，随波逐流，是但知其一，不知其他之偏见也。夫疾病成立之要件，必须有内外二因之共存。外因虽有作用于身，若不与内因结合则不能成立，此千古不易之铁案也。虽为传染病，等是疾病，不能自此原则之外求之。更以具体的论之，细菌亦为生物之一，在理若无适于彼之营养物及水与温度等，则不能续保其命脉也。然此营养物及水与温度即自然的培养基，若无自家中毒证，则不能生存于抗菌力旺盛之健体。反对古斯氏霍乱菌侵入体内即霍乱病发生说，咽下此菌之纯粹培养，而立证其不然者，征之巴登古发氏之献身的体验，可明矣。又据猛毒之白喉菌，不拘放置于口腔或咽喉之内，亦有不使其发病之实例，及保有病原菌而与康健身体无异之所谓保菌者之存在之事实，亦得证明之。因细菌学者，虽以先天的或后天的免疫性说明此等事实，而其所谓先天的及后天的免疫性二者，均无适合于细菌之寄生繁殖之自然的培养基，即无自家中毒证之谓也。假令虽有许多细菌侵袭人身，而体力旺盛者无余地可乘，但若祖先或父母有瘀血遗传，或起居饮食不节，酿成食、水、血三毒之停滞，即广义的自

家中毒证，则对于细菌不惟抵抗力减弱，且具有适于寄生繁殖之培养基，使成立为传染病者也。

评：求真的观点是"正气存内，邪不可干"的翻版，只不过加了"培养基"的新名词。传染病种类繁多，病原体致病力大小不同，侵入人体的数量多少有异，一概强调内因无疑失之偏颇。患病了就是存在自家中毒，没有患病就是不存在自家中毒，显然忽视了其他因素在致病中的作用。

● 论多数传染病不当一以其病原体为断，宜随其发现证治之

《瘟疫论》曰：邪之着人，如饮酒然。凡人酒醉时，脉必洪数、气高身热、面目俱赤，乃其常也。及言其变，各有不同。有醉后妄言妄动，而醒后全然不知者；有虽沉醉，而神思不乱者；有醉后应面赤，而反刮白者；有应萎弱，而反刚强者；有应壮热，而反恶寒战栗者；有易醉而易醒者；有难醉而难醒者；有发呵欠及喷嚏者；有头眩眼花及头痛者。因其气血虚实之不同，脏腑禀赋之各异，更兼多饮少饮之别，故考其情状各自不同。至于论酒醉一也，及其醒也，则一切诸态如失。

评："邪之着人，如饮酒然"，以饮酒来比喻病原体感染貌似有理，实则不恰当。其一，病原体是有生命的，在人体内可以不断繁殖增加，而酒入体内只会不断分解减少。其二，就某一病原体感染人体而言，其发病的症状在同一病程中具有普遍性，即所感染者症状高度一致。酒精所引起的症状则因其人耐受性大小、成

瘾性轻重及摄入量多少而异。其三，病原体致病的机理非常复杂，而酒精对人体的作用却相对简单。另外，酒精除了促进代谢以外，还能够提供热量；病原体虽能引发代谢亢进，本身却不能提供热量。酒醒后可以一切如常，但传染病可以留有后遗症。

上述均为酒醉，而其醉态所以有千差万别者，由其禀赋体质之各异，则于施治时不应执单治其酒毒，而应随其所呈之症状以研究之。其原因为酒毒固不待说，而除去其原因，实为理想之疗法。但酒类既窜入体内，浸润于各脏器、组织之中，欲一举而去之，恐为不可能之事实，故当随醉者之状态及酒毒所在之不同，或用发汗剂自汗腺驱逐之；或以吐剂自口腔驱逐之；或以下剂自肛门驱逐之；或以利尿剂自尿道驱逐之，为不二法门也。传染病亦然，假令被侵入同一之病原体，亦随患者之体质，及病毒所在之各异，发现种种不同之病状。除二三病证外，欲无损于身体，而使病原体杀灭，不留余孽者，为不可能也。故吴有性氏曰诸窍者，乃人身之户牖也。邪自窍而入，未有不自窍而出者。《经》有曰未入于府，汗之可已；已入于府，下之可已。麻徵君复增汗、吐、下三法，总是引导其邪自门户而出，为治法之大纲也。舍此者，皆为治标云尔。

评：病原体感染人体的途径有所不同，酒精则基本上通过消化道进入人体，在来路上没有可比性。"邪自窍而入，未有不自窍而出者"，此言忽视了病原体可以被人体和药物消灭的事实！邪自窍而入，未必自窍而出！另外，"汗、吐、下三法，总是引导其邪自门户而出"，自门户而出之邪未必就是自门户而入之邪。自门户而入之邪必是病原体，自门户而出之邪可以是病理性代谢产物。

另外，酒精在体内代谢过程是：乙醇→乙醛→乙酸，最终代谢为二氧化碳与水。喝下去的酒精大约有 5～10% 直接由尿液、汗水排泄到空气中。即使发汗、利尿也是有限度的。求真选择酒醉说理，真的不恰当！

如上所述，必当随其发现症状而选用汗、吐、下三法之理也，是即仲景所谓当随其证而治之之义。此所以不拘于病原、病名，专阐明病者之体质及病毒之所在，而创制应对之治剂也。

评："不拘于病原"、专阐明"病毒之所在"，可知"病原"与"病毒"是两个概念。"病毒之所在"当为疾病反应的部位，是人体与疾病斗争的"战场"。事实上，古方医学着眼于疾病在人体的反应状态，属于"状态的医学"。"风""寒"等病原概念以及病名只不过是对状态形成机理的哲学化探讨。

如是，则西医之所谓对证疗法，与中医之随证治之，似无分别，实似是而非。前者之对证疗法，系以病者之自觉不定症状为目的，而期其镇静，是中医之所谓治标也，与中医之随证治之完全不同。中医之治法，以自觉证与他觉证合为确固不动之症状为目的，然后对之而处以治法，则对于证之本体，得称原因疗法，亦得称特效。

评："对证疗法"应该是对症状之治疗，而"随证治之"则是针对症候群的治疗。"自觉证"是病人主观的不适，"他觉证"是医者客观采集到的阳性体征，如脉应与腹证。"确固不动"体现了症候群的相对稳定性。"原因疗法"是相对于对症状治疗的"现象疗法"而言的，未必就是针对引起症候群的真正原因。

● 中医之传染病疗法以驱逐细菌性毒素为主

传染病之种类颇多，兹就肠伤寒说明之。本病由伊倍忒高夫克氏所发现之肠伤寒杆菌，寄生繁殖于小肠黏膜，而此菌体所生产之毒素，其为害于人身，反比其本体为大，此西医之所示也。然发病之初期，细菌之数犹少，毒素之产出不多，不过呈轻微之不定症状，若细菌增加至一定程度，则呈头痛、项痛、肢疲而痛、恶寒发热等证，并现浮大、浮紧之脉。发生此等症状之理由，乃因对此毒素最敏感者，为延髓中之体温生产中枢，受毒素之刺激而兴奋，以致体温上升。故体温调节中枢如欲调节体温，则必须从无数汗腺中放散，因此中枢令其所属陆续输送满含毒素之血液于皮肤面，以努力放散其体温，亦自然之妙机也。如果不发汗，则毒素无路输出，迫于筋骨而为头项强痛、肢疲而痛，为欲泄而不能泄，使恶寒发热。增量之血液，以之呈浮脉于浮面动脉，是即中医所称为表证，而用葛根汤、麻黄汤、大青龙汤等之发汗解热剂，以补助自然良能作用之不及处，使猬集于皮肤面之毒素，驱逐于体外也。

评：驱逐细菌性毒素的典型手段无疑是"汗、吐、下"，作为古方医学之攻击疗法，使用的前提是因势利导。根据疾病反应的部位及态势，对人体自然良能"推一把"，这或许就是攻击疗法的实质。仔细想来，攻击疗法以祛除"毒素"，未必就是真正的愈病机理。比如，大青龙汤发汗以散热，解除体表充血状态；其中某些成分发挥了一定的镇痛作用。这种理解很干净清爽，何必凭空捏造一个看不见摸不着的"毒素"？但在求真的思维中，如果没有这个假象的"敌人"，就失去了发汗的使用依据。因此，不论是古方派的祖师爷吉益东洞，还是唱和者的汤本求真，"万病一毒论"这面大旗决不能丢掉。

虽然，以此发表而痊愈者甚稀，不过表证因此缓解，觉一时爽快，但不久体温渐次升腾，复发口苦而渴、恶心呕吐、食欲不振、舌苔等之消化器症状，及咳嗽、胸痛等之呼吸器症状，脉浮减而变为弦细，此中医所称为表证不解，而转入于少阳，此证即少阳证也。病状之所以如此变化者，因体温调节中枢疲劳，不能如前之输送多量血液于体表，此为必至之趋势，而血液乃充盈于体内部也。当于表证转入，舌尚白苔时，宜处以小柴胡汤或小柴胡加石膏汤；白苔少变黄色时，宜处以小柴胡加大黄汤，或小柴胡加石膏大黄汤；白苔全变黄色，上腹部有紧满压痛时，宜处以大柴胡汤或大柴胡加石膏汤。今研究是等方剂，盖以此六方剂中之主药柴胡与麻黄、桂枝、葛根等，为别义之发表药，有自皮肤、呼吸器排出毒素之可能性，又与柴胡同为六剂中配用之半夏为一种利尿药，则有从泌尿器驱逐毒素之能力。又后四剂中之大黄为泻下药，则能自肠管排除细菌毒素，可无论矣。又大、小柴胡汤中加用之石膏，本为止渴解热药，然因其他药物之配合，可作发汗、利尿或缓下药。又以化学成分来分析之，则为含水硫酸钙，有碱性，则不得不云有酸类中和之作用。因此，不仅本病如是，多数细菌性热病者之血液，因毒素之猛袭，高热持久夺取固有之弱碱性，至终化为酸性，而屡成酸毒证。此时于对证方中加用石膏，则可畏之酸毒证当立时消散，是据多数经验之所见。石膏不独学理上如是，即于临床上亦能发挥与酸毒中和之能力。由是观之，则在上之大剂中，其毒素或自皮肤、呼吸器、泌尿器而排泄，或并自消化器而排泄，又或用于此等作用之外，更有酸毒中和之能力明矣。

评： 求真关于舌苔的选方经验颇有借鉴价值！但对于毒素排泄及中和酸中毒的解释却很朴素。或许，这套理论在当时是先进的，今天看来实在幼稚。石膏为含水硫酸钙，但硫酸钙微溶于水，指望它来中和酸中毒那该使用多大的剂量啊？再者，进入胃肠之后又有多少硫酸钙能进入血液参与酸碱调节？笔者认为石膏的药理作用应该是作用于脑部来调节体温，同时，对于亢奋的心脏起到抑制作用。但其有效成分不一定是硫酸钙，或许是其中含有的某些杂质。

用以上方剂，就病势猛剧，难以制御时，其脉变为沉、实、迟等象，又现神昏、谵语、潮热、腹满、便秘或下利（如恶臭冲鼻之便毒也）不欲食、舌上黑苔等症状，此于中医称为少阳证不解转属于阳明者。是因毒素不间断之刺激，与持久之高热，体温调节机能极度搅乱，而全失其机能，放散绝止之结果。毒素无从排出，反深集于体内消化管，若不从大便排出，无他策也。故中医以之为下剂之适应证，至为适当之见解。随毒素集积之程度，与病者体质之差别，而选用调胃承气汤、桃核承气汤、小承气汤、大承气汤等方，则集于消化管内之毒素与细菌全被扫荡，其疾苦则必烟消云散矣。

评： 求真对"少阳证不解转属于阳明"的解释非常到位！由此可见，阳明是阳证的最终归宿。就阳明病的成因而言，脱水及电解质紊乱无疑是其中重要的因素。在古代，没有静脉补液的情况下，传染病的极期很容易演变为阳明病。"则集于消化管内之毒素与细菌全被扫荡"，此说不严谨。消化管内本身即有正常菌群，"全被扫荡"不符合治疗实际。

中医之所以分表里而用汗下之剂者，首以毒素集中之部位与程度，及病者体质之如何，而用适应之方，加以彻底驱逐也。与西医称为期待疗法，与以盐里母赤酒剂，旷日持久者，不可同日而论矣。

评："中医之所以分表里而用汗下之剂"这个说法不严谨。表里是病症反应的部位，不是毒素集中的部位。中医治病是依据人体的反应而采取的对策，不是以祛除病毒为目标。吉益东洞的"万病一毒论"与古方医学的本质有较大区别。驱毒，实质是攻击疗法。但攻击疗法只是古方医学治疗方法的一种，求真也是取其所需。

但此论是述本病始终属于阳证者之定型，而非谓本病概如是也。今所目击者，大都不至现小承气汤、大承气汤证，概以大柴胡汤、大柴胡加石膏汤证而已足，虽有偶呈阳明证者，亦不过调胃承气汤、桃核承气汤证而已。

评：古代烈性传染病流行时，发病率高，患病者众，许多病人得不到及时医治，从而出现典型的小承气汤、大承气汤证。可见，是否现小承气汤、大承气汤证，一方面取决于所患传染病的恶劣程度，另一方面则取决于治疗是否及时有效。

● 论西医偏于局部的疗法

西医因解剖、组织、生理、病理等之基础医学，及理化学等自然科学发达之关系，故长于局部的疗法，及器械的疗法。其临床医学，宜于全身的观察之下，讲究全身的疗法。然对于此项病证，犹颇偏倚于局部的疗法。至中医则原无基础医学，无器械，缺乏局部的知识，虽欲偏于局部的疗法，亦不可能，故不得不专注力于综合的诊断疗法之研究，以之促进诊腹、诊脉法之进步，与药剂组织之发达。今举一二例于下以说明之。

现今医家对于胃扩张证，多施以胃洗涤，欲将胃内蓄水排除，此惑于胃内蓄水之局部的所见，即使反复行之，亦未必能愈。反之，中医对此证之胃内蓄水，知其一由于胃肌衰弱，收缩运动不全之故；一由于利尿机能障碍。在此见解之下，于衰弱之胃肠肌，用助以紧张力之药物，而配以利尿药。故于一方渐次恢复胃肠肌之收缩力，同时对停滞之水毒可由泌尿器排泄之。两两相待，奏效颇速，不难根治矣。

又如下痢证，中医不如西医之单用收敛药，若其原因不在肠管，而在于其他脏器组织时，则或用发汗剂，或用利尿剂治之。例如仲景曰太阳与阳明合病者，必自下利，葛根汤主之。是以发汗剂治下痢也。又曰此利在下焦，赤石脂禹余粮汤主之。复利不止者，当利其小便。其后半为以利尿剂治下痢之机会也，此为中医综合的诊断疗法之左证，与治下痢徒执肠管，信赖流动物、收敛药之外，不知其他疗法者，大不相同也。

评：西医之所以偏于局部疗法，其重要的原因就是对病变了解清晰，认识深刻。中医"不得不专注力于综合的诊断疗法之研究"也是被逼无奈的结局。今天，中医也可以借用科技手段对局部病变作深入认识，那么，其"综合的诊断疗法"是否会因此而改变？其实，中医和西医的这方面差别，根本不在于科技手段，而在于疾病观与方法论的不同。

至于利小便，以利尿剂治下利的观念经不起推敲！其一，腹泻病很容易导致脱水，再使用利尿剂逻辑上讲不通；其二，使用的利尿中药难道是单纯的利尿，就没有抑制肠道腺体分泌的作用？其三，这些药物里难道不含有电解质，以纠正腹泻引发的电解质紊乱？其四，可以观察泻止与尿增哪个先出现，以此判断孰为前因，孰为后果。

● 论中医之镇痛疗法为原因疗法

凡疼痛之自觉症状，由于某种病毒，刺激知觉神经之末梢所发之现象也。病毒当然为本，即原因，而疼痛为末，即结果也。然观西医之镇痛疗法，概主用吗啡等之麻醉剂，锐意镇压痛觉，有不问其病毒原因之倾向，而中医则以病毒之扑灭为主，而以镇痛疗法为客。苟除去原因之病毒，则仅为结果之疼痛自愈矣。例如对于急性、多发性关节风湿病之痛，所以用麻黄杏仁薏苡甘草汤者，方中之麻黄、杏仁发表水毒，薏苡仁由利尿以排除水毒，并以驱逐其血毒，甘草起缓和诸药之作用，故病毒消尽，而自能镇痛也。又如以剧痛发病之急性阑尾炎，盲肠部有瘀血凝滞之远因，兼挟种种近因而发炎，可用大黄牡丹皮加薏苡仁汤。方中之桃仁、牡丹皮、冬瓜子、薏苡仁者，所以助大黄、芒硝以泻其瘀血；冬瓜子、薏苡仁之用意，由泌尿器以排除炎性渗出液，故病毒随之消灭，而其疼痛可不治而自然若失矣。是以知中医之镇痛疗法，为原因疗法也。

评：所谓的镇痛疗法应该是针对以疼痛为主的疾病。求真所举的例子实在不恰当！剧痛只是急性阑尾炎的症状之一，还有发热、局部包块等其他表现，其治疗也不能用镇痛疗法啊！西医虽然不用大黄牡丹皮加薏苡仁汤，但用抗生素、糖皮质激素等抗菌消炎，一样能做到"其疼痛可不治而自然若失矣"，并没有使用镇痛剂或麻醉剂来"锐意镇压痛觉"啊！另外，中医之镇痛疗法也不都是原因疗法。试问用罂粟壳来镇痛，还需要问原因吗？

● 论中医方剂为期待复合作用之发显

中医之方剂，非如西医处方之由于单味药，以期奏效者也，皆配合二味以上之同效异质药物，故无一味药过用中毒之虞，而效力反倍蓰也。例如发表剂之葛根汤是由表解热药之葛根、麻黄、桂枝所组成；解热利尿剂之越婢加术汤是由解热药之麻黄、石膏与利尿药之石膏、术所组成；又如桃核承气汤、调胃承气汤、大承气汤等，是由泻下药之大黄、芒硝所组成。是以中医之处方，多数由缓和无害之药物所组成，所以能奏奇伟之效也。

评：中医方剂的优势在于多角度"射箭"，追求药物群的合力作用。许多中药都有多种功效，配伍的一个重要方面就是把功效中相同或类似的品种进行整合。这也是复方的优势所在。但反过来看，复方是否也存在多余用药的可能性呢？"故无一味药过用中毒之虞"，求真何以出此言？或许是汉方用量很小，尚未达到大剂量中毒的程度。"是以中医之处方，多数由缓和无害之药物所组成，所以能奏奇伟之效也。"这句话有问题！处方能奏奇伟之效在于药病相合，不在于药物缓和无害与否。

● 论中医方剂能于一方中发挥多数之能力

西医方中，不能于一剂内，起多种之效果，故有兼用水剂、散剂或丸剂，有时更兼施顿服药、含漱药、涂布药、湿布药、皮下注射、静脉注射、吸入、灌肠等方法，以图各个症状之轻减。如此治法，不惟失之繁杂，且于各个之疗法间，不能联络统一，不能适当发挥自然良能之作用。反之，中医方剂于一方中有多种之治疗效能，若于病证较单纯者，以一方能治其各个症状，虽复杂者亦可合数方治之，若犹感不足，则此合方兼用丸散剂以应之。此合方中之药物个数虽颇多，而在方剂却极简易，有统一，有连络，其效果实伟大也。例如葛根汤由葛根、麻黄、大枣、生姜、桂枝、芍药、甘草七味组成，其药物数虽不少，然决非乌合之众。以葛根为主，佐以他药，故起殊效。是乃以主药葛根证之项背筋的强直性痉挛为目的而用此方，凡感冒、肠伤寒、肠炎、破伤风、风湿病、喘息、热性下痢病、眼疾、耳疾、上颚窦蓄脓证、皮肤病等，悉能治之。又如小柴胡汤由柴胡、黄芩、人参、甘草、大枣、生姜、半夏七味组成，主药为柴胡，其证以胸胁苦满为目标，凡支气管炎、百日咳、肺结核、胸膜炎、肠伤寒、疟疾、胃肠炎、肝脏病、肾脏肾盂炎、妇人病等，悉能治之。又如桂枝茯苓丸由桂枝、茯苓、芍药、桃仁、牡丹皮五味组成，因脐下部之瘀血块，左腹直肌之挛急为用此方之目标，因此方对瘀血之血管、血液诸病，悉能治之。又如黄解丸由山栀子、黄芩、黄连、大黄四味组成，其主证为心烦、心下痞、上逆、便秘等，此方对因血管、血液之炎性机转诸病，悉能治之。如此以一方而能发挥多种之效能，若不复杂之病证，以上一方，已足应用。又假令其复杂者，例如有葛根汤、小柴胡汤、桂枝茯苓丸、黄解丸之诸证并发时，则合前三方之葛根、麻黄、大枣、生姜、桂枝、芍药、甘草、柴胡、黄芩、人参、半夏、茯苓、桃仁、牡丹皮等为一方，再兼用后面之一方以应之，亦毫无遗憾，而此合方，虽其包容药物颇多，非漫然聚集，虽似繁而实简。古语所谓以简御繁，精神合致者，此中医之独到处也。

评： 古方的优势在于着眼于病理状态而不是病名，更不是症状。"凡感冒、肠伤寒、肠炎、破伤风、风湿病、喘息、热性下痢病、眼疾、耳疾、上颚窦蓄脓证、皮肤病等，悉能治之。"不是说葛根汤可以不加选择地施予这些疾病，而是说当这些疾病出现颈项紧张，脉象浮紧有力，处于体表充实的状态才可以使用。换言之，出现葛根汤证只是这些疾病发展进程中的某一个片段。这个片段可以长期存在，也可以很快就过渡到下一个片段。

几乎每一味药物都有多种成分，当它们组合成方时则显示了"一专多能"的功用。"一专"是方中诸药的合力所向，"多能"是合力之外的其他功效。因此，方作为用药的最基本的独立单位，既有主攻目标，又能兼顾到不同的侧面。这也是古方的生命力所在。西医"不能于一剂内，起多种之效果"，是因为西药大多是单体，不像中药成分的复杂。当然，成分的复杂性也只是物质基础，尚需要合理的配伍，才能做到"于一方中有多种之治疗效能"。

● 论中医方剂之药物配合法极巧妙之能事

西医于药方，虽不无药物配合法，然除配合禁忌外，殆由医者之任意，各人各样，无规矩准绳之见。反之，中医处方有自数千年相传之经验，归纳而成，故药物配合，极其巧妙。例如中医自古以来所惯用，而西医近来亦常使用之半夏，若单味咀嚼之，则其辛烈酷辣，不易咽下。然配之以生姜或甘草、大枣、蜂蜜等，经过煎炙，则不惟辛辣之性自然消失，且得生姜时，其镇吐镇咳之作用更强；配以甘草、大枣、蜂蜜等之缓和药，其镇痛作用益增。是以用半夏者，必于此等诸药中，择其适当者配之也。又大建中汤由川椒、人参、干姜、饴糖四味组成之剂也。方中之川椒性味甚辛辣而有刺激、亢奋、杀虫之作用，刺激弛缓之胃肠肌，使恢复其紧张力之外，有驱逐蛔虫之作用，然其性已辛辣，而干姜亦类似之，更以人参之苦味，故饮服颇难也。是以加有甘味之饴糖，而矫正其恶味，同时由其缓和作用，缓解疼痛及其他之急迫症状，又以其滋养强壮性，付与胃肠肌，而促使其恢复紧张力也。

评："药食同源"，方剂诞生于厨房的观点最能让人信服。笔者相信流传下来的每一张处方都是先民们反复尝出来的，不是从理论上推出来的。方子有没有效，鼻子闻到的"气"，嘴巴尝出的"味"常常先给出了答案。可以被病人接受的药才有可能成为有效的药。相信制方过程中一定融入了病人的味觉体验，吃下去感觉舒服是检验处方是否有效的第一道关。求真提到"矫正其恶味"的说法，不妨直言"矫味剂"。虽然传统中医没有"矫味剂"的说法，但这确实是配伍中真实的存在。大枣、甘草、饴糖、蜂蜜，这些甘甜的药物无疑是天然的矫味剂。

大黄虽为泻下药，然对于大便燥结之结块，难以奏效，故欲达此目的，不得不配用兼有泻下、溶解二作用之芒硝，所以桃核承气汤、大黄牡丹皮汤、大承气汤并用此二药也。虽然仅用此二药时，泻下作用过于峻烈，不适于衰弱病者，则复加用甘草，此以减二药之锐气，使缓慢其作用之法也。例如肠伤寒之末期，或如热病再发之衰弱者，用大黄、芒硝、甘草三味而成之调胃承气汤，颇能达其目的，且不至于影响身体，岂非因其配合之妙耶！

评：大黄属于刺激性泻剂，芒硝为硫酸盐，属于渗透性泻剂。二者的配伍属于不同类型泻剂的联合用药。三方均并用此二药，但所用之比例有别，宜注意。

● 论中医方剂有适宜加减其温度之理

虽适证之发表剂，若不热服温覆之，则难发汗；缓和剂不温服，则其作用不透彻；对于阴证温热剂，若不温服，则其效不显；镇吐剂不使其冰冷，而微量频服之，则不能达其目的。是余实验上的事实之证明也。然中医以煎剂为主，故服药之冷热，应病证之种类使其适宜。西医方是否因剂型之异，将此重要问题置之度外，甚且宜热服温覆之表证，不惟投以冷性之水药，更敷以冰囊，而阻止其发汗之机，往往诱起卡他性肺炎。对于宜温服温覆之阴证之假相的体温升腾，亦每敷以冰囊，遂使病者陷于死地，非所当施而施之，岂非矛盾鲁莽之甚矣？

评：古方医学对于药物温度的重视值得点赞！当然，这里也有剂型的因素。相比之下，现代医学做得不够好。不仅在汤本求真那个时代如此，今天依然不重视，甚至根本不考虑这些。看一看那些老慢支病人就知道了。他们穿着厚厚的衣服，揣着热水袋，一幅形寒怕冷的样子，但依然静脉输入低于体温的液体。从更高的视角来看，温度本身就是治疗的一部分。

● 论中医治疗中瞑眩症状之发起者为原因疗法之确证

《尚书》曰若药不瞑眩，厥疾不瘳。是为前人未发之真理，而亦医者、病者所信服之金玉良言也。中医方剂服用后，往往其反应有不预期之不快症状出现，是即称为瞑眩者也。因呈此等症状时误认为中毒症状而疑惧者，不乏其人，其实似是而非之甚者也。若为中毒症状，则理当随服药之后而益增恶。瞑眩者，不过为药剂之反应现象，其症状为一时性，片刻后此等症状固即消灭，而本病亦脱然痊愈矣。今举一二实例于下而详论之。余曾用半夏厚朴汤于重证之恶阻病者，服后反大呕吐，然须臾而吐止，绝食几于数十日之病者，欣然进食矣。由此观之，则服药后之呕吐，为此方驱水毒作用之反应症状明矣。又此病镇吐之后，随腹证与以桂枝茯苓丸加川芎、大黄，数日之后，腹痛大发，并子宫出血，同时排出葡萄状块胎，不数日而如故。由此观之，则服药后之腹痛及子宫出血者，为此方之驱瘀作用之反应，又了然矣。

评："瞑眩"是古方医学特色之一。从上文可知，瞑眩有以下特征：一是不可预测性。医者不知瞑眩何时发生，会以何种形式出现，病人更无从得知。二是一过性。瞑眩持续时间不会太久，更不会留下后遗症。三是负面反应。服药取效的正面反应是症状减轻或消失，病人感觉舒适。但瞑眩反应恰恰相反，甚至让病人感到恐怖。四是结局的可喜性。某些多年痼疾可能因瞑眩而从此痊愈。

从现代医学角度来看，"瞑眩"反应包括两个方面，一是药物的治疗作用。比如用桂枝茯苓丸加川芎、大黄后"腹痛大发"，当是强烈宫缩的表现。通过强烈宫缩以排出葡萄状块胎。此处腹痛应该是正常的药物作用。另一方面是药物的不良反应。药物的不良反应与治疗作用可以同时出现，当不良反应表现明显时则掩盖了治疗作用。停药后不良反应消失，治疗作用（即疗效）却保留下来。一张方含有若干药物，每一味药物又含有若干成分，喝下去的成分相当复杂，又如何避免不良反应？不良反应是药物本身固有的属性，中药自然也不例外！

不独此等之方剂如是，其他诸方，服用后往往发现种种瞑眩症状，是不外因病的细胞，藉有力药剂之援助，奋然蹶起，而欲驱逐病毒之作用之返照也。则此症状之发现，当为中医方剂治疗实为原因疗法之左证，故此症状之出现，洵可庆贺者也。昧者不察，偶然发现，则周章狼狈，更易他医，而深诋中医者，不乏其人，至可慨叹。东洞翁云世人之畏瞑眩如斧钺，保疾病如赤子。真乃悲悯之言也。

评：世人为什么畏瞑眩如斧钺？那时候的人们对"瞑眩"的认识还很模糊。一则把瞑眩当作药物毒性的表现，再则担心被误治，认为瞑眩是疾病向坏的方面发展。"瞑眩"是一把双刃剑，既为医者判断疗效增添底气，也成为反对者攻击古方派的借口。

● 药物之医治效用，仅由其主要成分之性能，不能判定

桂枝加葛根汤之君药为葛根，栝楼桂枝汤之主药为栝楼根，均以淀粉为其主要成分，而一以治项背强几几与脉浮，一以治身体强几几然与脉沉迟，其作用异者何也？此理虽属不明，然分析上因含有一主要成分之药物，亦当有同一之效果，诚为辩论家所执之一端耳。浅田氏曰：专以分析判药之效能者，如割木而求花。但知歌颂科学而不知有他之医家，以为何如？

评：葛根、栝楼根均以淀粉为其主要成分，但所含非淀粉成分却未必相同。中药治病，真正起效者未必均为主要成分。有效成分或许就存在含量微小的次要成分中，即有效成分≠主要成分。治项背强几几与脉浮是葛根汤的主治，不是一味葛根的功效。治身体强几几然与脉沉迟是栝楼桂枝汤所治，不是一味栝楼根的功效。求真所举此例很不妥当！

● 黄芪及建中剂不可应用于肺结核

余往年误认关于桂枝加黄芪汤以下仲景之意及此等诸方之诸家学说，用黄芪及建中剂于肺结核而致失败。当时学尚浅陋，不知其故，后读《兰台轨范》等书，乃始得解。余恐后世或有蹈余之故辙者，故将此等诸说，特书大书于下，以为鉴戒。

《兰台轨范》曰：古人所云之虚劳，皆是纯虚无阳之证。近日之阴虚火旺，吐血咳嗽者，正与相反，若误治之，必毙。近日吐血咳嗽之病，乃系血证，而有似于虚劳，其实非虚劳也。

【注】所谓纯虚者，真虚证之意。无阳者，非无阳证，而有阴

证之义。阴虚亦阴证，而非虚证之意。共为阳证，而为虚证之义
也。火旺者，炎证剧烈之谓。全文之意，古虚劳为阳虚证，与现
今之炎证炽盛，吐血咳嗽者正相反，若以古虚劳治方，与现今之
吐血咳嗽病时，必死云。

又同书小建中汤条曰：此方治阴寒阳衰之虚劳，正与阴虚火
旺之病相反。庸医误治，害人甚多。此处咽干口燥者，乃非由津
液少而有火也。

评：求真对这个议题的认识的确很混乱！第一，肺结核是现
代医学病名，虚劳是中医病名，两者之间不能划等号。而且，古
方治病不是以病名为目标，是以证为眼目。"建中剂不可应用于肺
结核"，这本身就是伪命题！第二，肺结核有不同的类型，不同的
发展阶段，不能完全排除黄芪及建中剂的使用。另外，《经方实验
录》对此有不同的论述，很符合临床实际，颇能纠求真之偏。

《方舆輗》曰：小建中汤者，古圣治虚劳之大方也。然今试
用之，病者辄有觉上逆、热闷、中满等证者，予尝疑此。近日广
集名家书论，始似有所得。盖古之所谓虚劳，为虚寒之证，而后
世所谓虚劳，火动之证也，虽名同而实异。余前辨病不明，且惑
于药无寒热温凉之僻说，只据病名以求方药，所以不能得也。夫
寒热温凉，药之性也，岂可谓无乎。试言一验。继淇曰：有麻黄
之地，冬不积雪，其温热之性使然也。如建中汤虽非大温，然有
桂枝，若投于火旺之证，如以汤沃沸。要之，治疗以辨证为首务，
然后方随之，不然行之虽得偶中，然其失多矣。

评："余前辨病不明，且惑于药无寒热温凉之僻说，只据病名
以求方药，所以不能得也。"只据病名求方药为一失，全凭寒热温
凉用方药亦为一失，凭方证而用方药则无失矣。"有麻黄之地，冬

不积雪，其温热之性使然也。"此语是道听途说还是亲眼所见？冬不积雪可能因为地势高而向阳，绝非什么温热之性使然！药性的寒热温凉是吃进体内后根据病人的药后反应来界定的。离开病人，麻黄在自然界中就是一棵草！

"虚劳"原本是古方医学的名词。既然用建中剂等古方，则当遵古方医学所述的具体内涵。在没有搞清楚"虚劳"实质之前，就使用建中剂治阴虚火旺，求真之举是否轻率？"建中剂不可应用于肺结核"折射出两个问题，一是对古方医学术语的研究不够深入，二是不能保持古方医学体系的纯洁性，混入后世理念而思路混乱。

《张氏医通》云：（中略）有十余岁之女子，因发热，咳嗽，喘急，小便少，成肿病，用利水药而得愈。然因虚羸过甚，遂用黄芪建中汤，日一服。三十余日，遂愈。夫人之禀受不同，虚劳小便白浊之阴脏之人，服橘皮煎、黄芪建中汤，获愈者多。至于阳脏之人，则不宜用暖药矣。建中汤虽不甚热，因有肉桂，若服之稍多，亦反为害。要之用药亦当量其所禀，审其冷热，不宜一概以建中汤治虚劳也。

评：本案应该是急性肾炎。"虚羸过甚"应该属于营养不良导致的消瘦，未必就是"虚劳"。"虚劳"是病名而不是症状。"虚劳小便白浊之阴脏之人"，说的应该是乳糜尿患者。乳糜尿是肾脏淋巴管破裂，乳糜经肾脏排出而小便白浊。病人因为忌口而营养不良，从而形体消瘦被认为是虚劳病。案中所言的"阴脏""阳脏"，不知其内涵是什么？分类的依据又是什么？"要之用药亦当量其所禀，审其冷热，不宜一概以建中汤治虚劳也。"这是标准的废话！治疗，既要遵循原则，又要照顾个体。此言不就是想表达这个意思吗？

"建中汤虽不甚热，因有肉桂，若服之稍多，亦反为害。"这里引出一个很实际的问题，即药物禁忌与方剂禁忌的关系。不能用肉桂是否就不能用小建中汤？古方医学是以方为基本用药单位的，是将方视为一个有机整体，而不是着眼于单味药。单味药的寒热温凉不代表整个方剂的性质。但换个角度来看，方是由药组成的，没有具体的药物何以谈方？如果病人对肉桂过敏，即使服用小建中汤也难以避免。那么，此时不适合肉桂也就是不适合小建中汤，因为回避了肉桂也就不是小建中汤了。由此，可以得出这样的结论：药物的禁忌分为相对禁忌和绝对禁忌。相对禁忌是可以通过配伍给予"调和"，在方剂中被群体"和谐"；绝对禁忌则不可以被"和谐"，需要避免含有该药的所有方剂。

然小建中汤之不适于肺结核，乃因此方之君药为胶饴，其性大温，有助长炎证之弊，而臣药芍药富收敛性，有抑遏皮肤、肺、肠、肾之排泄机能之作用。若误以主此二药之本方与此病者时，一面助长炎证，一面则阻止结核毒素之排泄，是以反使增恶耳。

评：这段论述充满了想象，不足信。我们完全可以给予相反的观点。饴糖可以提供热量，对肺结核的消耗状态有补充营养的作用。芍药收敛，是否能够减少病人出汗？是否可以抑制毛细血管扩张？总之，求真是攻其一点，不及其余。正反比较，权衡利弊，才能得出合理的结论。

《杂病辨要》曰：按古之所谓虚劳者，皆是里虚不足之证，与今劳嗽吐血相反，误治必毙。劳嗽吐血，是肺萎虽似虚劳，其实不然也。

评："古之所谓虚劳者，皆是里虚不足之证"，由此是否可以认为虚劳类似于今之"恶病质"之类？"劳嗽吐血"无疑是肺结核了。由此，我想起了气功师经常挂在嘴边的话——请不要将其他功法的内容带入本功法，以免出现偏差。是的！研究古方医学就像练气功，不要把本体系之外的东西带进来。求真不幸，将后世的"虚劳"概念带入古方医学，由此引发学术上的偏差，值得警醒！

● 知觉麻痹者，非因知觉神经之原发的病变，因病毒而引起续发的知觉神经病变之结果也

多数西医以知觉麻痹，即为知觉神经之炎证或变质，是谬见之甚也。凡知觉神经若不因外伤或特种毒物之作用，则不能自动成病。换言之，即知觉神经非原发性而是续发麻痹也。病毒使续发知觉神经病，故发生麻痹也。即病毒为原因，知觉神经病为结果，而麻痹亦其结果也。因有此理，故血痹用桂枝茯苓丸或当归芍药散，主驱逐麻痹真正病原的瘀血，或瘀血兼水毒，而不拘知觉神经病变之如何也。所以中医反比深知此理之西医能治麻痹也。

评：汤本求真的分析有失偏颇。可能是为了突出中医的治疗优势而这样表述。即使知觉神经麻痹是继发的病变，也有程度上的轻重不同，以及功能层面与器质层面的区别。"城门失火，殃及池鱼"，池鱼虽是继发性损坏，但毕竟是遭殃。不能抛开"果"而紧盯着"因"。"因"与"果"的关系又分为两种，一种是连续型的"源流关系"，只要"因"还在，"果"就不消失；另一种是分离型，即"因"导致"果"后二者不再有任何关系，如老鼠偷油碰倒油灯造成火灾，但老鼠逃之夭夭，此时即使捉住老鼠对火灾也于事无补。如果水毒或瘀血造成知觉神经病变属于第一种因果关系，那么针对病因的治疗是必须的，也是可行的。如果是第二

种关系，造成知觉神经不可逆性病变，针对病因的治疗远不如针对神经本身重要。

● 应用发汗剂之科学的根据

仲景用发汗剂处颇多，且其种类亦繁，然仲景之法与方，为自古以来经验之结晶品。若非经科学的研究，则发汗由如何的机转而发生，又因之排除如何物质，不能洞悉其理由。森岛博士之所说，为阐明仲景理论之一半，揭之于下，以供活用仲景方之参考。

《药物学》有曰：汗者，为汗腺之分泌物，其反应为酸性、中性或亚尔加里性也。新鲜之汗，虽为亚尔加里性，然由分泌后之分解，又因由皮脂腺分泌之脂酸，当成中性或酸性。故多量发汗时，有亚尔加里性反应者为常。

汗中含有 1%～2% 之固形分，其中主要者为食盐、尿素及其他少量之磷酸盐、硫酸盐、尿酸类之肌酸酐、芳香体之粪臭质等种种代谢产物。

据阿卢罗阿之检验，汗有毒性。试于体重一公斤之犬，注射十至十五立方公分于血管中，则发肠胃之症状，于十五乃至八十四小时内可致死云。

汗量之多寡，由于摄收水量、气温、运动之如何而不一定。在普通之安静状态，体重一公斤之人，于二十四小时中约十立方公分。汗中固形分之量，随汗量之增加，而减其相对量，然其绝对量，则显著增加。由过剧之劳动等流汗时，其窒素量往往一昼夜有达一克者，即人体之全窒素量排泄约 12% 也，此时之食盐量，亦约达 1%。如以霍乱及尿毒证等尿分泌阻滞时，其量愈增大，而至于皮肤上形成尿素及食盐之结晶。

异常成分，如碘水银之毒物，在糖尿病患者之糖，安息香酸摄后之安息香酸，及马尿酸，及食葱、蒜等之后，有特殊臭气之挥发分，得以证明于汗中。

汗量普通虽与皮肤血行之速度成比例。汗在常态，以体温调节为其主要任务，然于异常时，汗能排泄多量之水、食盐、尿素等，在一定度中，有代偿肾脏机能之力。往昔医师每以疾病之原因，概为由有害物蓄积于体内，多主发汗、利尿、泻下等方法，欲速排泄之，故发汗药似有滥用之弊。惟欲排除代谢产物或蓄积于体中之异常物质而用发汗药者，固极合理也。现今普通，则只用于下列诸证：

评："惟欲排除代谢产物或蓄积于体中之异常物质而用发汗药者，固极合理也。"把排除代谢产物与病理产物作为发汗的惟一目的，这种认识还是有些狭隘。排除废物的发汗在汗出程度上自然有一定的要求，发汗必须达到一定的量才能达到排除的目的。但古方医学又反对大汗的，桂枝汤发汗就是取微汗为准则。试问这符合排除疗法吗？《伤寒论》里对于发汗的指征、禁忌以及救误都有着明确的规定，形成了成熟的操作体系。"滥用发汗剂之弊"对于古方医学来说是不存在的。

一、有浮肿渗出液混浊等时，发汗可使血液浓厚，有促进此等吸收之效。此时利尿药亦非无效，然尿分泌，因不由神经系兴奋，故血液达一定之浓度，即使不用利尿之剂，而用兴奋神经之发汗药物，亦能有作用也。

评：发汗脱水使得血浆渗透压升高，由此加大对组织液的吸收，令其渗出液减少，此为发汗消肿之机理。

二、肾脏之急性或慢性机能不全时，发汗可由皮肤排泄尿中应排之水分及代谢产物，以减轻肾脏之负担，且有预防尿毒证之效。在一定之尿闭证，发汗后，因血液之渗透压下降，或腹腔蓄水减退，有呈现尿利者。

评：此即"在一定度中，有代偿肾脏机能之力"的体现。发汗排泄血液中尿素、食盐等可致血液之渗透压下降，但发汗同时脱水，血液因之浓缩，其结局到底对渗透压有何影响，尚需全面评估。

三、水银或铝等中毒之际，可发汗以促其排泄。

四、热性传染病及气道之急性卡他、感冒等之初期，可使用发汗药。

评：急性卡他、感冒等初期，使用发汗药的目的是什么？退热？不得而知。单就麻黄而言，含有伪麻黄碱，有减轻充血作用，对于呼吸道充血状态有缓解疗效。

此说论旨致密正确，余亦得力颇多，然不能首肯处亦不少。因其谓往昔医师每以疾病之原因，概属有害物蓄积于体内，多主发汗、利尿、泻下等之方法，欲速排除之，有诘其不当之口吻。然疾病之原因，古今不变，概因有害物蓄积于体内，而其他之原因，实不过其诱因也。故主发汗、利尿、泻下等方法，欲速排除之，乃至当之见解，无可议也。又谓有滥用发汗剂之弊，今按西洋古代之医师，暂置不论，仲景则未尝滥用之，又奉仲景说之医家，亦惟期其不误用而已。又云现今普通使用于下列诸证，分四项目，仅举十余病证，发汗剂用途如是其狭，恐非医术进步之征，实其退步之象矣。此余所以对于此说，不能全信也。

评：现代医学对于汗液与发汗的研究极为入细，在微观认识上明显强于古方医学。但古方医学是从宏观上来认识与把握发汗的。上述内容讲了许多发汗的用途，是不是遇到这些情况都可以不加选择地实施发汗治疗呢？肯定不是！理论上是可以使用发汗剂的，但落实到具体的病人又有什么要求呢？个体在什么状态下适合发汗呢？现代医学没有给予明确的答案。古方医学却有着丰富的发汗经验，因此，在实践方面又胜于现代医学许多。

发汗的理论是从疾病角度来认识的，发汗的具体操作则是从个体病人的状态来把握的。古方医学对于发汗疗法是本着"顺势而为"原则使用的，并不是强行发汗的。当体液趋于体表，有了发汗的基础后才因势利导使用发汗药。即使是适合发汗的疾病，但不具备发汗的状态，人体没有为发汗造势，也不能使用发汗疗法。

● 合方之方法

所谓合方者，集合二方乃至数方内之共通药物与非共通药物而组成一方之方法也。若共通药物用量有多少者，以多量者为合方之用量。兹将葛根汤与桃核承气汤之合方列后，余可以此类推。

葛根汤方：葛根8.5克，麻黄、大枣、生姜各6.5克，桂枝、芍药、甘草各4.5克。以上七味。

桃核承气汤：桃仁7克，桂枝、甘草、芒硝各6克，大黄12克。以上五味。

葛根汤桃核承气汤合方

葛根8.5克，桃仁7克，麻黄、大枣、生姜各6.5克，桂枝、甘草、芒硝各 6 克，芍药 4.5 克，大黄 12 克。以上十味。

评：古方的使用有三种形式，即原方使用、加减化裁以及合方使用。汤本求真是合方使用的积极倡导者，更有非常丰富的合方经验。之所以大力发扬合方，无非两个方面原因：一是汤本求真是纯正的古方派，摒弃后世方断了自己的后路，只能背水一战在古方固有的框架内追求用方的最大化，而合方恰恰符合他的意向；二是汤本求真在合方使用方面积累了丰富的经验，使得他有底气有信心将合方之路进行到底。他开创了古方合用的新天地，堪称合方使用的一代大宗师。

"若共通药物用量有多少者，以多量者为合方之用量。"若以此种标准衡量，则《伤寒论》与《金匮要略》中没有一首合方。"合方"原本就不是古方医学固有的范畴，是后世古方研究者们的创举。同样是古方派医家，也有持不同观点者。龙野一雄便是其中一位。他在《中医临证处方入门》（原书名《汉方入门讲座》）中说，著者认为最好还是把各种症状尽可能归纳于一个处方的适应症中。真正能够巧妙地用一个处方已经是不容易的事，因此，应该首先锻炼尽可能归纳起来巧妙地使用一个处方。倘若使用一个处方还未能将症状完全治愈，则再使用另外的适当处方。很显然，龙野一雄的观点是原方使用，不效更方，宁可更方，也不合方。总之，合方不是使用古方的必须，是一个带有学派特色的问题。

● 论古方与后世方之关系

后世医之读《伤寒》《金匮》也，徒拘泥其文辞之表面，不能推察其真意。仅知仲景方之单用，不悟加味合用之活机，遂以古方寡少，难应众病，杜撰无数之劣方，故学者切戒，不可惑溺于此种谬论焉。虽然，后世方亦不无可取之处，其大半皆渊源于仲景之古方，故寓有加味或合方之意义者不少，非绝无参考之价值，不可尽废，但须学者之对于后世方，必以仲景方为准据，取其当然者，而舍其不当然者耳。余今列举后世方与仲景方对比者，欲使学者知其一端焉。

评：之所以杜撰无数之劣方不仅仅是"不悟加味合用之活机"，还与古方的传承有关。古方长期被"江南诸师"垄断，在一定的历史时期逼着后世医家另起炉灶。我们应该理解后世医家的苦衷。求真说后世方"其大半皆渊源于仲景之古方"，这个观点不对！后世方与古方不是一个体系，制方的理论依据也五花八门。而且，后世方所用之药也大大超出古方的用药范围。那些高唱"古方不能治今病"的后世医家，他们所创制的方剂难道会渊源于仲景古方？

"后世医之读《伤寒》《金匮》也，徒拘泥其文辞之表面，不能推察其真意。"这句话倒是值得细细品读。求真所言的确是事实。自《伤寒论》及《金匮要略》流传以来，不知多少人在摸象。在此，需要讨论两个问题。第一，这两本书的"真意"是什么？不是论述疾病，不是研究组方，而是教人如何用方来解决临床常见问题。它们的定位就是实战，就像武术里的"截拳道"。不是教人站桩打基本功，又不是研究具体拳法，而是见招拆招的对打以及如何致敌于死地。第二，为什么后世医不能推察其真意？很简单，后世医中许多人读不懂经文。一方面是知识结构的不足。经文是用最简洁的文字对临床表现的白描，除了医学知识外，还需要一定的古汉语功底。仅能读懂医学三字经之类的那部分后学者是无法理解古方医学的。另一方面是临床阅历的不够。这两本书是临床书，不是基础医学教材，没有一定的临床摸爬滚打经历同样看不懂。《名方广用》记载门纯德老中医自17岁开始学医，直到37岁才认识到搞临床工作，不熟读仲景则一事无成。然而，后世有的却将其当作方书看待，让初学者来学习，最终事与愿违。应该像吉益东洞那样放在手边用一辈子来读。有一些人能够读懂经文，但出于门派的规矩也不轻易传播，学术缺乏充分的交流与推广。另外，读不懂经文还有其他原因。比如，受《内经》体系的干扰，用驾驶汽车的理论来学习开飞机肯定不行！

求真按： 以上之抑肝散及抑肝散加芍药汤之适应证，本可用小柴胡汤、柴胡去半夏加栝楼汤、柴胡桂枝汤中之一方与当归芍药散合用为最适当。但后世医不知此法，遂致杜撰劣方也。兹举小柴胡汤、当归芍药散合方之例，如当归芍药散方由当归、川芎、茯苓、术、泽泻、芍药十三味，与抑肝散加芍药汤对比，如下图。

小柴胡汤当归芍药散合方

泽泻	芍药	白术	茯苓	芎䓖	当归	甘草
柴胡	大枣	半夏	人参	黄芩	生姜	

抑肝散加芍药汤方

钩藤	芍药	白术	茯苓	芎䓖	当归	甘草
柴胡						

如图所示，二方共通之药，达七种之多，以是可知抑肝散加芍药汤之合用法，由一知半解而生也。

评： 求真的观点有漏洞。方之所以为方，不惟有药物，更有剂量与煎服法。小柴胡汤与当归芍药散合方虽然含有抑肝散加芍药之大部分药物，但二者在剂量、药量比例等方面还是不同的。古方的合方也不能完全取代后世方。

贰 方剂及治验部分

🏛 《伤寒论》之大意

　　余所信奉，为医圣张仲景所著之《伤寒论》及《金匮要略》二书。前者所主为伤寒，即述肠伤寒之诊断疗法；后者为杂病，即说明《伤寒论》所未及之病证之证治者也。虽然，仲景作《伤寒论》之真意有如下说。

　　评："前者所主为伤寒，即述肠伤寒之诊断疗法"，求真望文生义了。《伤寒论》所言的"伤寒"并非今日之"肠伤寒"，当为烈性传染病之古称。概此书以"伤寒"为例，演绎疾病之基本治疗规律。

　　永富独啸庵氏曰：世医动谓《伤寒论》治外邪，天下无加，至于杂病，则未必然。呜呼！卑哉！夫伤寒中有万病，万病中有伤寒，相互参究，始可治伤寒，始可治万病。况于古医方中，若能彻底了解其内容，则《千金》《外台》、宋、元、辽、明等众多之说亦皆为我使用矣。

　　评：《伤寒论》一书初看是为外感病而写，但书中的处方未必专为外感而设。该书是张仲景在收集古训的基础上的二次加工。"伤寒中有万病，万病中有伤寒"，这种绕口令的话没有意义！"万病"到底指哪些？难道伤寒可以独立于万病之外？推测永富独啸庵氏想表达这种意思——患有外感病的人可能同时伴有基础性疾病，治疗外感时不要忽视了。

　　吉益赢齐曰：（上略）《伤寒论》者，遗后世以治万病之法。引而申之，举莫能外，此作者立法之精神也。

评：《伤寒论》虽然对疾病的治疗有一定的指导意义，但编撰者的初衷还是侧重于论述外感病的诊治。只是后人赋予《伤寒论》较高的学术使命，将其标杆化了。

能了解伤寒之诊断疗法，悟其真髓，则万病之治，如示诸掌，学者不可泥于章句之末，宜开眼透视，以探其精神也。具体论之，则此书是阐明同一伤寒病侵入，因各人禀赋体质有差，病毒所在之异，发现症状不相等之理由，同时设适应之治法，不损及其体力，使可胜药而驱逐病毒之方术也。其法分太阳、少阳、阳明之三阳，太阴、少阴、厥阴之三阴。其曰阳、曰阴，与后世医家之空言阴阳五行不同。仲景曰：病有发热恶寒者，发于阳也；无热恶寒者，发于阴也。所谓阳证者，新陈代谢机能之病的亢进也；阴证者，此机能衰减之病的沉衰也。故阳证者概为实证而易治，阴证者多属虚证而难疗。而太阳者，谓此机能亢进发于体表；少阳者，发于胸腹间；阳明者，发于腹内也。三阴者，皆此机能衰减现于腹内之名称也。太阴为其最轻微者，厥阴为最严重者，而少阴则介乎二者之间也。

评："伤寒病"是一个笼统概念，还可以进一步细分。《伤寒论》记载的临床表现繁多，不一定就是一种类型伤寒病侵入。将"三阳""三阴"视为《伤寒论》诊疗精神，认识很到位！《伤寒论》以"三阴""三阳"为学术骨架，以此为纲，以方证为目。这种写作体例也是独一无二的。将阴证与阳证落实到新陈代谢的的层面，很符合实际！"阴阳"在当时应该是一个高大上的名词，被引入古方医学领域，是医学体系发展的需要，是要负荷使命的。

《伤寒论》是临床书，"阴阳"又被进一步三分，则此概念应该是有所实指，不是空言。

《伤寒论》依其病势、病位，大别为三阳、三阴之六编，而论列各种病型之肠伤寒，更于各编细论种种之证治，其用意极为周到，证之大小、轻重与其治法，网罗无遗。以下顺次讲述之。

评：从《伤寒论》的行文体例来看，其内容大致分为三个层次：核心层次是来源于春秋战国时期的古医学，尤其是冠以"太阳病"等六病的条文；再外一层是后人的治疗经验，诸如"伤寒""中风"之类的条文；最外层则是流传过程中所谓的"江南诸师"们的注解或补充的内容。可以认为《伤寒论》是不同历史时期医学文献的"合订本"。

🏛 太阳病篇

● 太阳病之注释

太阳之为病，脉浮，头项强痛而恶寒。《伤寒论》

【注】吉益南涯氏释曰：太者，大甚也。阳气盛于表位，谓之太阳。脉浮，头项强痛，此其候也。气盛而血不通畅，故致强痛。发表则不项强、不恶寒、发热、汗出矣。经过日时则传于内。盖表位，气之末也，末气常不足。今气盛甚于其末者，阳气大之状也，因名之曰太阳。

评：为什么叫作"太阳病"？"太者，大甚也。"太即大。太阳即大阳，《古本康平伤寒论》即写作"大阳病"。吉益南涯氏对太阳病命名的说法不足信。再说，命名的解释并不重要，没有必要弄个水落石出。

张璐曰：脉浮者，邪气并于肌表也。

评：此言不当。应该是脉浮者，气血并于肌表也。脉应揭示的是气血的盈亏状态，而不是邪气。

程应旄曰：太阳经之见证以头痛、恶寒为最确，故首揭之。

评：《伤寒论》太阳病之"太阳"决不是经络之"太阳经"，否则，经文当言"太阳经之为病"。

成无己曰：恶寒者，啬啬然而憎恶也，虽不当风仍自然觉寒。恶风者，见风之至则恶，若得居于密室之内、帏帐之中，则坦然自舒也。

评： 恶寒与恶风的区别尚不止成氏所言。恶寒通常是发热的前兆，而且无汗；恶风多与汗出相伴。风是空气的流动，能够加速汗液蒸发而带走热量。恶风或与体表热量丢失有关，恶寒则与体温调节中枢的调定点上移有关。机体通过运动神经使骨骼肌阵缩而表现为恶寒乃至战栗。恶寒的实质应该是产热。

由此等注释皆可得其一端。然一言蔽之，意谓不论何种病证，若脉浮、头项强痛而恶寒时，得以之为太阳病，而实示太阳病之大纲也。脉浮者，为血液充盈于浅在动脉之候。头项强痛者，头部、项部比于其他体部血液充盈之度强，而为凝滞之所致。恶寒者，将欲发热，而不能发热之征也。是以太阳病者，为病毒集中于上半身之体表，则治之者，用发汗解热药而自汗腺排除之，然病者之体质各不相同，则处方亦随之而各异也。大凡人之体质，千差万别，若穷极之，则为二大别，其一皮肤粗疏而弛缓，有此禀赋之人，若患太阳病则为脉浮弱、自汗等之症状，以桂枝为主药之桂枝汤治之可也；其一为皮肤致密紧张者，有此体质，若患太阳病则现脉浮紧、无汗等之征候，故以麻黄为主药之麻黄汤疗之可也。太阳病既有此二大别，故今先就桂枝汤及其所从出之诸方讲述之，次及于麻黄汤及其所属诸剂。

评： 汤本求真从血液循环的角度来解释太阳病的提纲，是非常符合临床实际的。但从皮肤之粗疏与致密的角度来解释两种体质，则有所不当。虽然汗腺是分泌汗液的器官，但出汗还受神经系统的调节，皮肤本身的影响是有限的。任你皮肤致密紧张，有机磷中毒时也一样汗出不止！若其人初为大青龙汤证，用以麻黄为主药的大青龙汤后汗出不止，伴有恶风等，用桂枝加附子汤得以治愈，此种情况如何用体质解释？

● 桂枝汤之注释

太阳中风，阳浮而阴弱。阳浮者热自发，阴弱者汗自出。啬啬恶寒，淅淅恶风，翕翕发热，鼻鸣干呕者，桂枝汤主之。《伤寒论》

【注】太阳者，为太阳病之略称。中风者，中于风之意，即现今之感冒也。故所谓太阳中风者，为脉浮、头项强痛而恶寒，感冒之谓也。阳浮而阴弱之阳为外之意，阴为内之意。阳浮而阴弱者，谓脉有浮于外而弱于内之状。阳浮者热自发，阴弱者汗自出二句，由脉状而预断热与汗出之词也。啬啬恶寒者，缩缩然怕冷也。淅淅恶风者，淅淅然如沃冷水而恶风之来袭也。翕翕发热者，翕翕然热出也。鼻鸣干呕者，鼻有声而呕恶也。

评：此注把"阳浮而阴弱者"落实在脉应上，解释为脉有浮于外而弱于内之状，赋予阴阳实质性内涵，值得点赞！《古本康平伤寒论》也作"脉阳浮而阴弱"。此处之阴阳与条文"太阳病……脉阴阳俱紧者，名曰伤寒"之阴阳是一致的。所谓"浮于外而弱于内之状"是否可以理解为轻取为浮，深按无力？另外，对于"啬啬""淅淅""翕翕"这些叠词的解释不尽人意。"鼻鸣"解释为"鼻有声"，是鼻塞所致吗？森立之则考证为"打喷嚏"，符合感冒的临床表现。

太阳病，头痛，发热，汗出，恶风者，桂枝汤主之。《伤寒论》

太阳病，下之后，其气上冲者，可与桂枝汤。若不上冲者，不可与之。《伤寒论》

【注】太阳病者，可专发表，不可下也。医误下之，因反动而致气上冲者，可与桂枝汤降其上冲之气，非其候者不可与之。气者，触于五官而无形，然有活动力，此所谓气，即神经作用之意。上冲者，《方机》中云：凡上冲者，非上逆之谓，气自少腹上冲胸者是也。

如是，则气上冲者即发作的上走性神经证之谓，此是上冲之剧者。其有缓者，非必自少腹而上冲于胸，只为上冲之应，而但现头痛耳。前条之头痛即是也。

评："太阳病者，可专发表，不可下也。"这句话值得讨论！太阳病的范围很广，结胸病也放在太阳病篇。结胸病却又可以使用下法的。"医误下之"，此注不妥。经文说"太阳病，下之后"，此处是误下吗？如果是误下，通常会用"反下之""医反下之"来点出，此处却没有明示，恐非误下。另外，"若不上冲者，不可与之"，此句在《古本康平伤寒论》作嵌注之文。事实上，这句话也是多余的。主治的反面就是禁忌，不需要多费笔墨的。

关于"气上冲"的注解，求真落在"神经证"上，恐非如是。若解释为胃与肠道的逆蠕动是否更合适。虽然其中有神经因素参与，但其现象还是胃肠的动作。至于头痛等上部症状，或为伴随的表现。

太阳病三日，已发汗，若吐、若下、若温针，仍不解者，此为坏病，桂枝不中与也。观其脉证，知犯何逆，随证治之。《伤寒论》

【注】三日云者，自患太阳病经过三日许之意。发汗者，桂枝汤证而误以麻黄剂发汗也。吐者，太阳病不可吐，复误吐之也。下者，为不可下而下也。温针者，太阳病当汗解，古代民间疗法烧针加于体表而劫热也。以上诸疗法，因均为误治，故病仍不解也。此为坏病，谓因上之误治而使病证颓废之意。所谓与桂枝不中与者，如此病证，既然颓废，已无桂枝汤证之理，则不宜再与此方也。知犯何逆者，应研究是否汗剂之逆治、吐剂之逆治、下剂之逆治、抑温针之逆治，须审其误治之经过也。随证治之与随证而治二语似同而实异，不可不辨。随证而治者，以每一独立症状为目的而施治；随证治之者，以各证相关连者为目的，而行治疗者也，二者不可不辨。例如脉浮弱、头痛、发热、汗出、恶风、鼻鸣、干呕之际，以脉浮弱，或头痛，或发热，或汗出，或恶风，或鼻鸣，或干呕，每一症状为目的而治之者，即为随证而治者也。以脉浮弱、头痛、发热、汗出、恶风、鼻鸣、干呕之所有症状为目的而施治者，即随证治之也。二者之间，大相径庭。

评："桂枝不中与也。观其脉证，知犯何逆，随证治之。"在《古本康平伤寒论》中作为嵌注出现。《说文解字》："坏，败也。"坏病，恐为不治。既然如此，何必再扯上桂枝汤？已经明确是坏病了，还有"观其脉证，知犯何逆，随证治之"的必要吗？另外，求真不知从哪引入"随证而治"的名词，说到底就是对症治疗。

桂枝本为解肌，若其人脉浮紧，发热，汗不出者，不可与也。当须识此，勿令误也。《伤寒论》

【注】解肌者，和解肌肤之意。桂枝本为解肌，谓桂枝汤为本来和解肌肤之方，暗示与麻黄汤纯为发汗之剂功效不完全相同也。故于次句脉浮紧，发热，汗不出，即当用麻黄剂而使发汗者，断言不可与此方。此为桂枝、麻黄应用上之重要鉴别点，故复申言，当须识此，勿令误也。大书特书，以示警告。尾台榕堂氏云：若其人脉浮紧，发热不汗出，则宜用麻黄汤。是证而烦躁，或渴者，宜用大青龙汤。可谓有识矣。

评：《康平伤寒论评注》认为本条是"准原文"。如果是原文，带有强烈警示意义，应该衔接在桂枝汤条文之后更为合适。另外，经文"汗出"是固定词组，或言"无汗"，或言"不汗出"。此处"汗不出"与体例不符。"解肌"也不该是古方医学固有的概念。总的来看，本条应该是后人画蛇添足的注解。

太阳病，初服桂枝汤，反烦不解者，先刺风池、风府，却与桂枝汤则愈。《伤寒论》

【注】当太阳病之有桂枝汤证，与适方桂枝汤，其烦当即可解，而反不解者，先刺风池、风府，再与桂枝汤即可愈矣。所谓风池、风府者，《甲乙经》云：风池之两穴，在颞颥之后，发际之陷中。风府一穴，在项之发际之上一寸，大筋宛宛中。故可知风池在颞颥后头缝合部，风府在左右僧帽肌停止部之中央。然何故必刺此三穴？乃因本条之病证为太阳病，则本为脉浮，头项强痛，恶寒之证，而头项所以强痛，既如前述，头项部比他部充血为甚。若其充血更达于高度时，虽与桂枝汤，因阻止药力而烦不解，故

刺此三穴，使郁滞之血液流通，除却阻止药力之原因，然后药力可奏效也。

评："风池、风府"在《古本康平伤寒论》作为"先刺"的傍注。"风池""风府"两个以"风"命名的穴位，当为后人所加。非要把针刺的穴位限制为风池、风府，这不适合复杂的临床情况。对于"先刺"的"刺"，应该是针刺放血，而非针刺穴位。"其充血更达于高度时"，对此，是针刺穴位流通血液有效？还是放血来得快？

太阳病，外证未解，脉浮弱者，当以汗解，宜桂枝汤。《伤寒论》

【注】外证未解者，头项强痛、恶寒等症状未全去之谓也。

评："外证"不是表证，此注不尽人意。

太阳病，外证未解者，不可下也，下之为逆，欲解外者，宜桂枝汤。《伤寒论》

【注】为逆者，为逆治之意，而明非正治也。欲解外者，欲治外证之义也。

评："下之为逆"在《古本康平伤寒论》中为"不可下"的傍注。"外证未解者，不可下也"，是否暗示存在可下之证？但鉴于"外证未解"而有所顾忌。

太阳病，先发汗不解而复下之，脉浮者不愈。浮为在外而反下之，故令不愈。今脉浮，故知在外，当须解外则愈，宜桂枝汤。《伤寒论》

【注】太阳病，先发汗不解一句，意谓此太阳病宜用桂枝汤，误以麻黄剂发汗，故不愈。而复下之者，不宜泻下之太阳病而以泻下，一再误治，故特加复字也。脉浮者不愈云者，凡呈浮脉者，病在外，即在表之候，宜发表为正当，而反与以泻下，以致不愈之意也。今脉浮，更经再三之误治，仍见脉浮，可知病尚在外，即在表，故当用发表剂治其外证，即可愈也。其发表剂，宜用桂枝汤也。

评：《康平伤寒论评注》将此条列为"追文"。事实上，许多解释性条文大多是后人所加。原文大多是指示性，很少作解释。

病人脏无他病，时发热，自汗出。不愈者，先其时发汗则愈，宜桂枝汤。《伤寒论》

【注】脏即内脏，诊病者内脏无病，则其病必在表。有此表病而时时发热，自汗出，久不愈者，于其发热、自汗出以前发汗即愈，宜用桂枝汤。

评：《古本康平伤寒论》作"病人脏无他病，时发热，自汗出而不愈者，此卫气不和也。先其时，发汗则愈，宜桂枝汤"。《康平伤寒论评注》将此条列为"追文"。以现代医学的眼光来看，本条所述应该属于功能性低热。

伤寒不大便六七日，头痛有热，小便反赤者，与承气汤。其小便清者，知不在里，仍在表也，当须发汗。若头痛者，必衄，宜桂枝汤。《伤寒论》

【注】本条之前半，论桂枝汤证与大承气汤证之鉴别法，其重要也。盖大承气汤证与桂枝证俱有头痛、有热，大相疑似也。大

承气汤证者，里证，即于消化管有急性炎证，影响于头脑而头痛，走于外表而发热，则其小便必为赤浊。反之，桂枝汤证者，表证，即病专在体表，主证为头痛、发热，内脏无变化，则决不呈尿变，常澄清也。又后半云若头痛者，谓头痛有热，小便清，其头痛若剧者，必衄血。此证宜用桂枝汤也。今推究其理，既如前述，此头痛为太阳病本来之病势，上于头项部，充血颇甚，血液难以畅流，若此充血达于极度时，血压亦随之亢进，突破抵抗力最薄弱之筛骨蜂窝部而外走，则为衄血。故既衄血后，血压降低，血液比较的得以流畅，对于头痛与其他症状反有良好之影响。此际与桂枝汤，恰如刺风池、风府后，除去阻止药力之原因，则桂枝汤能尽量发挥其能力，故头痛、衄血等皆得治之也。

评："与承气汤"未必就是大承气汤，有可能是调胃承气汤。大承气汤证当有明显腹证，不难鉴别。小便是赤还是清，取决于发热时体液消耗的程度以及饮水量多少，需要灵活看待。在有静脉补液的今天，小便清与赤不是鉴别要点。

伤寒，医下之，续得下利清谷不止，身疼痛者，急当救里；后身疼痛，清便自调者，急当救表。救里宜四逆汤，救表宜桂枝汤。《伤寒论》

【注】伤寒，医下之者，谓医误与下剂，续得下利者。下剂之药力虽尽，下利尚不止也。清谷，谓完谷下利之无粪臭者。当救里者，宜止泻之意也。清便自调者，谓便通如平常。当救表者，当发表之意也。

评："当救里者，宜止泻之意也"，言之有失。"救里"是恢复正常消化吸收机能，而非单纯止泻。如果是止泻，当选桃花汤或赤石脂禹余粮汤之类。"清谷，谓完谷下利之无粪臭者"，更是消化机能不足的表现。

伤寒大下后，复发汗，心下痞。恶寒者，表未解也，不可攻痞，当先解表，表解乃可攻痞。解表宜桂枝汤，攻痞宜大黄黄连泻心汤。《伤寒论》

【注】伤寒有桂枝汤证时，用大泻下或以麻黄剂发汗，均为误治。于此误治之后，成心下痞、头痛、发热、身疼痛、恶寒者，虽有心下痞，表证未去者，不可先攻其痞，须先发表去其表证，而后可攻痞。发表宜用桂枝汤，攻痞宜大黄黄连泻心汤也。

前条是述四逆汤证与桂枝汤证之合并，常法则宜先表而后里。然有下利清谷，里证亦不可忽视，故宜先用四逆汤而后用桂枝汤也。本条为桂枝汤证与大黄黄连泻心汤证之合并，而心下痞非如下利清谷之危急证，则循常法先用桂枝汤，而后用大黄黄连泻心汤也。

评：本条在结胸篇出现，"伤寒大下后"未必就是"有桂枝汤证时"，可能是结胸病大下之后。"表未解也"在《古本康平伤寒论》为"恶寒者"的傍注。"解表宜桂枝汤，攻痞宜大黄黄连泻心汤。"该书为"解表宜桂枝人参汤，攻痞宜大黄黄连泻心汤"，并作为嵌注之文。本条是接在桂枝人参汤条之后，因此，从条文的衔接性来说，"解表宜桂枝人参汤"似乎更为合理。

阳明病，脉迟，汗出多，微恶寒者，表未解也，可发汗，宜桂枝汤。《伤寒论》

【注】本条为阳明病与太阳病之合并证。脉迟为阳明病之脉证，汗出多者，为二者共有之证。然微恶寒者，非阳明证而为表证也。因此知表证尚存，所以用桂枝汤也。虽然，此病证本来为阳明病，而兼太阳病者则用桂枝汤者，为一时之处置。若表证全去，仍宜以大承气汤治阳明证也。

评：《康平伤寒论评注》将本条列为"追文"范畴。"此病证本来为阳明病"，由此可见，桂枝汤证不仅见于太阳病，也可继发于阳明病中。"六病"就像道路，诸如汉中路、中山路……方证就像汽车，没有理由要求某一辆汽车只能在汉中路跑。

病人烦热，汗出则解。又如疟状，日晡所发热者，属阳明也。脉实者宜下之，脉浮虚者宜发汗。下之与大承气汤，发汗宜桂枝汤。《伤寒论》

【注】病者烦热，即为热烦闷，因汗出一旦轻快，后又发作如疟，于日暮时发热者，自表证直转属于阳明也。若脉实者，可与大承气汤下之。脉虚浮者，宜以桂枝汤发其汗也。尾台氏曰病人烦热云云。此证虽脉虚浮，恐用桂枝二麻黄一汤为佳。此见甚是，处方之际宜留意之。

评：《康平伤寒论评注》将此条列为"准原文"范畴。从"病人"二字来看，与经文"其人"在用词上不一致，因此，此条不属于原文内容。

太阴病，脉浮者，可发汗，宜桂枝汤。《伤寒论》

【注】仲景曰太阴之为病，腹满而吐，食不下，自利益甚，时腹自痛。若下之，必胸下结硬。则太阴病者为呕吐、下利、腹痛

病证之名称也。本条之意，谓以下利病而脉浮者，发汗则愈，其发汗宜用桂枝汤也。

评:《康平伤寒论评注》将此条列为"准原文"。此处"脉浮"是否为太阴病兼加表证?

下利腹胀满，身体疼痛者，先温其里，乃攻其表。温里宜四逆汤，攻表宜桂枝汤。《伤寒论》

【注】本条是述阴证之四逆汤证与阳证之桂枝汤证合并处，即下利腹胀满者，四逆汤证也;身体疼痛者，桂枝汤证也。而下利腹胀满者，重证，故先用四逆汤治之;身体疼痛者，轻证，故后以桂枝汤治之也。

评:《康平伤寒论评注》将本条列为"追文"。有可能脱胎于"伤寒，医下之，续得下利清谷不止，身疼痛者，急当救里;后身疼痛，清便自调者，急当救表。救里宜四逆汤，救表宜桂枝汤。"

"本条是述阴证之四逆汤证与阳证之桂枝汤证合并处"，此言值得深思。其一，阴证与阳证可以同时存在，不能截然分开。其二，既然四逆汤证与桂枝汤证合并出现，为什么不用合方? 按照求真的合方思路，完全可以将两方合用啊! 由此可见，合方不是那么随便的。对于两个方证同时出现的情况，经典里的处理是凭轻重缓急而先后分治，没有合方的体例。

吐利止，而身痛不休者，当消息和解其外，宜桂枝汤小和之。

下利后，身疼痛，清便自调者，急当救表，宜桂枝汤以发汗。《伤寒论》

【注】二条虽俱说以桂枝汤治下利后身疼痛，然不独限于下利

后也。不拘任何之身疼痛，其证存在，悉以桂枝汤为主治可知矣。

评：下利提示可能存在水、电解质紊乱。"不拘任何之身疼痛，其证存在，悉以桂枝汤为主治可知矣。"此言引发一个值得讨论的问题，即病名与方证哪个更重要？认定方证是否可以忽视病名？笔者认为完全脱离病名来凭方证论治有失偏颇。

产后中风，续数十日不解。头微痛，恶寒，时时有热，心下闷，干呕，汗出，虽久，阳旦证续在者。《金匮要略》

求真按：阳旦者，桂枝之别名也。

【注】产后患感冒，虽经过数十日未愈，头微痛，恶寒，时时发热，胃部苦闷，干呕者，虽感冒后经过颇久时日，桂枝汤证依然存在者，则宜仍用此方也。

评：此条未必是现代医学的感冒！感冒的病程不会是"数十日"，而且心下闷、干呕也不是感冒的表现。笔者觉得很类似功能性低热。功能性低热包括神经功能性低热和感染后低热两类，病人常伴有自主神经功能紊乱症状，病程可达数月、数年，但患者一般没有其他不适。"心下闷，干呕，汗出"有可能与自主神经功能紊乱有关。

● 桂枝汤之腹证

由余之经验，芍药、大枣、甘草之证，必诊得肌肉之挛急，而就中成游离状态之腹直肌最能明确触知之。故若认为此肌肉挛急时，以之为三药应用之目标，以此肌之挛急称为三药之腹证。然含此三药之桂枝汤证亦有腹直肌挛急之现象，则此三药之腹证即不能不谓为此方之腹证也。但如桂枝汤证，非瘀血性之腹直肌挛急，必现于右侧，而左侧不全挛急，即或挛急，亦较右侧为轻，而于气上冲之际，亦必沿右侧而发而左侧不见矣。

上说纯属理论，于实际上本方似当遵仲景所论，以脉证、外证为依据而应用之，不问腹证亦可，然不可先有成见也。

评：古方医学注重腹证，但不等于每个方证都必须具备相应的腹证。那既无必要，也不可能。经文没有明示桂枝汤腹证，说明使用桂枝汤不需要参考腹证。既然"不问腹证亦可"，为何求真还要从理论上进行探讨？应该是为接下来的其他方之腹证而热身。毕竟桂枝汤是本书论述的第一方，此处需要为以下的写作体例定调，这是求真为桂枝汤设立"腹证"的真正意图。

● 先辈之论说治验

《方机》本方条曰：头痛、发热、汗出、恶风者，正证也。头痛一证，亦当投以此方。若由咳嗽、呕逆而头痛者，非此方所治也。恶寒、鼻鸣、干呕者，外邪之候也，此方主之。脉浮弱，或浮数而恶寒者，证虽不具，亦当用此方。浮数、浮弱者，盖桂枝汤之脉状也。

汗、吐、下之后更增一证，发热、汗出、身疼痛者，犹当用此方。若脉浮紧而疼痛者，则非此方所治也。

评：所谓"正证"即典型方证，其余皆为不典型者。"若由咳嗽、呕逆而头痛者"，此头痛为客证，而桂枝汤证之头痛为主证，故非其所主。由此段可知，桂枝汤正证不必看脉。若非正证，其证不典型时，要注重脉应！

《成绩录》曰：一小儿外袭衄血，门人某与麻黄汤，衄益多。先生诊之，与以桂枝加桔梗汤，兼用黄连解毒散而愈。

求真按：用桂枝加桔梗汤，恐桂枝汤证之外，尚有咽喉痛也。用黄连解毒散者，恐单用桂枝加桔梗汤之治衄血之作用，犹感不足故也。

评：衄血之取效，黄连解毒散之功恐在桂枝加桔梗汤之上。

《方舆輗》曰：痢疾初起，脉浮而有表证者宜发汗。《论》曰：太阳与阳明合病者，必自下利，葛根汤主之。太阴病，脉浮者，当发汗，宜桂枝汤。当以此二条为治利之准则。（中略）吾国近来古医方流行，痢疾专用葛根汤，可谓医道阐明矣。虽然，此说一起，时医遇痢疾初起，辄不详察其脉证，概用葛根汤者，亦未必对也。盖此证初起，有当发汗者，有不当发汗者。其当发汗者，有桂枝证、葛根证，岂宜一律固定乎？当发汗者，宜从太阴病脉浮云云条。又当下者，本少阴病自利清水云云条而治之。

评：古方医学之"下利"当为腹泻性疾病的统称，不能理解为后世之"痢疾"。

《生生堂治验》曰：一妇人患下利数年，不进食，形体羸瘦，肌肤甲错，不能起卧。医时以参、附、诃、礜之类治之。先生诊之曰：《百合篇》所谓见于阴者，以阳法拯之者也。乃与大剂之桂枝汤，使覆而取汗，下利止。更与百合知母汤，以谷食调理之，渐渐复原。

评：本案当属于功能性腹泻，"形体羸瘦，肌肤甲错"非为腹泻所致，乃"不进食"之结果。从症状来看，桂枝汤证并不明显，因此，当属于桂枝汤的灵活运用。换一个角度来看，本案颇似太阴病，"太阴病，脉浮者，少可发汗，宜桂枝汤"，据此条文也能说得通。再者，也可以认为"下利数年，不进食""以参、附、诃、罂之类治之"不效，此中或有表证存在而被忽视。慢性病久治不效，当换个思路寻找表证的蛛丝马迹。

《类聚方广义》曰：桂枝汤者，盖经方之权舆也。《伤寒论》资始于桂枝汤，杂病论发端于栝楼桂枝汤，必非偶然也。此书亦列以桂枝汤，为众方之嚆矢。仲景之方凡二百余首，其用桂枝者，殆六十方，其中以桂枝为主药者，垂三十方，可见是方亦比其他诸方变化为最多也。

评：《说文》称："桂，江南木，百药之长。"由此用桂的统计来看，古方医学当发源于江南。

● 桂枝加芍药汤及桂枝加芍药大黄汤之注释

本太阳病，医反下之，因而腹满时痛者，属太阴也，桂枝加芍药汤主之。大实痛者，桂枝加大黄汤主之。《伤寒论》

【注】本为太阳病，则宜汗解，医反误下之，因而腹部膨满，至于时时腹痛者，属于太阴病，为桂枝加芍药汤所主治也。然不惟腹满，更于腹内充实有毒而疼痛者，则以桂枝加大黄汤主治也。所谓太阴病者，即如前所述之呕吐、下利、腹痛等证。属者，附从之谓。盖本条之病证，虽因误治，变为太阴病，然有终未全变之意也。

评：本条之"腹满时痛"为误治反应，"本太阳病"，提示还有太阳病的表现，决非太阴病。放在太阴病篇是为了鉴别诊断。《古本康平伤寒论》中"桂枝加芍药汤主之"接在"因而腹满时痛者"之后。"属太阴也"在该书中作"属大阴也"，列为"桂枝加芍药汤主之"的傍注。"大实痛者，桂枝加大黄汤主之"则更不能算作太阴病了。结合现代医学来看，桂枝加芍药汤证是肠管因下药刺激而痉挛，表现为阵发性腹痛，腹壁肌肉柔软，按揉腹部时疼痛得以减轻；桂枝加大黄汤证因下药刺激而肠黏膜充血，其腹痛程度较桂枝加芍药汤证剧烈，且按压腹部时疼痛加重。"大实痛"是腹壁肌肉紧张有力，并不是肠管内有物结滞阻塞不通。也可以认为桂枝加芍药汤所主以肠管痉挛为主，而桂枝加大黄汤所主以肠黏膜炎症为主。大黄含有鞣质，有收敛作用，或许有缓解肠道炎症作用。大黄同煎而没有后下，因此，目的也不是攻下通便。

● 桂枝加芍药汤及桂枝加芍药大黄汤之腹证

桂枝加芍药汤证，如东洞翁云腹满时痛者，即拘急而痛也。故独以芍药为主，盖因腹直肌之挛急过甚，有自觉的疼痛，且腹壁膨满者，则以芍药为主药之此方治之也。

桂枝加芍药大黄汤证虽与前者无大差异，然其所以大实痛者，不仅腹直肌之挛急而已，并为肠内有病毒，则以桂枝加芍药汤治腹直肌之挛痛，以大黄驱除肠内之病毒也。

故于诊腹上桂枝加芍药汤证，则恰如按鼓皮，仅腹肌挛急膨满，而腹内空虚也；而桂枝加芍药大黄汤证者，则并其腹内亦触知多少之抵抗，以指压之而诉疼痛也。此二方证如前述，可谓渐渐移行于太阴病，而云本太阳病，则脉浮、头项强痛、恶寒等证尚依然存在，此不可忘也。是以东洞翁对前者谓桂枝汤证，而以治腹拘挛剧者为定义；后者为桂枝加芍药汤证，而以治有停滞者也。

评："则以桂枝加芍药汤治腹直肌之挛痛"，此处非腹直肌挛痛，而是肠管痉挛之疼痛。此刻腹直肌可以紧张，未必疼痛。"而以治有停滞者也"，此言不当！"医反下之"，何来停滞？

● 先辈之论说治验

《方舆輗》曰：桂枝加芍药汤，

此乃其人宿有癥瘕、痼癖，兼以痢疾而引起固有之毒，因之腹痛者主用之剂也。假令因宿食而腹痛，吐泻以后尚腹痛不止者，此由有固有之毒。盖桂枝加芍药汤者，用于痢毒不甚强，只痛甚，或痢毒既解而痛不止之类，皆因其有固有之毒也。有固有之毒之人，其腹拘挛，或有块者，又毒剧痛不止者，桂枝加芍药大黄汤主之。

评："固有之毒"是什么？轻易创造名词，动辄杜撰概念，实为后世中医之大弊！

桂枝加芍药大黄汤，既粗辨于前。曾有一人病痢，用桂枝加芍药大黄汤。其人于左横骨上约二寸处疼痛不堪，始终以手按之。用此方痢止，痛亦治，是痢毒也。

评：此处"横骨"当为耻骨，"左横骨上约二寸处"当为乙状结肠所在。此"病痢"是否为溃疡性结肠炎？

此方痢疾初起，有表证腹痛，而里急后重不甚者用之。此表证比葛根汤等为轻。又有痢疾初起，则用桂枝汤等，而腹痛少强者用此方，亦有用于痢中之调理者，其痛剧时先用之以和痛而制之也。

求真按：此二方证者，与桂枝茯苓丸证、桂枝茯苓丸加大黄证易误也。然前二者主右腹直肌挛痛，后二者主左腹直肌挛痛，是则有分别矣。

评：就痢疾轻重及进展而言，其方证次序为桂枝汤证→桂枝加芍药汤证→桂枝加大黄汤证。腹直肌挛痛之左右有别，恐为求真一家经验，不必拘泥。

《麻疹一哈》曰：予尝治一妇人，发热仅二三日，疹子已出，复骤隐。诊之腹满拘挛甚，脐边有结块，自言经信不利。因作桂枝加芍药汤使饮之，又杂以浮石丸（方中有芒硝）使服。其夜发热甚，疹子从汗出，经信利而诸证自安。

求真按：此证始由表转入于里及内，然以适治，乃由内及里转出于表也。大仓氏以桂枝加芍药汤兼用浮石丸，然予以为当处以桂枝加芍药汤、桂枝茯苓丸加大黄之合方。

评：此妇人疹子为外感，经信不利与出疹是否有关？如果为继发性，则无兼用浮石丸或合用桂枝茯苓丸加大黄之必要。若与出疹无关，则当先解表治疹，后治经信不利。

一人年二十有五，发热如燃而无汗，经四五日，疹子不出，腹满拘痛，二便不利，时或腰甚痛。因作桂枝加芍药大黄汤使饮之，微利二三行，拘痛渐安；兼用紫丸下之，下水五六行，其夜熟眠，发汗如洗，疹子随汗出，疹子收，全复旧。

评：此人疹出，或为病程发展之必然，未必与用药有关。但其"拘痛渐安"则与桂枝加芍药大黄汤有关。

● 桂枝去芍药汤之注释与腹证

太阳病，下之后，脉促，胸满者，桂枝去芍药汤主之。《伤寒论》

【注】意即太阳病者当汗解，为医误而下之，致气上冲、脉促、胸满，即心下膨满者，以本方主治之。与太阳病，下之后，气上冲者，宜与桂枝汤之时相似，然其间自有差别。即桂枝汤证虽经误治，未至腹力脱弱，腹直肌尚挛急，故用有芍药之桂枝汤。然本方证由误治，腹力既脱弱，腹直肌不惟不挛急，且此腹力脱弱，使上冲证增剧，并使脉促胸满，故用桂枝汤去芍药之本方以应之也。此东洞翁所以下本方定义为治桂枝汤证之不拘挛者，以其不拘急，故去芍药也。

评："脉促"是在脉数的基础上又兼不齐；"胸满"不是"心下膨满"，否则心下痞又该如何定义？"脉促，胸满者"是心脏疾病的表现。有可能是基础性心脏病被诱发。另外，本方不妨与炙甘草汤对看。二者都是治疗心律不齐，一为脉促而胸满，一为脉结代而动悸。抛开剂量不论，桂枝去芍药汤所用的四味药完全涵盖于炙甘草汤中。基于此，是否可以认为桂枝去芍药汤治炙甘草汤证之轻者呢？

● 桂枝加葛根汤之注释

太阳病，项背强几几，反汗出恶风者，桂枝加葛根汤主之。
《伤寒论》

【注】项背强几几者，为项背肌之强直性痉挛，处治以葛根为
君药之本方也。强几几与汗出之间，所以用"反"字者，为示以本
方证与葛根汤证之鉴别法也。即葛根汤亦以葛根为君药与本方同，
虽有项背几几证，然葛根汤证有臣药之麻黄，故有无汗之证，而本
方中以无麻黄，不惟无无汗证，反如桂枝汤证之自汗出，故特用
"反"字也。本方证与葛根汤证大相类似，然暗示其间有汗出与无
汗之别之意也。东洞翁下本方之定义曰治桂枝汤证而项背强急者，
可谓得其要矣。

评："反"字之注非常到位！由此可见经文笔法的传神之妙。
其暗含的意思：通常情况下，太阳病出现项背强几几时其人往往无
汗、恶寒，葛根汤主之。葛根汤的创制也可能早于桂枝加葛根汤。
另外，二者之间的区别不仅仅是汗出有无，脉象的浮缓与浮紧更
值得关注。

● 瓜蒌桂枝汤之注释

太阳病，其证备，身体强，几几然，脉反沉迟，此为痉，栝楼
桂枝汤主之。《金匮要略》

【注】太阳病，其证备者，谓脉浮、头项强痛、恶寒等证悉具
也。身体强几几者，谓身体全部起强直性痉挛也，加然字者，示
强直之不剧也。又用"反"字者，因太阳病脉必浮，本方证反沉

迟也。

评："身"为躯干，"体"为四肢，"身体"并用应该涵盖项背。其范围远比桂枝加葛根汤广泛。"几几然"是几几的样子，痉挛程度或不及几几。不过，这条经文好像有问题。其一，"其证备"或为衍文；其二，既然是"其证备"，脉应就不该为沉迟。

● 桂枝加芍药生姜人参汤之注释

发汗后，身疼痛，脉沉迟者，桂枝加芍药生姜各一两人参三两新加汤主之。《伤寒论》

【注】仲景附如是之方名者，因凡方剂，当随证加减，勿使死守，不能固执一方。本条脉沉迟者，里证即为胃虚衰之应征。然表证尚未去，则如例用桂枝汤新加人参，增加生姜以复胃之虚衰，增加芍药以治身体疼痛也。东洞翁称本方为桂枝加芍药生姜人参汤，以治桂枝汤证而心下痞硬、身疼痛及呕者为定义，又主心下痞硬，或有拘急，或有呕证者。良说也。然增量生姜者，不惟使此药独治呕证，亦以辅佐人参，促进健胃作用，故本方定义治桂枝加芍药汤证而有心下痞硬、时呕、身疼痛者。然所谓之心下痞硬，痞者，胸塞之意；硬者，坚固之义也，则心下痞者即自他觉的胃部停滞膨满之意。而心下痞硬者，即于此膨满部触知一种之抵抗之意也。然人参主治心下痞硬与大柴胡汤等之实证全异，属于虚证也。故不如实证之坚硬，恰如抚薄板，止于凝结物之程度而已。

评：吉益东洞为本方证添加了心下痞硬与呕，不符合经文原意。古方用人参未必都是治心下痞硬，汗、吐、下后的津液丢失常常用人参、甘草、大枣的组合。非要把药物与腹证强行对应，认为用此药必见此腹证，有些固执了。另外，"身疼痛"的情况下，脉搏通常也比较快。"脉沉迟"之"迟"，未必就是心动过缓，有可能暗示此前脉数，经发汗后热退而降至正常，是脉迟于前的意思。

又此心下痞硬者为一种虚证，与桂枝去芍药汤之胸满及苓桂术甘汤之心下逆满颇类似。然此二方之胸满、逆满者，不过为气上冲之余波，上冲剧时则呈现显著，上冲稍降时减弱，上冲全下降时则消失，为不定之症状，不同于人参主治恒存的心下痞硬、胸满、逆满，只于心下部膨满而止，无有抵抗，亦与人参主治之心下痞硬有别。

评：这段的论述很客观。腹证，就其表现的时效性可以分为一过性腹证与持久性腹证。诸如大建中汤腹证的"上冲皮起，出见有头足，上下痛不可触近者"即是一过性的腹证，发作时才可以发现。而大黄牡丹汤腹证的"少腹肿痞"则可以持续较长时间。人参所主的心下痞硬未必就是胃部疾病的表现。适合人参的病人大都形体消瘦，其人多伴有胃下垂。此刻的上腹部痞硬不一定是胃壁的紧张，极有可能是上腹部腹壁肌肉的痉挛。肋弓呈现锐角，腹壁菲薄就像三合板那样又有一定硬度，范围如病人的手掌大小，以下的腹部却柔软无抵抗。病人平卧位时，整个腹部凹陷得像小船，即"舟状腹"。慢性消化道疾病、慢性咳喘性疾病以及某些消耗性疾病的晚期都会出现这些表现。人参补虚，应该针对这种情况。

● 先辈之治验

《续建殊录》曰：一老人大便不通数日，上逆头眩，医与以备急丸而自若，因倍加分量而投之，得利，于是身体麻痹，上逆益甚而大便复结。更医诊之，与以大剂承气汤。一服，不得下利；服三帖，下利如倾盆，身体冷痛不得卧，大便复结。又转医作地黄剂使服之，上逆尤剧，面色如醉，大便益不通。于是请治于先生。先生诊之，心下痞硬，少腹无力，即与桂枝加芍药生姜人参汤服之。三帖，冲气即降，大便通快。经过二三日，冷痛止，得卧，大便续通快。二旬之后，诸证去而复常。

求真按：不用下剂而使大便通快，此中药方之至妙处也。

评：备急丸与大剂承气汤都含有大黄，大黄属于蒽醌类泻下剂。其泻下机理是通过刺激肠道黏膜或黏膜下神经丛而发挥作用。在应用6～8小时内，肠腔内液体增加，肠蠕动增强，伴有肠道痉挛并排出半固体粪便。老人的便秘与结肠无力有密切关系，因为随着年龄的增长结肠反射能力下降，加之老人因为牙齿不全进食粗纤维较少，缺乏足量运动的辅助刺激也是不容忽视的因素。对老年人便秘而言，刺激性泻药只能发挥短暂的排便作用，并不能解决结肠无力问题。至于地黄剂也只是起到润肠通便作用，适应于热性病津液匮乏的便秘，对结肠无力也无济于事。桂枝新加汤取效的机理或许是对结肠进行良性刺激从而提升结肠动力。总之，便秘只是症状，需要结合不同疾病不同年龄进行选方，不能轻率使用大黄剂。

《麻疹一哈》曰：一妇人年三十余，发热二三日，身热骤退，

口鼻清冷，四肢微厥，诊脉难以摸索，头出冷汗，时或呕逆，按其腹状，心下痞硬，脐腹拘急颇甚，自言月经不来已两月，与桂枝加芍药生姜人参汤。明日蒸蒸发热，遍身出汗，疹子从汗出而拘急未安，兼与浮石丸（方中有芒硝），约三四日，月经利而倍常，疹收而后复常。

求真按：本方兼用浮石丸，不如本方合用桂枝茯苓丸加大黄为佳。

评："身热骤退，口鼻清冷，四肢微厥，诊脉难以摸索，头出冷汗，时或呕逆"，这些表现是不是该考虑用四逆汤之类？用桂枝加芍药生姜人参汤的依据是什么？估计是"头出冷汗、时或呕逆"以及"心下痞硬，脐腹拘急颇甚"。从"疹子从汗出而拘急未安"来看，"脐腹拘急颇甚"未必就是桂枝加芍药生姜人参汤证，有可能是浮石丸腹证。"月经利而倍常"，浮石丸功不可没。

● 桂枝加厚朴杏子汤之注释

喘家作，桂枝汤加厚朴杏子佳。《伤寒论》

【注】喘家，谓本来有喘证病者。故本条之意指原有喘证人，若现桂枝汤证时，于此汤加厚朴、杏子则佳也。

评：《康平伤寒论评注》将此条列为"准原文"。此条是桂枝加厚朴杏子汤在《伤寒论》中第一次出现，但只有经文，未出具体方药及剂量、用法，与全书体例不符，恐为后人所添加。

太阳病，下之微喘者，表未解故也，桂枝加厚朴杏子汤主之。《伤寒论》

【注】太阳病，如法不汗解而误下时，多为气上冲，若微喘者，为表证未去之征。然桂枝汤不能独力治之，当加厚朴、杏子如本方，始可治之也。东洞翁下本方之定义云：治桂枝汤证而胸满微喘者。至言也。所以追加"胸满"二字者，以本方中有主治胸腹满之厚朴，则其证当有胸腹满。然厚朴之用量少，故只表胸满而无腹满。比之桂枝去芍药汤之胸满，则本方证为比较的实证而恒存者也。又此胸满与人参主治之心下痞硬有异，盖彼为局限的痞硬，而此为普遍的膨满也。

评：喘多伴有胸满，经文未言胸满但其意却已暗含。吉益东洞的补充有些画蛇添足了。"然厚朴之用量少，故只表胸满而无腹满"，此言不当！小承气汤治"腹大满不通"，方中厚朴也用二两。厚朴之于胸满、腹满，恐无量效关系，配伍却值得研究。

● 先辈之论说

《类聚方广义》本方条曰：本有喘证，则谓之喘家。喘家见桂枝汤证者，以此方发汗则愈。若喘因邪而其势急，邪乘喘而其威盛者，非此方所得而治也。宜参考他方以施治，不宜拘拘也。

求真按：此说可信。

评："喘家"是指患有支气管哮喘或喘息型支气管炎者。心脏病也有喘息症状，但不该归为"喘家"。喘证有发作期与缓解期之分，桂枝加厚朴杏子汤证当为发作期之最轻者。"喘家见桂枝汤证者"，概括得很到位！

● 桂枝加附子汤之注释

太阳病，发汗，遂漏不止。其人恶风，小便难，四肢微急，难以屈伸者，桂枝加附子汤主之。《伤寒论》

【注】太阳病桂枝汤证，以麻黄剂误汗，其药力虽尽，而漏汗不止。病者恶触于风，小便难通，四肢稍挛急，难以屈伸者，以本方为主治也。所以汗漏不止，至于恶风者，由误治而皮肤虚衰，乃半移行于阴证故也。小便难通者，因汗漏出不止，失去多量液体之结果。四肢微急，难以屈伸者，亦由体液亡失，肌肉之营养失调也。以上之症状可谓因于误治，表证尚未全去，同时陷于阴虚证者，则用桂枝汤以解表证，以附子治阴虚证也。故本条之病证可知其为虚证而表里阴阳各相半也。

评：“太阳病，发汗，遂漏不止”，未必是桂枝汤证以麻黄剂误汗的结果，麻黄汤证用麻黄剂后汗出不止也可以使用。今日临床使用阿司匹林、布洛芬等发汗剂导致的“遂漏不止”也可以使用本方。现代医学对于汗出不止者多用阿托品、654-2 等抗胆碱药，并配合静脉补液。另外，注中所说的“阴虚证”为阴证中之虚者，实为中医之阳虚证。

● 桂枝加苓术附汤之鄙见

桂枝加苓术附汤者，为吉益东洞翁之创方。然其实不出仲景之桂枝加附子汤及桂枝去芍药加茯苓术汤之合方，故于本方当然含此二方之精神。又不仅包含为此二方原方之桂枝汤方意，且本方中包含茯苓、桂枝、术、甘草，故寓苓桂术甘汤之精神。又以有茯苓、芍药、生姜、白术、附子，亦含蓄真武汤之方意。故本方者，宜参照关于桂枝汤、桂枝加附子汤、桂枝去芍药加茯苓术汤、真武汤之仲景论及诸说而活用之，概括的说明之，至难也。是以本方意复杂，而临床应用范围广大也。

评：汤本求真对桂枝加苓术附汤进行大幅度的解构，体现了他不拘原典的开拓精神。如果说古方派也像诗词那样再分派的话，那么，汤本求真无疑是"豪放派"了，展现着粗放与不拘原典框架的革新；为了防止研究的剑走偏锋，是否需要"婉约派"来制衡？充满着细腻与严谨，在遵循经典的前提下进行发挥，也是古方研究的另一处风景。另外，求真的解构有些随意。本方的最佳解构应该是桂枝去芍药汤与真武汤的合方。

● 先辈之论说治验

《建殊录》曰：老人病后肘骨突出，难以屈伸。先生诊之，腹皮挛急，四肢沉惰，时有上逆，作桂枝加附子汤及芎黄散使饮之，时以梅肉散攻之。数十日，肘骨复故，屈伸如意。

求真按：腹皮挛急者，即右腹直肌挛急之谓。时有上逆者，时时有上冲发作之意也。

评：此老人"肘骨突出，难以屈伸"，当为肘关节疾病，选用桂枝加附子汤是对经文的发挥与活用。另一方面，吉益东洞倡导"腹诊优先主义""腹皮挛急"也是他选方的重要参考。其实，肘部的症状与腹皮挛急不一定有内在联系。

一病者卧病三年许，其病口眼㖞斜，四肢不遂，居常唾涎，语言难通。先生诊之，作桂枝汤加术、附各三两使饮之，时以平水丸杂进，出入半岁许，全复常。

评：这是一例脑卒中后遗症的患者，对其最终治疗的"全复常"表示存疑。理由有二：一是该患者神经功能障碍已经"三年许"，而神经功能障碍持续超过 12 个月，往往提示该功能障碍是永久的。二是脑卒中后遗症期肢体的恢复需要积极的功能锻炼。这个卧床的四肢不遂的病人，采用什么样的方式进行锻炼的？单凭服药很难恢复肢体功能。

《续建殊录》曰：一男子尝患头重而微痛，鼻中冷，清涕不止者有年。于是按其腹，自少腹至心下挛急，脉微细，饮食如平日，与桂枝加茯苓术附汤，兼用应钟散，而诸证得治。

求真按：自少腹至于心下挛急者，右腹直肌挛急之谓也。

评："鼻中冷，清涕不止"，此病可能是血管运动性鼻炎。"头重而微痛"，是伴随症状。"自少腹至心下挛急"，芍药甘草汤类方腹证之通例。"脉微细"，为阴证脉应，当选附子剂。

一男子年五十余，手足麻痹，不觉痛痒，头重，小便不利，舌上有黑苔，饮食如平日，与以桂枝加苓术附汤，兼用应钟散，服之月余，诸证悉愈。

求真按：阳证之黑苔，则于理舌必干燥，饮食当减。有黑苔而饮食如平日者，明为阴证，则当处以此方。

评：求真拘泥于黑苔之属阴属阳，但吉益东洞未必看重这一点。应钟散即芎黄散，成分为川芎、大黄。黑苔若为阴证，可否使用大黄？

一旅客尝游学于浪华，出名片进谒曰：吾尝有湿疮，百方无效，荏苒至于今日。其始身疼，腰痛，四肢不仁，状类瘫痪，不能危坐，唯如跏趺僧，得以安息耳。今又加干咳一证，其咳不轻，因之昼夜不得安卧。医以为劳瘵，束手不能疗，故来请诊治。先生诊之曰：此为血咳，非劳瘵也。乃与桂枝加术附汤服之而得愈。

求真按：此病恐为肺梅毒。

评："四肢不仁，状类瘫痪，不能危坐，唯如跏趺僧"，此为脊髓受累的表现。桂枝加术附汤似乎不如续命汤更合拍。

《成绩录》曰：一男子周身疼痛，足痛颇甚，变为大热，手不可近，堪以浸于冷水中。先生诊之，腹中无实处，乃与桂枝加术附汤而愈。

求真按：于表虽有大热，然腹部虚软，故决为阴证发热，可与本方也。

评："变为大热"应该指足部大热。吉益东洞父子的治验录非常简略，给研读带来一定的难度。就本案而言，至少应该补充以下内容：年龄、发病时间、足部肤色及是否肿胀、疼痛的性质及诱因、疼痛的加重及缓解因素、脉应等等。另外，汤本求真的解读也值得推敲。"腹中无实处"未必就等于"腹部虚软"，可以是腹力中等啊！腹诊的判断应该采用"三分法"，即腹力虚、实以及中间型，而不是非此即彼的"二分法"。

桂秀马氏之《外科总论》曰：甲直接冲动法，凡营养不良之

老人或恶液家，特易患慢性炎，有是等之病者，以全身营养旺盛而得驱除炎证物，且与以赤酒及其他之冲动药时，治疗最速也。旧时患梅毒，虽以水银剂、碘剂等不奏寸效，数发者，单由强壮食饵法及入浴法，而往往有全治者，亦足以知冲动法之有奇效矣。

评：营养不良是一种营养不适宜的表现，往往与饮食不当、吸收不良、呕吐腹泻等丢失有关，一些慢性消耗性疾病也是重要原因。营养不良是个渐进的过程，先是体内营养素水平下降，随之是细胞的功能与结构发生改变，最后出现临床症状与体征。这一段的论述把重视营养不良提到很高的层面，提示对于伴有营养不良的慢性病人，不能把眼光盯在疾病上，要兼顾改善体质。许多医案都把重点放在衬托出方药的显著疗效上，以此彰显医者手段的高明。对于治疗而言，药物只是手段之一。开药之前，不妨先看一下病人的营养状况。

一男子三十五岁，尝患伤风，或头痛，或脑痛，或泄泻之证。每病不以附子剂则不愈，尔后患下疳。予与葛根加术附汤，家人疑余非专门，托外科治之，与轻粉丸，下利数行，变证蜂起，不日而死。

评：这一段想表达什么意思？是想说病人死于轻粉丸？是想说"葛根加术附汤"就能治愈"下疳"？整个诊疗过程体现了医者的惯性思维。"每病不以附子剂则不愈"，由此推导出本次的下疳也必须使用附子剂。试问，如果不是下疳，而是其他疾病，医者是否也首先考虑附子剂？"家人疑余非专门，托外科治之"，这里引出一个问题——古方派与专科派的PK。古方派医生以方证为着眼点，但对某些疾病的认识没有专科医生深刻。专科医生对具体疾病研究深入，但往往局限于本科的视野而整体观念不足。但在分科细化的时代，病家还是倾向于找专科医生。

一男子二十岁，患蜡烛疳，阴茎原长四寸，腐蚀而成二寸半。先父与桂枝加术附汤，二十日，不用他药而腐蚀止，龟头生如故，但阴茎比平素短一寸半耳。

求真按：外科疾病，仅以内服能易为治，可见古方之微妙也。

评：此处"蜡烛疳"或为硬下疳，为一期梅毒的临床表现。一期梅毒病程 5～7 周，下疳可不医自愈，仅留有浅表的疤痕或留轻微的色素沉着。此男子即使不服用桂枝加术附汤也会自愈的。吉益东洞时代，对此认识不足。

● 桂枝去芍药加附子汤之注释

太阳病，下之后，脉促胸满者，桂枝去芍药汤主之。若微恶寒者，桂枝去芍药加附子汤主之。《伤寒论》

【注】本方为桂枝去芍药汤中加附子，如东洞翁之说，治桂枝去芍药汤证之微恶寒者。然此恶寒与表证之恶寒异，乃因误治而成阴证之恶寒，不可忽也。

评：表证恶寒与阴证恶寒的区别何在？"病有发热恶寒者，发于阳也；无热恶寒者，发于阴也。"应当是比较好的答案。结合现代医学来看，表证的恶寒应该是与发热相伴，或为发热之前的产热阶段；阴证的恶寒，则是新陈代谢低下，产热不足的表现。

● 桂枝附子汤之注释

伤寒八九日，风湿相搏，身体疼烦，不能自转侧，不呕，不渴，脉浮虚而涩者，桂枝附子汤主之。《伤寒论》

【注】伤寒八九日者，自患伤寒约经八九日许之意。风湿相搏者，由本来之水毒感外来之风邪，相互搏激也。身体疼烦者，为身体全部疼痛、烦闷也。不能自转侧者，不能以自力卧而转动也。不呕不渴者，读之虽如字意，然有深意在焉。因伤寒经过八九日，为现少阳柴胡汤证及阳明白虎汤证之时期，故云不呕不渴，所以暗示无柴胡、白虎之证也。又脉浮者为表证之征，然虚而涩为阴虚证之候。故本条之病证，以虚证与表里、阴阳相半者也。

评："风湿相搏"当是"风湿相搏"，"搏"在传抄或印刷时误作"搏"。"由本来之水毒感外来之风邪，相互搏激也"，此说望文生义。当为风湿结合在一起共同致病，而非二者之间的"打斗"。"身体疼烦，不能自转侧"这一症状没有特异性，许多方证都可见到，需要作鉴别诊断。"不呕，不渴"即是排除其他方证。

● 桂枝附子去桂加术汤之注释

伤寒八九日，风湿相搏，身体疼烦，不能自转侧，不呕，不渴，脉浮虚而涩者，桂枝附子汤主之。若其人大便硬，小便自利者，去桂加术汤主之。《伤寒论》

【注】本方与桂枝附子汤异。无桂枝，故无上冲之候。有术，以有小便自利证。小便自利，即为尿利过多，肠内枯竭以致大便难也。故东洞翁谓本方之定义治桂枝附子汤证而大便难，小便自

利，无上冲证者。尾台氏曰小便自利者，谓犹不禁也。术、附子、茯苓者，皆治小便之不利与自利，犹麻、桂之治无汗与自汗也。

评：去桂不是基于无上冲，吉益东洞陷入思维的单一化，锁定桂枝专治气上冲。桂有利尿功效。去桂是否考虑到尿利过多的因素？所加之术是苍术还是白术？生白术刺激肠黏膜分泌而治大便硬，当以白术为佳。

● 甘草附子汤之注释

风湿相搏，骨节烦疼，掣痛不得屈伸，近之则痛剧，汗出，短气，小便不利，恶风不欲去衣，或身微肿者，甘草附子汤主之。《金匮要略》

【注】和久田氏曰：湿者，水也。不曰水而曰湿者，因水每成肿，按之不凹，但以皮肤无种种之固结，肌肤如湿者，故名湿也。俗呼胀大之类皆可谓为湿也。此亦由正气之弱，水气得以乘之，后世所谓气虚之候也。风湿相搏者，其人素有湿气，感冒风邪，以风邪与湿气相搏而名之也。骨节疼烦者，节节关节疼烦也。掣者，紧也，由后引之而痛也，谓惊恐与疼痛也。不得屈伸之句，应骨节疼烦也。近之者，以手近于疼处也。汗出者，风湿相搏也。短气者，呼吸急迫也。小便不利者，气冲逆不能下降也。恶风欲示较重于寻常，故又以不欲去衣足之。凡此皆风湿相搏之证也。此证汗出、短气，以表证而冲逆急迫，有桂枝、甘草。又以恶风、骨节疼烦、小便不利等证，相伍以术、附，而附子之分量多者，以表证剧，有内寒也。凡有内寒者，右小腹结聚，腹皮软弱也。

求真按：此说虽是，然治骨节疼烦，不仅术、附之作用而已，桂枝、甘草亦与有力焉，不可不追加之。

评：这段经文描述了急性风湿性关节炎的临床表现。值得注意的是，除了关节炎的症状外，还有"短气，小便不利"的关节外症状，提示同时伴随心脏病变。风湿性关节炎可以同时合并风湿性心脏炎，本条当所言为两个疾病的并存。

● 桂枝去芍药加茯苓术汤之注释

服桂枝汤，或下之，仍头项强痛，翕翕发热，无汗，心下满，微痛，小便不利者，桂枝去桂加茯苓术汤主之。《伤寒论》

【注】《伤寒论》自著者落笔至于今日，约二千余年，其中经多数医家之注释改窜，故或以注文混入于本文中，或依改窜本而传，故其何真何伪，往往难以判断，疑问处不一而足。本条亦同此例，"去桂"之二字即疑问之焦点也。

评：求真所言极是！本条排在桂枝二越婢一汤条文之后也让人生疑。既然"服桂枝汤"，那么，应该接在桂枝汤条文之后更合适。

尾台氏曰：桂枝去桂加茯苓术汤之"去桂"二字可疑。太阳篇瓜蒂散条曰病如桂枝证，头不痛，项不强。是头痛项强者，本桂枝汤证也。今虽已服桂枝汤，或下之，然仍头项强痛，翕翕发热不止者，是桂枝汤证依然存在也，故不应不用此证之主药桂枝。桂枝去芍药加附子汤、桂枝去芍药加皂荚汤、桂枝去芍药加蜀漆龙骨牡蛎汤、柴胡去半夏加栝楼汤、木防己去石膏加茯苓芒硝汤诸方，其所去加，皆不过臣佐药，可以证矣。后读徐灵胎之说，与余意如合符契，益信鄙见之不谬。成无己亦曰头项强痛，翕翕发热，虽经汗下，邪气仍在表也。心下满微痛，小便自利者，则将成结胸。今外证未解而无汗，小便不利，则心下满微痛为停饮也，与桂枝汤以解。外加茯苓、术以利小便，行留饮也。由是观之，则成氏所注之本，必无"去桂"二字也。

评：桂枝汤既然可以去芍，那么去桂也不值得惊诧。不能认为桂枝汤的主药是桂枝，而主药不可去。其一，"君臣佐使"不是古方医学的组方理论，古方里原本就没有这些东西。换言之，当初的制方者也不是根据这些理论创制桂枝汤的。其二，如果当初不叫桂枝汤，而叫阳旦汤，那么，去桂、去芍在理解上还会有如此的心结吗？以药名方的本意是漂白道家色彩，但却引发不必要的争论。

吉益南涯以"去桂"为"去芍药"之误，举其理由曰本去桂也，今从《医宗金鉴》作去芍药，历观此证无去桂枝之理。此因水气结滞而心下满微痛，致头项强痛，不逐心下之水，则不得外发，故虽服桂枝汤，或下之，亦不解也。今加茯苓、术以逐水气，以桂枝散其满，去芍药而欲专其力也。试观逐水气之剂未尝有芍药，故知当去之。

评：桂枝发汗，鼓舞气血趋于体表，不利于利尿。桂枝汤以汗出为达标，同样含有桂枝的五苓散也以汗出为见愈信号。但本方则以"小便利则愈"，以此反证本方不该有桂枝。求真盲从了吉益南涯，没有深究。

● 桂枝加龙骨牡蛎汤之注释

夫失精家小腹弦急，阴头寒，目眩，发落，脉极虚扎迟，为清谷，亡血，失精。脉得诸扎动微紧，男子失精，女子梦交，桂枝加龙骨牡蛎汤主之。《金匮要略》

【注】和久田氏曰：失精者，梦交而失精也，别男女为互文，其实一也。小腹弦急者，强急如弓弦，其证在于小腹，为下虚之候，气血不和也，失精亦由于是。阴头寒，目眩，发落，并为冲逆之候而无下降之气，阳气不旺于下部也。发落者，皆由于上实，瘀血集于头部也。"脉极虚扎迟，为清谷，亡血，失精"之十二字应为脉例斜插之文，言凡脉有极虚扎迟之三象，为下利清谷、亡血、失精之三病中脉应之例也。虚者，有场所而无物之义，为浮大无根之脉；扎者，言中空之脉；迟者，不速脉，三脉属于气血之虚，为阳气衰之脉应也。得脉以下，为此方所取之脉证。就以上之脉例言时，其三脉中得之扎动而微紧，则为失精、梦交之脉。动者，惟关上有，而无上下首尾之脉，盖得与脐上之筑动应之。此方非虚寒之意，微紧而不迟故也。

评："脉极虚扎迟，为清谷，亡血，失精之十二字应为脉例斜插之文"，不仅如此，"脉极虚扎迟，为清谷，亡血，失精"也属于插入性文字。因为属于方证的条文往往直言脉应而不作相关解释。桂枝加龙骨牡蛎汤所主的"失精家"被解释为经常遗精或梦交的人，但解释为精力不足、精神萎靡不振者似乎更贴切。"失精家"类似于神经衰弱的病人。患者精神过敏，容易兴奋或疲劳，常有忧虑情绪，甚至陷于各种恐怖之中。其临床表现也有多样性，本方证是以性神经衰弱为突出表现者。值得点赞的是和久田氏从修辞格的角度来解释经文，很有新意！"互文"就是修辞格的一种。

● 先辈之论说

《类聚方广义》本方条曰：禀性薄弱之人，因色欲过多则血精减耗，身体羸瘦，面无血色，身体常有微热，四肢倦怠，唇舌干燥，小腹弦急，胸腹动甚，及至于穷，不死何待？若以此方长服，严慎闺房，保啬调摄，则能肉生于骨，可望回生。

评："色欲过多"当为性神经衰弱症的表现。推测此方能降低性神经兴奋性，提高刺激阈值。

● 桂枝去芍药加蜀漆龙骨牡蛎汤之注释

伤寒脉浮，医以火迫劫之，亡阳，必惊狂，起卧不安者，桂枝去芍药加蜀漆龙骨牡蛎汤主之。《伤寒论》

【注】和久田氏曰：劫者，因威胁而出物也。夫表邪之轻证，其初不用汤药，以烧针于肌，威胁出汗，为当时医者之术，以此病名为伤寒，固非轻证。然医以火迫于肌，劫而出汗，因亡阳也。亡者，言不自卫其处也。出汗以劫，因而阳气不能卫于表，冲气剧而为胸腹之动气，则必发惊狂之证也。起卧不安者，亦起亦卧而不能安，乃详惊狂之状之辞也。此证以亡阳而致冲逆，下之而致胸满，内外虽如异途，然其归趣一也。加龙骨、牡蛎之意以镇动气，且加蜀漆去痰逐水也，亦由冲逆而逐逼痰气于心胸也。

评：《古本康平伤寒论》中"亡阳"二字为傍注。"火迫劫之"

是一种创伤，因此，本方所治为创伤性精神障碍。由此发挥，对于交通事故、狗咬伤、恐怖袭击等导致的精神异常或许也有使用的机会。

火邪者，桂枝去芍药加蜀漆龙骨牡蛎救逆汤主之。《金匮要略》

【注】《勿误药室方函口诀》本方条曰：此方主火邪，故汤火伤之烦闷疼痛者及灸疮发热者有效。以牡蛎一味，麻油调涂汤火伤，则火毒忽去，其效可推想而知矣。

评：牡蛎的给药途径不同，一是外用，一是内服，其效怎能"推想而知"？再者，"麻油调涂汤火伤，则火毒忽去"，其效也是牡蛎与麻油共同发挥的，不能归功于牡蛎一味药。轻度汤火伤也不必外涂他物。

● 小建中汤之注释

伤寒，阳脉涩，阴脉弦，法当腹中急痛者，先与小建中汤；不差者，与小柴胡汤主之。《伤寒论》

【注】汪氏曰：此条乃少阳病，兼挟里虚之证也。伤寒之脉弦，弦者本为少阳之脉，宜与小柴胡汤，兹但阴脉弦而阳脉涩，此阴阳以浮沉言，脉浮取之则涩而不流利，沉取之则亦弦而不和缓。涩主气血之虚少，弦又主痛，法当腹中急痛，与建中汤者，温中补虚以缓其痛而兼散其邪，先以温补而弦脉不除，痛犹未止者，为不瘥。此为有邪留于少阳经，后与小柴胡汤去黄芩加芍药以和解之。盖腹中痛亦为柴胡证中之一候，余以先补后解，乃仲景之妙法也。

求真按： 小柴胡汤去芩，为紊乱仲景法；加芍药，蛇足也。但知芍药证必在而加之，不责也。

评： "阴阳以浮沉言"，所言极是！古方医学脉之阴阳当为沉取与浮取。"小柴胡汤去芩，为紊乱仲景法"，求真为什么这么说？推测求真反对轻易加减药味，宁愿合方也不化裁。

柯氏曰： 仲景有一证用两方者，如用麻黄以解汗，半日复烦，用桂枝以更汗者同法。然皆因设法以御病，非必然也。先麻黄继桂枝者，是由外而之内之法也。先建中继柴胡，是自内而之外之法也。

评： 柯氏的注释有些抽象。脱离具体方证来空谈"内""外"的概念是无意义的。《古本康平伤寒论》本条为"伤寒阳脉涩阴脉弦，□□，先与小建中汤；不差者，与小柴胡汤主之。""法当腹中急痛"作为□□的傍注。此条有脱简。"法当腹中急痛"很显然是解释性语气。本条主证是什么？不得而知。另外，条文言脉之体例为脉如何状态，如"脉阴阳俱停"，是把脉作为主体。本条则言"阳脉""阴脉"，与体例不符。

伤寒二三日，心中悸烦者，小建中汤主之。《伤寒论》

【注】《方舆輗》曰：伤寒里虚时为悸，邪扰时为烦，故初起二三日，即有此证候者，不宜攻其邪，但与小建中汤温养中气，中气建，邪自解矣。虽不即解，然发表、攻里之机亦自此出，是仲景御变之法也。疝气、癥瘕等证，往往亦宜用此法治之。

评： "里虚"，是既往有基础性疾病，如贫血或心脏病之类。"邪扰"即为遭遇外感。"建中"一词原非古方医学固有术语，当为借用于它。《书·仲虺之诰》："王懋昭大德，建中于民，以义制事，以礼制心，垂裕后昆。"把"建中"理解为建立中气恐是望文生义。

虚劳，里急，悸，衄，腹中痛，梦失精，四肢酸疼，手足烦热，咽干口燥，小建中汤主之。《金匮要略》

【注】和久田氏曰：虚劳，病名也。然古人命名，无一不取于证，虚者有场所而其内无物之谓。皮骨，场所也。实其内之物，血肉精液也。今精液肌肉不润，血亦有不能流动之势，肉瘦筋弱，颜面无血色而薄白，皮骨仅存，其内无实物，故名以虚。证曰男子色薄者，主渴及亡血。卒喘悸、脉浮者，是里虚也。亡有逃亡之意。劳者，疲也，血不荣肉，精不守骨，虚热入于骨髓而手足心热，四肢痛，梦遗精，手足瘦削，不能远行，所以名为劳也。里急之里，即表里之里，皮肤之内，筋脉之意也。悸者，乃心中悸也。衄者，鼻血也，由于冲逆之故。腹中痛，由于里急也。梦失精者，梦像也，精以静而守于内，今内虚而失守，因梦而失，下焦之虚也。手足烦热者，手足之心发热也。酸痛者，酸楚疼痛也。咽干口燥者，血气冲逆，虚热之候，与口舌干燥不同，口舌干燥由于胃中实热，故舍其舌而曰咽干口燥，总是虚劳之证也。

评：这一段解释很朴素。结合现代医学来看，"虚劳"不是一个独立的疾病，很类似于"恶病质"的状态。恶病质是脂肪、骨骼肌消耗引起的状态，多见于肿瘤病人。组织分解增加，蛋白质合成减少。病人可出现心率增快而表现为"悸"；血管脆性增加而表现为"衄"；性神经虚性亢奋而表现为"梦失精"；酸性代谢产物对神经末梢刺激而表现为"四肢酸疼"；"手足烦热"是手足心小动脉扩张的表现；"咽干口燥"是唾液腺分泌减少使然；"里急""腹中痛"有可能是原发病的表现。经文虽云"小建中汤主之"，但恐怕也是改善一下症状，未必能够彻底扭转"虚劳"。

男子黄，小便自利者，当与虚劳小建中汤。《金匮要略》

【注】黄者，为黄疸。然惟黄疸之小便自利，宜与本方，恐不似仲景之口吻，或有本方证，而省略前提乎？

评：急性溶血性贫血可有腹痛及黄疸，其贫血表现也符合"虚劳"病。颇合本条所述。小便虽自利，色当黄。

● 先辈之论说治验

《苏沈良方》本方条曰：此药治腹痛如神，然腹痛按之便痛，重按之却不甚痛，此是气痛。重按则愈痛而坚者，当自有积也。气痛不可下，下之则愈甚，此虚寒证也。此药偏治腹中虚寒，补血，尤治腹痛。（下略）

求真按：然腹痛按之则便痛，重按却不甚痛者，此是气痛。重按则愈痛而坚者，当自有积也。气痛不可下，下之则愈甚之章句，是说本方证腹痛与实证腹痛之鉴别法，亦可为一般虚证与实证之判别法，而此说系基于《金匮》之病者腹满，按之不痛者为虚，痛者为实而扩充之也。

评：腹痛，重按之却不甚痛的"气痛"，多为胃肠平滑肌痉挛性疼痛；重按则愈痛而坚之"实痛"，多为炎性疼痛或有积滞。

《证治准绳》本方条曰：治痢不分赤、白、新、久，但腹中大痛者，有神效。其脉弦急或浮大而涩，按之则空虚，或举、按皆无力者，是也。

评：既然"治痢不分赤、白、新、久"，而以"但腹中大痛者"为依据，那么，本方的治疗目的就是止痛，而非治痢。

《张氏医通》曰：形寒饮冷之咳嗽、腹痛而兼脉弦者，小建中汤加桔梗以提肺气之陷。

评："形寒饮冷之咳嗽"，当选小青龙汤或苓甘五味姜辛汤之类；"形寒饮冷之腹痛"则当选理中汤之类。咳嗽、腹痛并见，小建中汤加桔梗恐难担当。

《建殊录》曰：一患者四肢急惰，有时心腹切痛，居常郁郁，志意不乐，诸治无效。某医以先生有异能，劝迎之。患者家人曰：固闻先生名，然古方家多用峻药，是以惧而未请。医更劝之，且保其无害，遂迎先生诊之。腹皮挛急，按之不弛，乃作建中汤使饮之。其夜胸腹烦闷，吐下如倾，家人大惊，急召某医责之。医曰：东洞所用，非峻剂也，因病适将发动耳。家人尚疑，又召先生，意欲不复服。先生曰：余所用非吐下之剂，而如是其甚者，盖彼之病毒之势已败而无所伏，因而自溃，宜益攻之。家人服其言，先生乃还。翌早，病者自来谒曰：吐下之后，诸证脱然如平日。

求真按：是药瞑眩，而即治也。

评："古方家多用峻药"，这是当时社会的偏见。古方家以吉益东洞为代表。东洞倡导"万病一毒论"而注重攻击治疗，由此给人以多用峻药的印象。其次，用方中出现瞑眩反应，病家对此认识不足而归咎于峻药。"峻药"为"瞑眩"背了黑锅。此案若用柴胡桂枝汤，似乎更为合适。

《生生堂治验》曰：一男子久患头痛，立则晕倒。医以为梅毒，与苈黄汤及轻粉、巴豆之类攻之数百日。先生诊之，自心下至小腹拘挛如绳索，乃以小建中汤百余帖愈之。

求真按：自心下至小腹拘挛如绳索者，即腹直肌挛急也。

评：此男子之"久患头痛，立则晕倒"不属于经典小建中汤证。此案以腹证选方。从"百余帖愈之"来看，历时日久，疗效恐非小建中汤所奏。

《生生堂医谈》曰：一男子年三十许，患面色如土，息短而腹中有物，时时冲心。众医为奔豚，治无效，如是三年，农事废弛。请于予，予与茯苓建中汤，并放其痧，血出如溅，冲心遂止，诸证随退。

求真按：此证此方中，或可合用桂枝茯苓丸。

评：放痧，是以针刺静脉或点刺穴位出血的治疗方法，实际上就是放血疗法。桂枝茯苓丸恐无此速效。

● 黄芪建中汤之注释

虚劳里急，诸不足，黄芪建中汤主之。《金匮要略》

【注】和久田氏曰：诸不足者，气血均不充足之谓也。案：黄芪有伸张正气于肌表，而回复其津液之能。诸肌表之不足者，皮肤干而不润。卫气不固其腠理，津液由自汗或盗汗而消失。黄芪能伸正气，回津液，固密其腠理，则瘀水自回降，小便通利，滑

肌肤而得润泽。抑黄芪虽云治自汗、盗汗，然皆由正气之不足，故不可以此为主能也。余之用黄芪，不必汗之有无，但得肌表乏正气者，即不误矣。

评： 和久田氏将"诸不足"注为"气血均不充足"。若如是，则经文何不直言气血不足？关于用黄芪，他说"不必汗之有无，但得肌表乏正气者"，此言又落入虚谈！试问"肌表乏正气"靠什么来判断？此种解释与古方风格相距甚远。

● 黄芪桂枝五物汤之注释

血痹，阴阳俱微，寸口关上微，尺中小紧，外证身体不仁，如风痹状，黄芪桂枝五物汤主之。《金匮要略》

【注】 阴阳俱微无定说，寸口关上微，尺中小紧，非师之正文，或系注文窜入云。

评： 此言极是！古方医学之脉法不该如此繁琐。既然"阴阳俱微"，"寸口关上微"岂不是画蛇添足？

据上所说观之，则血痹者，为外证身体不仁。所谓如风痹状者，因血液之变调，身体虽麻痹，尚未甚也，且可知不疼痛矣。

评： 很类似于糖尿病并发症之外周神经炎。

● 先辈之论说

东洞翁本方定义曰：治桂枝汤证而呕，身体不仁，不甚急迫者。

和久田氏驳之曰:《方极》云桂枝加黄芪汤证而不急迫作呕者。愚云,此但就去加言之,未思及本文之证。此证虽有桂枝,无冲逆之证,无痹而不仁之外证及发呕之候,非以呕而增加生姜也。

求真按:和久田氏所说较是。

评:对类方证进行比较,以彼证作为参照物来定此证,这是吉益东洞的重要研究方法。此处即是选桂枝汤作为"模特"来为黄芪桂枝五物汤证"画像"的。因为生姜用量加大了,所以他认为有"呕",但桂枝汤本身也治呕啊!"身体不仁"定为黄芪主治。"不甚急迫者",可能是基于没有甘草,方子缓急之功不足的缘故。这是吉益东洞的思路。东洞没有注重药物配伍的研究,这是他的不足。桂枝配伍生姜以促进体表的血液循环,加大生姜的目的应该是鼓舞气血外行,而不是止呕。

● 防己茯苓汤之注释

皮水为病,四肢肿,水气在皮肤中,四肢聂聂动者,防己茯苓汤主之。《金匮要略》

【注】和久田氏曰:聂聂者,微动貌,即为肉瞤貌也。又曰:防己茯苓汤,治皮水病,四肢肿、冲逆、肉瞤者,是亦正气不能达于皮肤而肿满也。加以水气冲逆,至于肉瞤,故重用茯苓为主治,佐以防己、黄芪、桂枝、甘草,以宣正气而降冲气,可见是利水气之意。

评:防己茯苓汤所主的"四肢肿"有可能是肾病综合征的高度水肿,而肾病综合征可并发低血钙。"四肢聂聂动"可能是低血钙导致的四肢骨骼肌兴奋性增高的表现。

● 先辈之论说治验

《勿误药室方函口诀》本方条曰：此方主治皮水，然方意近于防己黄芪汤，但去术加桂、苓者，专行于皮肤也。一人身体肥胖，运动不利，手足振掉。前医投以桂苓术甘汤、真武汤之类，或以为痰之所为，使服导痰化痰之药，更无效者，服此方而愈。又下利久不治，服利水药不愈者，有用此方而收意外之治效。

评："但去术加桂、苓者，专行于皮肤也"，此言不当。桂、苓之用是震摄水气之动，不是专行于皮肤。因此，本方可归为苓桂剂一类。"又下利久不治，服利水药不愈者，有用此方而收意外之治效。"是的，这些经典之外的经验为古方新用提供了宝贵的素材。这也提示我们使用古方要有突破原典的勇气。

● 防己黄芪汤之注释

风湿，脉浮，身重，汗出恶风者，防己黄芪汤主之。《金匮要略》

【注】和久田氏曰：脉浮，汗出恶风者，是风感之证也。身重者，肌表有湿气之候。此方非风邪发表之剂，是专实肌表而降水气，自小便利去之，则与湿气相感之风邪，不治而能自去矣。

评："身重者，肌表有湿气之候。"此处的身重，有可能是隐性水肿，按压时可不出现凹陷。

《外台》防己黄芪汤，治风水脉浮，为在表，其人或头汗出，表无他病，病者但下重，从腰以上为和，腰以下当肿及阴，难以屈伸者。《金匮要略》

【注】风水，其脉自浮，外证为骨节疼痛恶风。但下重者，以水气集于腰以下，而下部觉重感也。为和者，无异于平常也。

评：此条所注不够深入。"腰以下当肿及阴"提示水肿为下垂性水肿，与体位有关。若改变立位为卧位，则以近床之部位为肿甚。此种水肿可为低蛋白水肿，压之常凹陷。

● 先辈之论说

《勿误药室方函口诀》本方条曰：此方治风湿表虚者，故自汗久不止，表分常有湿气者，用之有效。盖此方与麻黄杏仁薏苡甘草汤有虚实之分，彼汤用于脉浮、汗不出、恶风者，以发汗；此方用于脉浮、汗出、恶风者，解肌而愈。即如伤寒、中风有麻黄、桂枝之分。身重者，湿邪也；脉浮、汗出者，表虚故也，故不以麻黄发表，而以防己驱之也。《金匮》治水、治痰之方用防己者，取运气于上而水能就下也。服后如虫行，及腰以下如水云云，皆可知为湿气下行之征。

评：麻黄杏仁薏苡甘草汤证以身疼为主证，本方证则以身重或身肿为主证，二者对举，恐有不当。关于麻黄杏仁薏苡甘草汤证的脉应，龙野一雄认为："其脉发热时为紧数，无热时只为紧，且至少不是沉，但亦不是明显的浮。"同时，他还认为麻黄杏仁薏苁甘草汤证时有汗出。因此，不应拘泥浅田宗伯的一家之言。

● 桂枝甘草汤之注释

发汗过多，其人叉手自冒心，心下悸，欲得按者，桂枝甘草汤主之。《伤寒论》

【注】叉手者，即叉手以蔽心脏部之意。此证以心悸亢进甚，虽自叉手以蔽心脏部而制之，然尚不能镇静，故欲他人为按此部。

评：此注不到位！"欲得按者"是"心下"部位，而不是心脏部。"按"是"以手抑之使下"（段玉裁所注）。当时腹主动脉异常搏动，需要外力抑制。因为病人双手已冒心，故欲借他人为之。经文似乎可以如此理解：先是心悸为主→叉手自冒心→心悸缓解，但心下悸得以突出→欲得按。如果腾出手来自按心下，则心悸又复作。心脏剧烈搏动与腹主动脉异常搏动是同时发生的，病人却不能同时顾及。

● 桂枝甘草汤之腹证

本方证因发汗过多，亡失体液，变为虚证，故腹部见软弱无力。然尚未陷于阴证，故有热状而无寒状，且上冲急迫，心悸亢进颇剧，脉促疾而心脏及心下部现悸动，腹部之大动脉搏动亦甚，较桂枝去芍药汤证之脉促胸满，其上冲急迫更为高度，然此心悸亢进异于实证，以不伴血压之升腾为常。

评："本方证因发汗过多，亡失体液，变为虚证"的解释只是病机一个方面，没有从发汗的角度来探讨。最为常用的发汗药是麻黄，最为常用的发汗处方是大青龙汤。发汗过多，极有可能是大青龙汤使用过度。麻黄含有麻黄素，具有兴奋心脏，增强心肌收缩力，增加心率的作用。此处心悸、心下悸或与麻黄的副作用也有关系。

● 半夏散及汤之注释

少阴病，咽中痛者，半夏散及汤主之。《伤寒论》

【注】《伤寒杂病辨证》曰：咽痛者，谓或左或右之一处痛也。咽中痛者，谓咽中皆痛也，甚则痰涎缠缚于咽中不得息，或咽中伤而生疮，滴水不得下，若不急治则必死，即俗所谓之急喉痹、走马喉风者，皆云其速也。其证属于少阴，盖少阴为里之本，咽喉为里之窍，其位深且急也，是故虽有一二表证，若见咽痛之一候，法当急救其里。若徒攻其表，则愈攻而愈剧，遂使咽喉紧闭腐烂，致谷气绝而毙。本论不载于太阳而举之于少阴者，亦有深义存焉。

评：咽为腔性器官，分为口咽部、鼻咽部与喉咽部三个部分。咽痛，当指口咽部或咽腔前部的疼痛。咽中痛则是咽腔后部的疼痛。"中"有内的意思，"咽中"的位置应该较咽更为深入。

甘草汤、桔梗汤曰咽痛，半夏散及汤曰咽中痛，半夏苦酒汤曰咽中伤而生疮，则皆咽痛为主者也。盖咽痛本有轻重之分，轻者未必肿，重者必大肿。以是咽痛不肿之轻者，为甘草汤；其大

肿之重者，为桔梗汤；但不肿或涎缠咽中而不堪痛楚者，为半夏散及汤与苦酒汤也。

评：此段对四张方的主治区别进行了探讨，很有启发。《伤寒论》与《金匮要略》对方剂的主治采用“粗线条的白描”，许多微观的细节需要结合临床来补充。本段就是非常好的补充典范！

先辈之论说

《勿误药室方函口诀》本方条曰：此方宜于冬时中寒，咽喉疼痛者，虽有发热恶寒可治。然此证冬时为多，又后世所谓阴火喉癣证，上焦有虚热而喉头糜烂，痛苦不堪，饮食不能下咽，用甘桔汤及其他诸治咽痛之药无寸效者用之，一旦而有效。古本草载有桂枝治咽痛之效，合半夏之莶辣，甘草之和缓，而其效尤捷，此古方之妙用也。

评：此方针对咽痛。桂枝，汉方用肉桂。半夏，经文云“洗”，当为生半夏。用散剂，则桂之挥发油丢失较少，是否以挥发油止痛？半夏生用是否具有麻醉性？

桂枝人参汤之注释

太阳病，外证未除，而数下之，遂协热而利，利下不止，心下痞硬，表里不解者，桂枝人参汤主之。《伤寒论》

【注】尾台氏曰：“协”同“挟”，《玉函》《脉经》《千金翼》皆作“挟”。宋本作“协”。协热下利者，此为表证未除而数下之，

故素有之里寒挟表热而下利不止也。主以桂枝人参汤者，以桂枝解表，术与干姜躅寒饮而止下利，人参解心下之痞硬，甘草缓其急，不得一味加减，古方之简约而其妙用有如此者。

评：古人对美女的评价是："增之一分则太长，减之一分则太短；着粉则太白，施朱则太赤。"古方也是如此！根据病人的临床表现，精选最佳的药物组合。这种简约之美，是古方优良品质之一。

● 苓姜术甘汤之注释

肾着之病，其人身体重，腰中冷，如坐水中，形如水状，反不渴，小便自利，饮食如故，病属下焦。身劳汗出，衣里冷湿，久久得之，腰以下冷痛，如带五千钱，甘草干姜茯苓白术汤主之。《金匮要略》

【注】和久田氏曰：肾位夹脐左右，故腰以下病，名肾着，记其位也。水气病多渴，故云反不渴。凡水气病气上冲者，小便不利，此病无冲逆之证，而在下焦，故小便自利也。所谓自利者，不用药而自通，即小便比寻常较多之谓也。所谓饮食如故者，与未得病以前饮食无异也。此属下焦，以示胃中无变化也。下焦，脐以下也。身劳云云，病因也。然此但云下焦得湿气之由，不仅得诸衣里之冷湿也。余按下焦易虚，故寒湿必感自下焦，盖下焦感寒湿之所也。此方主以茯苓、干姜者，去寒利水也，其无心下悸、目眩等证者，以无气冲逆之候也。

评：汤本求真所引经文"如带五千钱"之前丢了"腹重"二字。此段描述当为腰部感觉神经障碍为主之病变。"腰以下冷痛"

颇似今之坐骨神经痛的症状。

● 苓姜术甘汤之腹证

本方不但于苓桂术甘汤去桂枝加干姜，然二方之异处归结于一为有干姜而无桂枝，一为有桂枝而无干姜之点。即苓桂术甘汤无干姜而有桂枝，故其证必有上冲目眩之证，是水毒之上冲也。然此毒主集于上半身，前证之外且现胃内停水。至本方以无桂枝而有干姜，此水毒不上冲而下降，集中于下半身，故其证无上冲目眩之证，胃内停水完全不存，或虽存在亦不过些微而已。干姜与附子并称大热药，且有驱逐水毒之作用，故其证必有寒冷或厥冷与水毒之隐见，此仲景所以云身体重总有重感，为组织中有水毒之征。又称腰中冷，如坐水中，形如水状是浮肿状也。又云腰以下冷痛肿重，如带五千钱也。如是，本方证因水毒聚集于下半身，为此毒浸润之结果。组织弛纵膨大，故腹部软弱无力也。往往类似八味丸证之脐下不仁，然无如彼之有口渴、烦热之证，得以分之。又本方证之小便自利疑似猪苓汤证之小便淋沥，彼以阳证有口渴热状，本方证以阴证而无此等证，得以别之。

评：苓姜术甘汤与苓桂术甘汤虽然有桂枝与干姜一味之别，但二者却归属于不同的"阵营"。苓桂术甘汤属于苓桂剂，其核心成分是苓、桂、甘，加术、大枣、五味子而成苓桂术甘汤、苓桂甘枣汤、桂苓味甘汤；苓姜术甘汤则是来源于甘草干姜汤，四逆汤、理中丸（人参汤）也应该属于这个"阵营"。针对口不渴、唾液多、手足冷、脉象乏力、小便自利或尿多等。病理本质为代谢趋于沉弱，与副交感神经机能亢进有关。

● 先辈之论说治验

一人年七十三，平生小便频数，腰冷如坐水中，厚衣盖坐，时精液自泄不禁，诸治无效，已十余年矣。余诊有心下悸，即用此方痊愈。

评："时精液自泄不禁"，当是前列腺炎排出的分泌物，而非含有精子的精液。"余诊有心下悸，即用此方痊愈"，心下悸不是本方证，当为苓桂术甘汤腹证。

《类聚方广义》本方条曰：此方加杏仁名肾着汤，治孕妇浮肿、小便自利、腰髀冷痛、喘咳者。又治老人平日小便失禁、腰腿沉重冷痛者。又男女遗尿，已十四五岁犹不已者，最为难治，此方加反鼻能奏效，并宜随证加以附子。

求真按：本方有治遗尿之效，虽如尾台氏说，然非特效药，不可漫用。以余之经验，则此病者反多石膏剂之证。

评：遗尿不是独立疾病，对于症状的治疗自然不存在"特效药"。十四五岁犹遗尿者，需要排除隐性脊柱裂等发育异常性疾病，石膏剂未必有效。

● 苓桂术甘汤之注释

伤寒，若吐、若下后，心下逆满，气上冲胸，起则头眩，脉沉紧，发汗则动经，身为振振摇者，茯苓桂枝白术甘草汤主之。《伤寒论》

【注】方氏曰：心下逆满者，伏饮上溢而搏实于膈也。气上冲

胸者，寒邪上涌，挟饮为逆也。动经者，振振奋动，动伤经脉也。盖人之经脉赖津液以滋养，饮物、津液之类也。静则为养，动则为病，宜制胜之。

评：方氏从"伏饮"解释本条，显然是受了《金匮要略》条文的影响。不妨换一个角度来看。"若吐"，有可能用了瓜蒂散之类药物；"若下"，有可能用了巴豆之类的峻下剂。总之，吐、下对胃肠进行剧烈的刺激，胃肠平滑肌异常蠕动，表现为"心下逆满，气上冲胸"。另外，按照通例，"茯苓桂枝白术甘草汤主之"应该接在"脉沉紧"之后。"发汗则动经，身为振振摇者"，此句让人费解。"脉沉紧"还会再发汗吗？

求真按：吐后或下后云者，示腹内无充实之毒。心下逆满，谓自下方向心下部而作满也。而所以致此者，与桂枝去芍药证所致之胸满无异，大概由于吐或泻下后，内毒脱尽，同时不外其反动而气上冲之结果也。然与桂枝去芍药汤之只为胸满气上冲不同，此心下逆满，乃气与水毒相伴而上冲之征，与前者胸满之内空虚异也。心下逆满，即停水于胃部膨满之内部，又气上而冲胸，起则头眩，亦均与发心下逆满之理同。然因水毒侵袭之部位不同，故所现之症状各异也。又脉之沉紧为里有水毒之征，故仲景举此脉候，以示本方证水毒之由来也。

评：所谓的"气上冲"应该是胃肠的逆蠕动。"心下逆满"也未必有停水。求真纠结于"水毒"无异于方氏着眼于"伏饮"。

是以本条之病证因于水毒之上冲，故治之必须本方也。若误以发汗剂，则即为逆治矣。经，血管系也。气冲动经，使肌肉失调，身振振摇，即使身体至于振战动摇。然只有此症状而无余症，即成误治后之逆证，尚须本方为主治之意也。

评：发汗则"身为振振摇者"，一方面与汗多伤津有关，另一方面可能是麻黄的副作用。大青龙汤条说服之则"筋惕肉瞤"，也是麻黄的副作用。"身为振振摇者"与"筋惕肉瞤"都是神经肌肉兴奋性增高的表现。

夫短气有微饮，当从小便去之，苓桂术甘汤主之，肾气丸亦主之。《金匮要略》

【注】短气，呼吸促迫之意。《金匮要略》曰凡食少饮多，水停心下，甚者悸，微有短气。如上之说，胃内若停水量多则侵凌心脏，使心悸亢进，若少量则呼吸促迫。此微饮即有少量之停水，用本方使利尿，则呼吸促迫自治。苓桂术甘汤主之，肾气丸亦主之云者，在短气与微饮，借利尿而治之之作用上，示二方相若，而非主治悉同之意也。

评："微饮"之"微"，不是表示轻重程度的副词，应该是与"显"相对，为隐性的、不明显的、幽潜的意思。而且，此处之饮并非是心下（胃内），因为肾气丸并不逐心下之水饮。

● 苓桂术甘汤之腹证

自前仲景之论，以及本方祖方之桂枝甘草汤条综合而观察之，则本方之腹、脉、外证自明矣，似无重述之必要。然前说所漏，而于临床上紧要之二三事项，不得不追加之。凡当瘀血上冲，必发于左腹部，且沿同侧腹直肌，不凭右侧而现。气及水毒上冲之际，必发于右腹部，且随同侧之腹直肌而上，常不凭左侧而现。至于此差别之理由，虽属未明，然早为古人注意。余征之于实验，亦为不伪之事实，故于本方证亦不乖此原则，而气上冲胸，心下逆满，亦必沿右侧腹直肌而发。现胸胁支满亦在于右肋骨弓下，虽头痛时亦右侧痛，而左侧不痛，或右侧比左侧痛甚。《金匮》云奔豚病，自少腹起，上冲咽喉，发作欲死，复还止。

评： 瘀血从左、气与水毒从右的理论来自求真的临床观察，但不知是否为大样本的结论。"然早为古人注意"，经文为何没有提示？笔者对此存疑。

又于茯桂五味甘草汤条云：手足厥逆，气自少腹上冲胸咽，手足痹，其面翕然如醉状，因复下流阴股，小便难，时复冒者。如上所云，以茯苓、桂枝为君臣药之方证，大概发作无定，故本方证亦有发作则增剧，休止则轻快或潜伏，而此发作由于心身之过劳及其他近因而诱起，是痫及惊悸等病证，即现今之神经衰弱等之神经证，所以本方多适应用于此类证也。此本方证之所以恒多不完症状，而其一定不变者，为尿利之减少或频数，与胃内停水。故用本方者，须先认此二症之存在，次肯定其心悸亢进，且更参照其余之症状后，始可用之。

评： "其一定不变者"为主证，其他皆为客证。如果胃内停水，尿利当为减少，"频数"不合常理。

● 先辈之论说治验

《方舆輗》在痫、癫、狂、惊悸、不寐、健忘、奔豚等篇曰：

痫之证候千端万绪，不遑枚举，今考其目录，略述其治因。夫奔豚虽为古来一种特病，要之亦惟痫中之一证耳，是非余之管见，先贤已辨之矣。又曰苓桂术甘汤，治气上冲于咽喉，眩冒，经脉动惕，久而成痿。

气上冲咽喉者，气上逆而冲至胸咽，俗云咽塞是也。眩，头目眩晕之谓。冒者何？自觉如蒙被状也。经脉动惕者，谓周身经脉时时跳动也。以上数证，经久不愈时，则足弱不能履地，遂致成痿。此四句在本论为说者所削，余采拾之，而以苓桂术甘汤为主治。动气甚者，可加铁屑、牡蛎。曾有一荡儿患前证，一时顿仆，不省人事，病者遽招数医，皆曰难治。余诊之，形证虽似危急，其脉尚平，痫之所为也。乃与苓桂术甘汤二帖而苏，使续服三四十日，痊愈。凡卒厥之病，其脉平者多属痫，此义初学须知。

评：此段注解尚不尽人意，略陈管见。"气上逆而冲至胸咽，俗云咽塞是也"，其实质可能是咽部肌肉痉挛。"眩"，《说文解字》云："目无常主也。从目玄声。黄绚切。"可知，"眩"是眼花，视物目标不固定之义。古时读"huan 幻"音。"冒"，《说文解字》云："冢而前也。"即蒙着眼睛前进。"经脉"是体表大血管。"动"，《说文解字》云："作也。"是起身作事。"惕"，《说文解字》云："敬也。"警备的意思。"经脉动惕"，是体表大血管充盈与异常搏动。

此方治眩晕之圣剂也，仲景虽言起则头眩之一证，宜善为推用，不必拘于起卧也。

评："起则头眩"是站立位则头晕视物旋转，暗示平卧静息则头眩缓解，提示体位对症状的影响。事实上，许多疾病引起的眩晕也都有这样特征，不必看重。

《类聚方广义》本方条曰：治饮家眼目生云翳、昏暗疼痛、上冲头眩、脸肿、眵泪多者，加茯苓，尤有奇效，当以心胸动悸、胸胁支满、心下逆满等证为目的……雀目证，亦有奇验。

评："雀目证"即夜盲症，是维生素 A 缺乏的表现。维生素 A 缺乏的原因很多，主要有摄入不足与吸收障碍两个方面。如治雀目证，当用苍术为佳。

《勿误药室方函口诀》本方条曰：此方去支饮为目的，气上冲于咽喉，及目眩，手足振掉，皆由水饮所致也。不论起则头眩者，或卧时眩晕者，但有心下逆满者则用之。若不治者，泽泻汤也。彼方始终无眩，然以冒眩，颜面有紧张之候也。又此方以动悸为的候，易与柴胡姜桂汤混乱，然此方若颜面色明，第一脉不沉紧者，则无效也。又此方加没食子治喘息，又由水气而痿躄者有效。足或腰仍动剧者，卧时则脊骨边战动，或一身中经脉跳动，有耳鸣逆上之候者，凡本论所谓久而成痿之任何证候，此方皆可百发百中也。

评：试用公式表述苓桂术甘汤证：

苓桂术甘汤证＝气上冲（如头眩／耳鸣）＋心下逆满＋脉沉紧

一和尚年七十余，其耳聋者数年，尝闻先生之论，百疾生于一毒，深服其理，因来求诊治。心胸微烦，上气殊甚，作苓桂术甘汤及芎黄散使服之，数月未见其效，乃谢罢。居数日，复谒曰：自谢先生后，颇能通听，意者上焦之邪毒将尽耶？先生诊之，曰：未也。试再服汤液，当不能复听，然后再能听者，可信其毒尽矣。因服前方，数月，果如先生言。

求真按：东洞翁于前数证均兼用芎黄散，然余信以黄解丸为优。

评：此案颇具传奇色彩。吉益东洞是如何预判治疗反应的？笔者猜测有可能是基于"瞑眩"的推理。"当不能复听"即是一种瞑眩反应。本书"芎黄散"条载"上部有毒证，芎黄散之所主也"，可知，汤本求真"以黄解丸为优"之观点失当！

《生生堂治验》曰：一男子腰痛，大便时每下血合余，面色鲜明，立则昏眩。先生处以桂枝茯苓白术甘草加五灵脂汤而顿愈。

求真按：考五灵脂为寒号虫之矢，有驱瘀血性，则此病应与本方及桂枝茯苓丸之合方为正治乎。

评：此案为失血性贫血，先用连珠饮似乎更合拍。

《橘窗书影》曰：一人患脐下有动悸，时时迫于心下，眩冒欲卒倒，头中常如戴大石，上盛下虚，不得健步，医治无效，出都下乞治于予。余与苓桂术甘汤，兼用妙香散，服数旬，积年之病，脱然而愈。

评：此案"脐下有动悸"，似乎当用苓桂甘枣汤为妥，但苓桂甘枣汤证无眩冒，所主不能涵盖本案之证。术有治眩冒之特能，故以眩冒为主证而以脐下有动悸为客证。

● 苓桂甘枣汤之腹证

本方但以苓桂术甘汤去术加大枣而已，故其主治亦与之大相
类似。但本方独存茯苓，而不佐以白术，则于利尿作用相差甚
远。然有大枣，则治挛急作用过之，此本方之所以治奔豚也。于
腹证上前方为右腹直肌之挛急微弱，而本方有明显按之则痛之
证。但与芍药之挛急浮于腹表而强硬者又异，此则沉于腹底，有
软弱触觉而挛引也。故东洞翁下本方定义曰治脐下悸而挛急上
冲者。

评："本方但以苓桂术甘汤去术加大枣而已"，这个说法欠妥。
方剂的内涵除了药物之外，剂量与用法也是重要内容。苓桂术甘
汤茯苓用四两，桂枝用三两，而苓桂甘枣汤茯苓用半斤，即八两，
桂枝用四两。单就茯苓来看，本方用量较苓桂术甘汤翻倍，是古
方中用茯苓之最大量。量变导致质变，苓桂甘枣汤的安定镇静作
用要强于苓桂术甘汤。求真忽视了量效关系的研究。

● 苓桂五味甘草汤先辈之论说治验

《类聚方广义》本方条曰：小青龙汤者，主治内饮外邪，感动
触发而作喘咳者。以下五方主治无发热、恶风、头痛、干呕等之
外候，但发内饮之咳嗽、呕逆、郁冒、浮肿等证者。若咳家有稠
涎胶痰，血丝腐臭，蒸热口燥等证者，非五方所得而治也。

评：由此可见，小青龙汤治急性发作期，以下五方治缓解期
以及有其他并发症者。

● 苓甘五味姜辛夏汤方先辈之治验

《续建殊录》曰：一男子郁郁不乐，咳嗽短气，动摇则胸悸甚，上气微呕，不欲饮食，小便不利，盗汗出，时时抢于心下，或胸中痛，与苓甘姜味辛夏汤加人参。服药后，诸证渐退，逾月痊愈。

求真按：苓甘姜味辛夏汤加人参者，为苓甘姜味辛夏汤与人参汤合方之意也。

评：为什么要加人参？原意是与人参汤合方吗？没有白术能说与人参汤合方吗？如果成立，是否也可以说与生脉饮合方呢？或与四君子汤合方？仅仅加一味人参，却被汤本求真过度解读了。

● 苓甘五味姜辛夏仁汤之注释

水去呕止，其人形肿者，加杏仁主之。其证应纳麻黄，以其人遂痹，故不纳之。若逆而纳之，必厥，所以然者，以其人血虚，而麻黄发其阳故也。《金匮要略》

【注】丹波氏曰：按水去者，心下之水去也，故呕止，是半夏之效著也。然内水溢于外，以为形肿，故治犹遵前法，而表水非麻黄不能驱除，盖杏仁与麻黄，其性虽有紧慢之别，而其功用稍相类似，以其人血虚，故以此易彼。其人遂痹者，前段之手足痹也。厥者，亦即前段之手足厥逆。倘得麻黄亡其阳，则更甚矣。血虚者，尺脉微之应也。

评：既然"水去呕止"，为何不去半夏？"血虚"也非古方用语。"其证应纳麻黄……"，此段恐为后人添加。

● 苓甘姜味辛夏仁黄汤之注释

若面热如醉，此为胃热上冲熏其面，加大黄以利之。《金匮要略》

【注】丹波氏曰：按以上四条，谓治其气冲，而承以冲气即低之类，其文上下相应，特此条自为起端，故程氏、尤氏以为别证。然其治仍守上方，则知亦为自上接来。面热如醉者，即前段所谓面翕热也，其初胃热未长，故敢不以为意。今蓄饮未散，胃热增剧，故加大黄以利之也。徐氏所谓虽有姜辛之热，各自为效，而无妨者，实得其理矣。

评：古方配伍既有"清一色"的纯粹，如苦寒药黄连、黄芩与大黄配伍的泻心汤，又有寒温、补泻的杂合配伍。"虽有姜辛之热，各自为效，而无妨者"，这句话实际上就是阐述"杂合而治"的思想。

又按以上六条，皆为设法备变者。盖病者证候错杂，或陆续变换，应就其所急，为之处疗，是以设此诸条，使人知圆机之妙。唯所叙诸证，未必一人兼备，亦未必不兼备于一人，且所处之药，皆其著效，如更发他证者，是必无药之所致。要之不过假此数端，述为治之次序也。其初则触时气而动，其次则下焦之水逆，次则肺饮复动，次则饮过于中焦，次则水气溢于外，于是饮之情形，纤悉无遗，而加以兼虚挟热，可谓密矣。

评：以上六条是古方加减的样板，是古人用药"丝丝入扣"的最佳注脚。

● 先辈之治验

《橘窗书影》曰：一妇人年五十余，曾患下血过多，以后面色青惨，唇色淡白，四肢浮肿，胸中动悸，短气，不能步行，时复下血。余与六君子汤加香附、厚朴、木香，兼用铁砂丸，下血止，水气亦减，然血泽不能复常。秋冬之交，咳嗽胸满颇甚，遍身浮肿，倚息不得卧，一医以为水肿，与利水剂，无效。余诊曰恐有支饮，先制其饮，则咳嗽浮肿自当随愈。因与苓甘姜味辛夏仁黄汤加葶苈子，服二三日，咳嗽胸满减，浮肿忽消散，余以此法复愈水肿数人，故记之以示后学。

评：此妇人失血过多而致重度贫血。"然血泽不能复常"，是说贫血尚未恢复到正常状态。长期贫血导致贫血性心脏病，此时，不仅心率增快，还有心律失常，心脏结构发生变化，严重者也会出现心功能不全。"秋冬之交，咳嗽胸满颇甚，遍身浮肿，倚息不得卧"即是心功能不全之表现。"与苓甘姜味辛夏仁黄汤加葶苈子，服二三日，咳嗽胸满减，浮肿忽消散"，此为心功能不全得以纠正的结果。此水肿非肾源性，故与利水剂无效。葶苈子，有强心甙样作用，为治疗不可或缺之药。

● 泽泻汤之注释

心下有支饮，其人苦冒眩，泽泻汤主之。《金匮要略》

【注】冒者，如蔽如帽之意。本条之冒，亦自觉如以物蔽头部之义。若更有眩晕，即为冒眩，临床上最易遭遇者也。而其剧者，如尾台氏所云支饮、冒眩证，其剧者昏昏摇摇，如居暗室，如坐

舟中，如步雾里，如升空中，居屋床蓐，旋转如走，虽瞑目敛神，仍复如是。非此方则不能治之。

评：从注文来看，本方证极类似于内耳眩晕症。

由余之经验，因临床上需要本方者虽少，然解释渊源于此方之五苓散、当归芍药散等之方意必不可缺，故不可轻视之。

评：求真认为本方的价值在于解释，这是认识上的局限。古方中两三味药构成的方剂被称为小方，其优势在于针对性极强，单刀直入而没有掣肘，用于急症比较多。小方是古方中的"刺客""狙击手"或"海豹突击队"，大方则是"集团军""联合舰队"。临床要努力挖掘小方的实用价值，而不是用来解释派生方。

● 茯苓泽泻汤之注释

胃反，吐而渴欲饮水者，茯苓泽泻汤主之。《金匮要略》

【注】胃反者，如《金匮》云：脾伤则不磨，朝食暮吐，暮食朝吐，宿食不化，名曰胃反。即胃弛缓扩张证等之总称。吐字以下，得由下说详解之。

藤田谦造曰：茯苓泽泻汤亦为治呕吐，于方中既云渴，又重言欲饮水，是明其渴为主证（求真按：重言明其渴为主证之意也）。又已成胃反，则当知有腹痛证，故不唯胃反本此意而有呕吐者，即无呕吐，若有停饮、心下痛、发渴者，亦可用之。是泛论运用于诸病，其效亦多，此古方之妙也。

评：呕吐与否取决于胃内容物是否超出胃的容纳范围。呕吐有助于诊断"胃反"，无呕吐不能排除之。"渴欲饮水者"，是脱水的表现。当今临床，通过静脉补液，口渴或不明显。"胃反"相当于现代医学的"胃扩张""胃潴留"。

● 先辈之论说治验

《续建殊录》曰：一禅师平日饮食停滞，胸腹有动悸，雷鸣呕吐，而腹中痛，志气郁郁不乐。一医与附子粳米汤及半夏泻心汤，不愈。一日呕吐甚，绝谷累日，而病益加，服小半夏汤、小半夏加茯苓汤，益增疲劳，烦闷欲死。予投茯苓泽泻汤而呕吐止，翌日啜糜粥，不过十日，而诸证痊愈。

评：此为胃潴留。附子粳米汤证有雷鸣切痛，属肠道梗阻；半夏泻心汤证有雷鸣呕吐，多见于胃炎之类而无胃液潴留。小半夏汤、小半夏加茯苓汤其证没有雷鸣、腹中痛。方证鉴别之难，可见一斑！

《成绩录》曰：一人患胃反，其初颇吐水，间杂以食，吐已乃渴，诸医多方治疗，不得一效。一医教其断食，诸证果已，七日始饮，复吐如初，至今已五年，迄无宁日，请先生治之。先生乃诊其腹，自胸下至于脐旁均颇硬满。先生乃与茯苓泽泻汤，数日痊愈。

评：五年之慢性病"数日痊愈"，值得怀疑！但古人的医案大都如此，缺乏长期的跟踪观察，这也是古方医学的短板之一。

藤田谦造曰：一寡妇年三十许，自初冬患腹满，渐膨大，经水不通，诸医多方治其腹满，均无效。至季冬，加以腹痛，乍休乍作，困苦殆极。至是乞治于同藩师崎省庵，其证腹部紧满，脉数，舌上有白苔，而腹中如癥瘕者，出没甚频，或乍横梗如臂，或乍磊砢如块，上下往来，时出时没，出则痛作，没则痛止，似大七气汤证。又常腹中雷鸣，痛作则歇，痛止又必雷鸣，其声如倾水，口舌干燥颇甚，二便秘极，又似于己椒苈黄丸证，但出没痛苦，心下最甚，频渴引饮，不论温冷，饮已则必愠愠欲吐。前医用气剂则渴益甚，用芒硝、大黄则痛增剧，服驱蛔药，无效亦无害。省庵诊之，谓宜先治心下之饮，因与茯苓泽泻汤。四五日，痛减渴缓，满稍宽。又连进十五六日，小便通利，病势减十之七八，惟小腹依然胀满。一夜忽暴泻如倾，翌朝又泻如前，两次约下水四五升，满气顿失如忘。未几，经水亦通利，尔后强健如前，亦奇验也。

求真按：本方非下剂，服后反大水泻者，是即药之瞑眩也。

评：案中所见肠形、痉挛性腹痛以及高调的肠鸣音提示此妇所患为小肠梗阻。梗阻可以是不完全性的，也可以是完全性的。85% 的不完全性小肠梗阻可通过非手术治疗解决，85% 的完全性小肠梗阻需要手术处理。"一夜忽暴泻如倾，翌朝又泻如前，两次约下水四五升，满气顿失如忘。"这是梗阻完全解除的表现。此妇的梗阻自初冬持续到季冬，最终非手术治疗得以缓解，应当是不完全性梗阻。此案用茯苓泽泻汤施治，是否就认定本方取效？笔者表示存疑！理由何在？"因与茯苓泽泻汤。四五日，痛减渴缓，满稍宽。又连进十五六日，小便通利，病势减十之七八，惟小腹依然胀满。"很显然不是茯苓泽泻汤证。对于急症，如果对证方药取效不会这么慢！不能排除患者自我缓解的因素。

汤本求真所言的"本方非下剂，服后反大水泻者，是即药之瞑眩也"，笔者并不认同。梗阻时病人摄入的药液和食物、肠管分泌的消化液以及发酵产生的气体大量积聚在梗阻位置的近端，不能充分排出。一旦梗阻解除肠腔通畅，则长期蓄积的肠内容物势必开闸泄洪般地排出。汤本求真前文给瞑眩下的定义是："中医方剂服用后，往往其反应有不预期之不快症状出现，是即称为瞑眩者也。"病人大量排泄是可以预料到的现象，不是不可知的偶然。病人大量排泄，腹胀减轻，症状缓解不会有不快的感觉。因此，不属于瞑眩现象。

又一患者年八十，极强健，唯耳聋，其他与壮人无异。性嗜酒，虽不多饮，然每日非二三次不可。某年当夏暑时患腹满，四肢羸瘦如水盅，不能进食，大便秘结，小水不利、赤浊，脉滑数，舌上黄苔干燥，渴欲汤水，心下痛，恶闻酒香。余先泻其实，使服小承气汤，便下初硬而后溏，里急后重，数至圊而不通快，腹满反甚，食益不进。余知其误，乃更与茯苓泽泻汤，四五日，诸证渐缓；三十日许，腹满如失，惟气力困倦，饮食未复，以香砂六君子汤调理而愈。

评：笔者实在看不出来茯苓泽泻汤证在哪里。初诊可否考虑黄连汤？小承气汤下后腹满，厚朴生姜半夏甘草人参汤更为合适。

一妇年二十四五，患呕吐，三四日或五六日一发，发必心下痛，如此者二三月。后至每日二三发，甚者振寒昏塞，吐后发热。诸医治其呕吐，或与驱蛔药，不效。余诊之，渴好汤水，因与茯苓泽泻汤，使小量频服之，其夜病即稍缓。二十余日，诸证悉退，惟腰间有水气，使服牡蛎泽泻散料而愈。

评："使小量频服之"很重要，其思路是否来自经文"……欲得饮水者，少少与饮之"的启发？"腰间有水气"，可能是营养不良性水肿，饮食恢复后可以自愈，不必服用牡蛎泽泻散料。

● 茯苓甘草汤之注释

伤寒，汗出而渴者，五苓散主之；不渴者，茯苓甘草汤主之。《伤寒论》

【注】尾台氏曰：考伤寒汗出章，似脱发热、脉浮数、小便不利等证，方中多用生姜，则不渴之上又似脱呕而二字，特于汗出者，岂可用此方乎？其有脱逸明矣。

评："特于汗出者，岂可用此方乎？"善哉此问！不知茯苓具有较好的止汗作用。《三湘医粹·医话》载曾绍裘"茯苓止汗"一文，可以作为一证。文曰："昔年治钟某汗出如雨，左侧卧则汗出于右，右侧卧则汗出于左，仰卧则汗出于胸，俯卧则汗出于背，叩遍青囊，无有济者，乃重用茯苓二两，投服立愈……"

伤寒，厥而心下悸者，先宜治水，当服茯苓甘草汤，却治其厥。不尔，则水渍入胃，必作利也。《伤寒论》

【注】本条为阴证与本方证并发之证候，若阴证危急，则宜先治为通则，然今仅有厥，更无其他危急之证，则当以本方先去心下之水毒，然后可治其厥，不然，则水毒流入肠内，必作下痢也。而仲景此论，乃暗示本方不仅能治因肾藏机能障碍之水泻的下痢于未发，亦能治其既发之意也。

评："本条为阴证与本方证并发之证候"，如此说来则包含两个方证，"厥"不是本方证。但大塚敬节认为"却"以下十四字似为后人的注文，并认为此条当有小便不利。按照这种说法，则"厥而心下悸者"就是一个方证，即"厥"也属于茯苓甘草汤证。"则水渍入胃，必作利也"，此处之"胃"即肠道，水毒流入肠内是否"作利"，一要看水毒的量，二要看肠道对水液的吸收机能如何。因此，"必作利"之"必"不能作"必定"理解。

本方为苓桂术甘汤之去术加生姜，故其作用亦相类似。然有别者，彼方长于利尿作用，而本方有长于镇呕的健胃作用，故于呕吐诸病，尤于恶阻证有应用之宜也。

评：苓桂术甘汤有术，与其说"长于利尿"，不如说长于治眩。

● 五苓散之注释

太阳病，发汗后，大汗出，胃中干，烦躁不得眠，欲得饮水者，少少与饮之，令胃气和则愈。若脉浮，小便不利，微热，消渴者，五苓散主之。《伤寒论》

【注】自首句迄于则愈，因发汗太阳病解，唯因强发汗，失其体液，胃亦随而干燥，故烦躁而不眠，此时只欲得水，无处药剂之必要，故只与少量之水则体液复，胃亦得以滋润，而烦躁不眠不治而自愈之意也。若脉浮以下，谓若右之状态，有脉浮数，尿利减少，微热消渴（渴而饮水不止，尿利反小者）之证，与前不同，则以有解热、止渴、利尿作用之本方，为之主治之义也。和久田氏曰：大汗出三字，斜插法也，非发汗后更出汗，欲言胃中

干，故插此三字耳。此言有理。

评：本条所述的两种情况都涉及到脱水，只是脱水的轻重程度有别。前者为脱水之轻症，后者则脱水明显。

发汗已，脉浮数，烦渴者，五苓散主之。《伤寒论》

【注】本条虽说唯脉浮数与烦渴二证可用本方，其实既于前条示以小便不利，故于本条省略之，非无此证之意也。尾台氏云：于发汗已，脉浮数之下似脱发热、小便不利等证，盖发汗后烦渴者，概非本方证，而为石膏剂证。然石膏剂之烦渴必伴以脉浮滑，或滑，或洪大等，决不浮数。今脉浮数与烦渴并举，则虽略去发热，小便不利，于本方亦无不可也。

评："发汗已"，体表热退，热退当脉减缓。但脉仍数，说明此数与发热无关。结合烦渴来看，当为脱水之表现。

中风发热，六七日不解而烦，有表里证，渴欲饮水，水入则吐者，名曰水逆，五苓散主之。《伤寒论》

【注】所谓有表里证者，有脉浮、发热、汗出而恶寒、头项强痛桂枝证之表证，又有胃内停水之里证之意。此胃内生停水者，由小便不利，即肾脏机能障碍之结果，排泄阻止，水毒充满于胃肠之内。而此水毒伴热毒，故渴欲饮水，然咽下之，则既为水毒充填之胃腔，再无容受之余地，势不得已而吐出之也，是师之所谓水逆也。此时若用本方，则方中之桂枝由汗腺排除水毒，同时发挥解热作用，且抑制水毒之上冲，以资他药之活动。泽泻为君，以治烦渴，又由猪苓、茯苓、白术之援助，则水毒与热毒由泌尿器驱逐之，故胃肠内之停水消失，而自能镇吐矣。此古方之神妙，

真可叹服也。

评： 对于本条，笔者有以下看法。

其一，求真把"里证"解释为"胃内停水"，失当！理由是既然水毒充填胃腔，再无容受之余地而吐出，说明治疗上不应该继续饮水。但五苓散方后云"多饮暖水，汗出愈"，岂不是矛盾？原文不会错，错在求真！

其二，"有表里证"及"名曰水逆"在《古本康平伤寒论》中作为傍注出现。此段应断为："中风发热，六七日不解而烦渴，欲饮水，水入则吐者，五苓散主之。"也就是说根本没有什么"里证"存在，"水入则吐"只是"中风发热"引起的变证，也没有必要进行止呕治疗。

其三，从条文症状的排序来看，"水入则吐"排在最后，不是五苓散的主治核心。"烦渴，欲饮水"才是真正的主治目标。

本以下之，故心下痞，与泻心汤，痞不解。其人渴而口燥烦，小便不利者，五苓散主之。《伤寒论》

【注】太阳病因误下，则表热内陷，而致心下痞（胃部膨满），是即大黄黄连泻心汤之所主治也。然本条之心下痞，不仅由于表热之内陷，并由小便不利致胃内停水使然者，故虽与泻心汤，其痞不解也。有此痞而口燥烦、小便不利者，为本方主治之意也。是本方证与大黄黄连泻心汤之鉴别法也。

评：《古本康平伤寒论》本条接在"附子泻心汤主之"后，条文作："心下痞，与泻心汤，痞不解，其人渴而口燥者，小便不利者，五苓散主之。""本以下之故"为傍注。大黄黄连泻心汤、附子泻心汤及五苓散这三个条文均在一段内，"本以下之"若为经文则与写作体例不符。"心下痞"本来就是"因复下之"的变证，"本以下之"实属画蛇添足。因此，"本以下之故"为傍注，此观点可信。

霍乱，头痛发热，身疼痛，热多欲饮水者，五苓散主之；寒多不用水者，理中丸主之。《伤寒论》

【注】霍乱者，为吐泻而挥霍撩乱病之总称。尾台榕堂、今村了庵二氏，用葛根加术汤于其初期，颇能顿挫之。又用本方或茯苓泽泻汤，能治下痢发热，口舌干燥，烦渴，贪饮冷水，或有水逆之证者。由此观之，则仲景之方法，可谓八面玲珑，圆满无碍矣。

评：《古本康平伤寒论》作："吐利，头痛发热，身疼痛，热多欲饮水者，五苓散主之；寒多不用水者，理中丸主之。""霍乱"二字为傍注。"吐利"类似于现代医学的急性胃肠炎，绝不是烈性传染病之霍乱。"吐利"最常见的危害是脱水。五苓散证为阳证，其人代谢亢进，对脱水敏感而欲饮水；理中丸证为阴证，病势陷入沉衰，对脱水反应迟钝而不欲饮水。

● **先辈之论说治验**

《三因方》曰己未之年，京师大疫，汗之则死，下之亦死，服五苓散则遂愈。此无他，瘟疫也。

评：此条记载过于简略，没有参考价值。"汗之则死"，五苓散难道不发汗吗？

五苓散治伏暑饮热，暑气流入经络，壅溢发衄，或胃气虚，血渗入胃，停饮不散，吐出一二升许者。

评："暑气流入经络，壅溢发衄"，当选白虎汤之类清暑气才是，用五苓散恐有不当。"胃气虚，血渗入胃"，不是胃出血，否则当用三黄汤。应该是血中津液渗入胃中变成饮，不能排空入肠而成"停饮不散"。此即胃扩张之类，茯苓泽泻汤似乎更对证。

《医方口诀集》曰：予尝治平野庄一人，伤风发热，口燥而渴，与水则吐，后服汤药亦吐，诸医袖手，请治于予。诊脉浮数，记得《伤寒论》中"中风六七日，不解而烦，有表里证，渴欲饮水，水入则吐者，名曰水逆，五苓散主之"之言，遂以五苓散末白饮和服，一匕知，三匕已。又治一人，消渴经年，且胸胁支满而头晕，与五苓散加甘草，水煎使服之，不三剂，诸证悉治，此盖用《金匮》苓桂术甘汤及五苓散之二法也。

评：前例为重复经文的实践，所用服法也非常规范。后例可先用苓桂术甘汤，后用五苓散。"五苓散加甘草"，不伦不类。

曾世荣曰：小儿惊风及泄泻，并宜用五苓散以泻丙火，渗湿土。因其内有桂枝，能抑肝风，助脾土也。传云木得桂而枯是也。

评："木得桂而枯"是说把桂削成钉状锲入其他树中，则彼树枯死。传闻而已！

《续建殊录》曰：有一男子年五十有余，从未有疾，矍铄如常，饮食倍于少壮时，自以为昔时好角抵之戏，故血气能如是周流。自客岁食饵又三倍于少壮，至今年而添渴，饮水数升，未尝腹满，近颇自警，以数合为度，如是能饮能食，理当渐肥，而反日瘦，他亦无所苦。先生诊之，问及其他。答曰唯腹皮麻痹，小便频数耳。乃与五苓散服之，不日而渴愈。

评：此男子多食、多饮、多尿、口渴及消瘦，所患为今之糖尿病。"腹皮麻痹"或许并发末梢神经炎。此证当选肾气丸，选五苓散不恰当。汉方用肉桂而不用桂枝。五苓散有效，推测可能与肉桂有关。

● 茵陈五苓散之注释

黄疸病，茵陈五苓散主之。《金匮要略》

【注】此方证仅有黄疸病三字，颇漠然。故东洞翁下本方定义为治五苓散证而发黄者，此言有理，可从之。

《勿误药室方函口诀》本方条曰：此方主小便不利，用于发黄之轻证。故《圣济总录》云此方治阴黄，身如橘色，小便不利。阴黄之证，详见于《巢氏病源》，非谓阴证也，谓无热状耳。若此证有热状者，宜选用栀子蘗皮汤及茵陈蒿汤。（中略）东垣治酒客病，以用此方为最宜，盖平日醉酒与烦闷不止者，以发汗、利小便之方法为适宜也。

评：茵陈五苓散适合于单纯的高胆红素血症，若为阻塞性黄疸，此方恐难胜任。但言"黄疸病"，过于笼统。

● 猪苓汤之注释

阳明病，脉浮而紧，咽燥口苦，腹满而喘，发热汗出，不恶寒反恶热，身重。若发汗则躁，心愦愦，反谵语。若加烧针，必怵惕烦躁不得眠。若下之，则胃中空虚，客气动膈，心中懊恼，舌上苔者，栀子豉汤主之。若渴欲饮水，口干舌燥者，白虎加人参汤主之。若脉浮发热，渴欲饮水，小便不利者，猪苓汤主之。《伤寒论》

【注】本条虽论白虎汤及大承气汤、栀子豉汤、白虎加人参汤、猪苓汤等之五证及其鉴别法，兹止说白虎加人参汤证与猪苓汤证之区别于下。

本方证与白虎加人参汤证于渴欲饮水一点俱相等，然彼因热毒之故，体液消耗，内外俱枯，故必有口舌干燥，烦渴引饮之状，而无小便不利之候；而本方证以水毒蓄积为主证，热毒不过为客证，故无口舌干燥，虽渴欲饮水，然无烦渴引饮之状，小便必不利，以之不难分别之。且彼证之脉常洪大或滑大，本方证之脉必浮，以此又可得而区别之。

评:《古本康平伤寒论》猪苓汤条文的"脉浮发热"作为"渴欲饮水"的傍注出现。"渴欲饮水"是白虎加人参汤证与猪苓汤证共有的表现，进一步鉴别需要采取同中求异。"口干舌燥"是唾液腺分泌减少，口腔黏膜及舌表面干燥，说明所饮之水不足，或经小便排出。"小便不利"则是水液排泄障碍，不是来源不足。所饮之水有可能停留在肌肤内而不得排出。

阳明病，汗出多而渴者，不可与猪苓汤，以汗多胃中燥，猪苓汤复利其小便故也。《伤寒论》

【注】阳明病，汗出多而渴者，为白虎加人参汤证，故本条亦如上条，所以示二方证之鉴别法也。即阳明病之烦渴，因高热持久，

体液涸竭，故可与白虎加人参汤，以滋润枯燥之组织。若误以有夺取水分作用之本方，则体液益夺，反而增恶，故有不可与之之诫。

评：《康平伤寒论评注》将此条作为"追文"看待。仔细琢磨，此条的出现也让人莫名其妙。如果没有猪苓汤证，自然不可与猪苓汤；如果伴有猪苓汤证，则当视矛盾的主次先后治之。另外，汗多造成机体缺水，肾脏亦灌注不足，即使用猪苓汤又能利出多少小便呢？

少阴病，下利六七日，咳而呕渴，心烦不得眠者，猪苓汤主之。《伤寒论》

【注】所谓少阴病者，脉微细，但欲寐，且下痢也。然本方证亦有下痢，且心烦不得眠，类似于阴病之但欲寐，故仲景假以本方证为少阴病，本方列于少阴篇。然其实本方证非阴病，而为阳病，则本方亦非热剂而为冷剂也。本条不举小便不利，是因已述于前，故略之。其下利与呕，俱由小便不利所致也。又渴者为有湿热，而心烦不眠亦由湿热侵入头脑也。

评：此条症状颇多，涉及到多个功能系统。"咳而呕"恐非本方证。"心烦不得眠"与少阴病"但欲寐"不相符。置"少阴病"于前，恐是暗含"脉微细"之意。

● 先辈之论说治验

《类聚方广义》本方条曰：治淋病点滴不通，阴头肿痛，少腹膨胀而痛者。若茎中痛，出脓血者，兼用滑石矾甘散。

评：此为急性尿道感染伴有尿潴留。推测猪苓汤能消除炎症充血，保护受损黏膜。为利尿剂＋黏膜保护剂。

孕妇七八月后，有阴户焮热肿痛，不能起卧，小便淋沥者，以三棱针轻轻刺肿处，放出瘀水后，再用此方，则肿痛立消，小便快利。若一身悉肿，发前证者，宜越婢加术汤。

评：由此可知猪苓汤所治为尿路感染为主，不伴有全身水肿；而越婢加术汤所主一身悉肿，非以局部的尿路感染为主目标。换言之，猪苓汤使用的前提是肾脏泌尿机能正常，而越婢加术汤以肾脏泌尿机能减少为目标。

● 牡蛎泽泻散之注释

大病差后，从腰以下有水气者，牡蛎泽泻散主之。《伤寒论》

【注】差同瘥，然与愈之全治异，是过半治尚未全治之义也。

评："大病"当指伤寒之重症。瘥，当为病情好转。愈，则为治愈。此种水肿，极有可能是营养不良性水肿。

● 八味丸之注释

崔氏八味丸，治脚气上入，少腹不仁。《金匮要略》

【注】不仁者，本系知觉麻痹之义，然少腹不仁，非唯下腹部知觉麻痹之意，寓有该部软弱无力，恰如按棉花然之触觉之意也。由余之实验，则此脚气与普通一般者不同，多现于孕产妇，尤以产后之妇人为特种之病证，俗称血脚气者是也。

评：脚气病为维生素 B_1 缺乏性疾病，以神经系统及循环系统表现为主。成人脚气病可以表现为感觉迟钝，痛、温觉消失。同时伴有肌力下降。求真的注解很到位。

问曰：妇人病，饮食如故，烦热不得卧，而反倚息者，何也？师曰：此名转胞，不得溺也。以胞系了戾，故致此病，但利小便则愈，宜肾气丸主之。《金匮要略》

【注】饮食如故云者，饮食与平常无异，固为胃中无病，然是亦为阴证之征。所谓烦热者，于《观证辨疑》云烦热，虚热也，为心中、手掌、足心之热也。烦者，为无可奈何之状。（中略）血脱者，地黄主之。

又《伤寒杂病辨证》曰：烦热者，因热而苦烦也。其证心胸之间如蒸如燎，热气沸郁，烦扰不安，故名烦热。成无己曰：烦热者，与发热若同而实异也。发热者，怫怫然发于肌表，有时而休。烦热者，因烦而热，无时或歇者也。二者均是表热，而烦热者，因热而烦，发热乃时发，无时或也，是得之矣。（中略）又有谓手掌、足心烦热者，盖取诸烦扰无可奈何之义也。

评：所谓"烦热"，是因局部毛细血管扩张，血流量较之平常明显增加，热度亦因之较他处突出，并有烘热感。此条烦热，恐与妇人内分泌失调有关。

然此烦热，非本方证之特有，而同本方含大量地黄之三物黄芩汤、炙甘草汤、黄土汤、芎归胶艾汤、大黄䗪虫丸等证亦有发现者，又无地黄之栀子剂、小柴胡汤、小建中汤等证亦有发现者。仅手掌、足跖之烦热，于驱瘀血剂之大黄牡丹皮汤、桃核承气汤、桂枝茯苓丸、当归芍药散等证亦有发现者，故凭此一证之存在，不可为本方证之特征也。倚息者，倚悬于物而呼吸之意，即伴短气以呼吸也。转胞之胞，即指膀胱，称转胞时，虽为膀胱转移之意，其实不然，是由以下之胞系了戾而来之病名也。溺者，排尿之意。胞系之系，系或紧之义。了戾者，为屈曲旋转之意。膀胱如系之紧者，非输尿管与尿道之外而发病，则此屈曲旋转者，即输尿管也。

故全文之意：有人问曰：妇人饮食如平常，然烦热而不得横卧，倚悬于物而呼吸者，何故？师答之曰：此病称转胞，因输尿管曲捻，不能排尿之结果也。故与本方以整复输尿管而使利尿之意也。

输尿管之屈曲捻转，因组织之紧张力减退，则由此原因之子宫下垂证，亦多以本方为主治也。

评："胞"就是女子胞，将"胞"注为膀胱，"胞系"注为输尿管则明显错误。其一，"胞"在整个妇人病篇所指的内涵应该是一致的。把"转胞"解释为输尿管曲捻，那么，胶艾汤条的"胞阻"又该如何解释？其二，男子也有输尿管，此病为何只在妇人病篇论述？既然放在此篇，说明是妇人独有之病，恐是子宫脱垂压迫尿道使然。

● 八味丸之腹证

地黄治脐下不仁及烦热，具强心作用。地黄合泽泻、茯苓、附子为利尿作用；薯蓣、山茱萸有滋养强壮作用；牡丹皮佐地黄而治烦热，并可和血；桂枝抑制水毒之上冲；附子刺激新陈代谢机能，使脐下不仁等之组织弛纵者可以复旧，并治下体部之冷感，及知觉运动之不全或全麻痹等。故包含是等药品之本方以脐下不仁为主目的，尿利之减少或频数，及全身之烦热，或手掌、足跖之更互的出没烦热与冷感为副目的，更参照上记及下列诸说而用之也可。

评：八味丸之腹证应该有两个，除了"脐下不仁"之外还应该有"小腹拘急"。

● 先辈之论说治验

《建殊录》曰：某僧一身肿胀，小便不利，心中烦闷，气息欲绝，脚尤濡弱。一医作越婢加术附汤饮之，数日无效。先生诊之，按至少腹，得其不仁之状，乃与八味丸。一服心中稍安，再服小便快利，未尽十剂而痊愈。

求真按：此病恐系慢性肾炎，余亦于此证而烦热不堪病者，与本方而得速效者矣。

评："少腹不仁"是使用八味丸的重要依据，"烦热不堪"也不容忽视。若水肿明显者，济生肾气丸较肾气丸更为恰当。

《医方口诀集》本书方条曰：下焦虚惫，或小便不禁者，或癃闭者，痿痹者，皆可用之。

评："下焦虚惫"的实质是膀胱、前列腺以及支配此等器官的神经病变，以及盆底肌群的松弛等。

《古方便览》本方条曰：一人患热病后口渴，饮茶汤每日约三四升，小便昼夜五六十次，其他无少苦，诸治不得奏效。余即作八味丸料使饮之，诸证顿除。

评：此病可能为继发性高血糖症。"作八味丸料使饮之"是丸剂作煎剂使用。凡丸剂作煎剂用者，皆云某丸料。

● 麻黄汤之注释

太阳病，头痛，发热，身疼腰痛，骨节疼痛，恶风，无汗而喘者，麻黄汤主之。《伤寒论》

【注】本方虽与桂枝汤同为太阳病之治剂，然如既述之桂枝汤证，为皮肤弛纵而汗自出者，即水毒不郁滞于体表，身体非不疼痛，然身疼腰痛，骨节疼痛，不至剧烈。又此毒不迫于呼吸器，故不喘。而本方证因皮肤致密而紧张，汗不出，故排泄被阻止，于是水毒迫于肌肉或关节，致成身疼腰痛，骨节疼痛，侵入呼吸器而使作喘也。由此观之，仅由汗出与不出之差，即有霄壤之别，故诊断时务宜谨慎从事，不可有误。

评：此条之"喘"不是哮喘。《说文解字》曰："喘，疾息也。"即是呼吸急促之意。体温每升高 1℃，呼吸每分钟就增加 4 次。此处的呼吸急促是发热所致。

太阳与阳明合病，喘而胸满者，不可下之，宜麻黄汤。《伤寒论》

【注】所谓太阳与阳明合病者，是指示太阳病不解而转属于阳明之机会与有阳明证时而兼发太阳证之时相似也。前者自表及于里，后者由里达于表也。然太阳、阳明二证，在共存时则相等，而前者为普通所见，故暂置之，今就后者说明之。大概阳明证以泻下可解，然有时病毒之一部欲由皮肤逃遁而现表证，同时有迫

呼吸器而发喘证者。此际固有阳明证，而太阳证亦一时的存在也。故成氏所谓太阳与阳明之合病而胸满者，由喘而胸腔之内压增高，压下横膈膜，心下与肋骨弓下部膨满之谓，即喘为主证，而胸满为客证也。故以主证之喘为目的而用本方，则喘与胸满亦皆治愈之意也。

评：《康平伤寒论评注》将此条列为"追文"，为后人所添加的内容。以此观之，所谓的"合病""并病"恐非古方医学固有的范畴。

何以特记此无意味之客证之胸满，而犹云不可下之？是亦仲景之深意所在。此喘而胸满与大承气汤证之腹满而喘者颇相类似，而示其鉴别法也。详言之，大承气汤证之腹满而喘，由病毒充实于腹内而成腹满，因腹满而迫使横膈膜上升，致成喘证，是以腹满为主证，而喘为客证也。故以腹满为目的，而以大承气汤泻下病毒时，则腹满与喘皆愈矣，然不能治喘而胸满者，则麻黄汤证之喘而胸满者，暗示不可误为腹满而喘，以大承气汤下之之意也。决断病证之表里主客，为决汗下之重大关键，不可不深留意之。

评：求真所说甚为详细，但古人果真"胸满"与"腹满"不分吗？另外，"下之"也非大承气汤的专利，陷胸丸也云"下之"。

太阳病，十日已去，脉浮细而嗜卧者，外已解也。设胸满胁痛者，与小柴胡汤；脉但浮者，与麻黄汤。《伤寒论》

【注】当患太阳病，经过十日以上尚不愈时，呈脉浮细而好横卧者，表证之谓外，即表证已解也。设有此状，而胸满骨痛者，可与小柴胡汤。脉但现浮，无他证者，为表证未全去，宜与本方

之意也。本条所以称"与"，不称"宜"者，称"宜"为应一时病变之活用手段而权其机宜也；称"与"者，见目前之证，为一时的处方之谓，寓有依证变化或至于转方，亦未可知之意也。至病证完备，无丝毫疑者，则称"主之"，是三者之区别也。

评：《康平伤寒论评注》把本条列入"追文"范畴。求真关于"与""宜""主之"三者之区别是否存在过度解读？是否可以从另外角度给予解释，即"主之"为原文口吻，"与""宜"为后人口吻？为便于区分而设。《伤寒论》有后人添加内容，"与""宜""主之"也体现了不同的语言风格。

● 先辈之论说治验

《方舆輗》还魂汤条曰：此方为起死回生之神剂，诚不愧还魂之名也。小儿发搐而死，二三日不醒，间有起之者。余通家一芽儿曾患此证，医生群集，投以惊药数方，且施针灸，治法殆尽，未见一效，病势已发极点，皆曰不治。余后诸医师至，初诊其脉，则可谓沉绝，暂对之，则时见而生机仿佛。因向病家曰：此子虽病势已危，以余观之，全是热邪郁闭之极，若一得发泄，庶几可以回春。即作还魂汤与之，使其母抱而被覆之，须臾汗出，即醒。盖还魂汤原无发汗之说，今用之使覆被，出于余之理想，先觉者请政之。余尝值小儿之发热昏沉者，则务发其汗，十不误一。此证遽用金石、脑、麝，不唯不醒，反引邪深入于内，祸在反掌之间。喻嘉言曰：若小儿病发热昏沉，务择伤寒名家，循经救疗，则百不失一矣。真确论也。

求真按：现今医家对于此证，除注射樟脑精外，殆无他策，是非其治也明矣，当猛省。

评：还魂汤令昏睡者苏醒，并非是发汗的结果，或为麻黄兴奋中枢神经使然。不妨换用其他不含麻黄的发汗剂，看看是否也能"须臾汗出，即醒"。

《生生堂治验》曰：一女子年甫八岁，患狂痫，休作有时，发则心气恍惚，妄言不已，诸治无验。延至十八年春，愈甚，剧则每夜三四发，医皆束手。父母甚忧之，谒师请治。师挈其女入浴室，以冷水灌之，食顷，乃与麻黄汤，使覆以取汗，二三次，遂不复发。

求真按：此治验之证候记载不充分，故用本方之理由亦不明。然恐中神氏谛认此狂痫之原因为皮肤呼吸障碍，所以灌注冷水冲动皮肤，以期药力之透彻乎。

评：笔者惊讶中神氏的奇巧"造模"思路。先"以冷水灌之"，人为造就麻黄汤证的模型，然后再治疗该证。相比于"狂痫"而言，麻黄汤证要容易治愈。但此案缺乏长期观察结果，"遂不复发"不足为信！

《橘窗书影》曰：一妇人临产破浆后，振寒，腰痛如折，不能分娩。前医与破血剂。余诊曰脉浮数而肌热，恐系外感，与麻黄汤加附子，温覆使发汗。须臾，腰痛稍宽而发阵缩。余谓产期将至，使坐草，俄产一女。

《舒氏女科要诀》曰：偶医一产妇，发动六日，儿已出胞，头已向下，而竟不产。医用催生诸方，又用催生之灵符，又求灵神炉丹，俱无效。延予视之，其身壮热，无汗，头、项、腰、背强痛，此寒伤太阳之营也，法主麻黄汤。作一大剂投之，使温覆，少顷，得汗，热退身安，乃索食，食迄，豁然而生。此治其病而产自顺，上工之法也。

求真按：可见用内服药而使催生之妙。

评：从上述二则治验来看，外感的不适或许影响子宫收缩及腹肌助力，分散了产妇的分娩力量，导致产程延长。"催生"不是麻黄汤的功用，只是解表后人体正常分娩机能的恢复。麻黄所含的麻黄碱能够增加肌肉的紧张度，使疲劳的肌肉恢复张力，因而被列为肌肉兴奋剂。这一作用对于上述产妇的分娩是否也有裨益？值得探讨。

● 甘草麻黄汤之注释

里水，越婢加术汤主之，甘草麻黄汤亦主之。《金匮要略》

【注】南涯氏注《金匮要略》防己茯苓汤条曰：此证（中略）故四肢先肿而身不肿，与麻黄证异。麻黄证者，身肿而及于四肢也。

又防己黄芪汤条曰：凡防己所治者为虚肿，而自下起也；麻黄所治者为实肿，而自上起也。

评：所谓的虚肿与实肿，是指压之是否凹陷，是否迅速恢复正常。压之凹陷不能迅速复常为虚肿，压之无凹陷为实肿。虚肿多为低蛋白血症之水肿，其组织间隙蛋白含量低因而压之凹陷，多发生于身体的低垂部位；实肿则组织中蛋白含量高而压之不凹陷，多先出现于眼睑、颜面部等皮肤疏松部位。就肾脏疾病而言，虚肿者，多见于肾病综合征；实肿者，多见于肾小球肾炎。"凡防己所治者为虚肿"，不如说"凡黄芪所治者为虚肿"更恰当。黄芪所治肾病综合征，一方面减少尿蛋白排泄，另一方面促进肝脏合成白蛋白。"开源""节流"双管齐下，血浆白蛋白得以恢复正常而水肿自消。

● 先辈之论说治验

一男子六十余岁，患上证。余诊之，即与甘草麻黄汤服之，一夜汗出，烦闷而死。后阅《济生方》有云：有患气促，积久不瘥，遂成水肿者，服之有效。但此药发表，于老人、虚人不可轻用。余当弱冠，方脉未妥，逮读《济生》而大悔前非。

评："一夜汗出，烦闷而死"，从现代医学角度来推测，此患者多半是汗出过多导致虚脱而亡。另外，从水肿进行推测该病人可能存在心功能衰竭以及基础性心脏疾患，此时用麻黄无疑加速心率，加重心衰，"烦闷而死"是否指向心血管事件？"但此药发表，于老人、虚人不可轻用"改作"但此药增加心率，于心脏病、尤其心功能衰竭者不可轻用"更为恰当。

《橘窗书影》曰：一人患久年哮喘，感触风寒，则必发作，不能动摇。余谕之曰：积年沉疴，非一朝药石所能除，但可先驱其风寒，以桂枝加厚朴杏子汤及小青龙汤发表之，表证解，则与麻黄甘草汤。服二三帖，喘息忽平，行动复常，得以出事。其人大喜，每自效此法而调药有效，经年后，外感稍触，喘息亦大减云。余多年苦思治哮喘，得二法：触筋风寒者主发汗，如森村氏法，为第一法。由寒冷澼饮者，与《外台》柴胡鳖甲汤及延年半夏汤等，驱除其解饮后，以苓桂术甘汤加没食子（华冈经验方），使散服，则喘气大收，是第二法也。

求真按：仲景之治法，万病俱随证处方，故喘息之治法亦无一定。浅田氏处方之适宜处，虽不能谓为全无，然由余之经验，诱发于感冒者，以葛根汤、大柴胡汤、桃核承气汤之合方证为最多，葛根汤、桂枝茯苓丸合方或葛根汤、桂枝茯苓丸、大黄牡丹皮汤合方之证次之，麻黄汤、甘草麻黄汤、小青龙汤证等则较少也。又不关于感冒而发作者，大概为大柴胡汤、桃核承气汤之合方，或大柴胡汤、桃核承气汤、大黄牡丹皮汤之合方，殆有百发百中之效，似觉无柴胡鳖甲汤、延年半夏汤之必要。浅田氏为学识渊博、经验丰富之名医也，余亦多从其所学。然从来古方后世折衷家，每有对于古方活用上往往有不彻底之短，此氏所以用如柴胡鳖甲汤、延年半夏汤之愚方乎？

评：汤本求真追求的是纯正的古方而反对折衷派夹杂后世方的毛病。"不彻底之短"就是不纯正，体现在对古方研究的不精深与不会合方使用等方面。求真的"大柴胡汤、桃核承气汤之合方"经验的确开治喘之新局面，值得借鉴！"殆有百发百中之效"，此言或有夸张。

● 麻黄附子细辛汤之注释

少阴病，始得之，反发热，脉沉者，麻黄附子细辛汤主之。《伤寒论》

【注】少阴病始得之者，初病脉微细而有欲寐之情况，开始

即病阴证之谓也。少阴病普通不发热，今反发热。又阳证之发热，脉必浮，今亦反之发热而脉沉。是证与脉反于常规，故云反也。

评：这条经文让我想起门纯德老中医《名方广用》一书中记载的麻黄附子细辛汤治疗小儿病毒肺炎危症的经验。既有发热，又有典型的少阴病表现，二者合起来看应该属于感染性休克。引起发热与休克的共同原因是病原体释放的毒素。毒素一方面刺激体温中枢导致发热，另一方面作用于微循环系统导致休克，表现为少阴病。二者几乎是同时并见，也符合"始得之，反发热"的事实。

● 先辈之论说治验

《张氏医通》曰：暴哑声不出，咽痛异常，卒然而起，或欲咳而不能咳，或有痰，或清痰上溢，脉多弦紧，或数疾无伦，是大寒犯肾也，以麻黄附子细辛汤温之。

评："暴哑声不出"为急性声带水肿所致；"咽痛异常"为咽部急性炎症表现，多有红、肿及灼热；"欲咳而不能咳"是因咽部疼痛而不敢咳嗽。麻黄附子细辛汤治疗寒性咽痛、失音之感冒效佳。笔者曾有用此方治疗一例冬月半夜起来修理汽车，随后声音嘶哑者。"脉多弦紧"无可置疑，但"数疾无伦"未必能用本方，需要警惕是否存在快速型心律失常。

《方舆輗》曰：余壮年时治一患者，年甫五岁，病痘初发，与葛根加大黄汤，自第三日放点，至第四日而痘皆没，但欲寐，绝饮食，脉沉，热除，宛然少阴之病状也。因劝转就他医，病家不听，强请治之。再潜心细诊，沉脉之中犹觉神存，乃与麻黄附子细辛汤。翌日，痘再透发，脉复，气力稍增，由是起胀贯脓，顺候也，结痂而愈。惟此儿无热毒，为寻常之痘耳，因多用葛根加大黄汤，使发汗过多，大便微溏，故有此变。此是余初年未熟之咎也，然幸儿未夭折，得免其父母之讥谴，亦大幸矣。

评：此案将麻黄附子细辛汤活用于水痘误下后的变证，很有启发意义！本案"热除"，突破经文"反发热"的明示，也不是少阴病"始得之"，只是抓住了"但欲寐""脉沉"而取得满意疗效。可见少阴病的提纲证对麻黄附子细辛汤证的识别具有重要参考价值。"沉脉之中犹觉神存"，此言含糊不清。"神"指什么？"神存"的表现又是什么？没有说清楚。推测脉应不是沉而无力，没有热象，自然也不会脉数。

《勿误药室方函口诀》本方条曰：此方解少阴之表热。一老人咳嗽吐痰，午后背脊洒淅恶寒后，微似发汗不止。一医以为阳虚之恶寒，与医王汤，无效，服此方五帖而愈。（下略）

求真按：余亦曾治老人之支气管炎，用本方即得效矣。

评：老人代谢减弱，患病容易出现少阴病。本案仅以"午后背脊洒淅恶寒后，微似发汗不止"作为麻黄附子细辛汤治咳嗽的使用指征，还是过于简略。对此，不妨以龙野一雄的经验补充之。一是咳嗽带有喘鸣及薄痰、脉沉，二是全身特别是头部诉有冷感时为宜。另外，既然是少阴病，精神状态的萎靡也是用方的重要参考。

● 麻黄杏仁甘草石膏汤之注释

发汗后，不可更行桂枝汤。汗出而喘，无大热者，可与麻黄杏仁甘草石膏汤。《伤寒论》

【注】麻黄本以无汗为目的，今用于汗出而喘者，乃因《气血水药征》中以麻黄合杏仁则治疼痛而喘，合桂枝则治恶寒无汗，合石膏则治汗出也云。由是观之，本方有麻黄、杏仁、石膏，无桂枝，此所以本方治汗出而喘也。然麻黄与石膏之本方及越婢汤等证之汗与桂枝汤证之自汗全然异趣，乃因伏热而榨出，富黏稠性，臭气强。又无大热云者，《观证辨疑》中以为当有大热而无大热者也云云。《伤寒杂病辨证》中以为有无大热者，大即大表之大，非大小之大，故谓大表无显热，非全无热之谓也云云。故虽有发大热之资格，但现在于体表无大热之谓也。

评："然麻黄与石膏之本方及越婢汤等证之汗与桂枝汤证之自汗全然异趣，乃因伏热而榨出，富黏稠性，臭气强。"这个观点需要讨论。人体的汗腺分为顶浆分泌腺与外分泌腺两种。顶浆分泌腺分布在腋下、乳晕、外生殖器及肛门，其分泌物呈油性、黏液性，其分泌物分解后会产生臭味，在发送性嗅觉信息中起到重要作用。外分泌腺对称性分布于全身，其分泌物呈水性，其作用是在高温环境及活动期间降低机体的温度。由此可知，汗液本身是不臭的，"臭气强"是汗液中分泌物分解使然。有可能与病人不能及时清洁皮肤和更换衣服有关。试图通过汗味来鉴别诊断是认识上的误区！

● 麻黄杏仁薏苡甘草汤之注释

病者一身尽疼，发热，日晡所剧者，此名风湿。此病伤于汗出当风，或久伤取冷所致也。可与麻黄杏仁薏苡甘草汤。《金匮要略》

【注】一身尽疼者，一身之关节尽痛也。日晡所者，黄昏时也。发热二字在日晡所之上者，谓常发热，然至日暮时更增剧之意也。此下是说明病名与病因。东洞翁本方定义云治麻黄杏仁甘草石膏汤证之不烦渴有水气者。然茫然之议论，难以为确据。又当有喘满之证，然是亦非必有之证，故难为定则也。由余之实验，本条明述急性、多发性关节炎之证治。苟存其证，于他病亦可活用之，无待言矣。

评：麻黄杏仁薏苡甘草汤证的条文描述，类似于风湿热。"病者一身尽疼"类似于游走性多发性关节炎的症状。游走性多发性关节炎是风湿热最常见的临床表现，多伴有发热。表现为关节极度疼痛，触痛，也可有红肿热痛的炎症表现。关节疼痛和发热通常在2周内消退，很少持续超过一个月。"此病伤于汗出当风，或久伤取冷所致也。"此为臆测之语，为古人认识的局限。其他条文涉及病因时也有类似的表述。不足信！

● 桂枝二麻黄一汤之注释

服桂枝汤，大汗出，脉洪大者，与桂枝汤如前法。若形如疟，日再发者，汗出必解，宜桂枝二麻黄一汤。《伤寒论》

【注】尾台氏曰：服桂枝汤以下十八字为白虎加人参汤之条文，错乱混入也。此说是也，因脉洪大者，未曾有与桂枝汤之理

故也。若以下虽为本方证，然宜桂枝二麻黄一汤之句当接续于日
再发者之下解，非汗出解后与本方之谓。东洞翁本方定义谓治桂
枝汤证多，麻黄汤证少者，此说宜从之。

评：按经文通例，"者"是病症叙述的结束语，其后便是用方
了。因此，"汗出必解"恐为注文混入。

"东洞翁本方定义谓治桂枝汤证多，麻黄汤证少者，此说宜从
之。"吉益东洞的定义有些望文生义。试想，如果当时张仲景不以
"桂枝二麻黄一汤"为本方命名，而是以其他诸如"麒麟汤"命
名，吉益东洞是否会如此定义？"多"与"少"又该如何量化？
桂枝汤证与麻黄汤证可以同时在一个病人身上出现吗？合方就一
定是两个方证的简单相加吗？可见，东洞的定义对临床并无多大
参考价值。

● 桂枝麻黄各半汤之注释

太阳病，得之八九日，如疟状，发热恶寒，热多寒少，其人
不呕，清便续自可，一日二三度发。脉微缓者，为欲愈也；脉微
而恶寒者，此阴阳俱虚，不可更发汗、更下、更吐也；面色反有
热色者，未欲解也，以不能得小汗出，其身必痒，宜桂枝麻黄各
半汤。《伤寒论》

【注】自太阳病至热多寒少句，自面色反有热色者至其身必
痒句，使接续之即为本方证，其他皆示类证鉴别法。即如其人所
以不呕者，因患太阳病，经过八九日顷，当发呕吐与寒热往来而
现小柴胡汤证（少阳证）之时期。今反有如疟状（此证为类似于
小柴胡汤证之寒热往来也）之外证，而疑似于小柴胡汤证，故特

云不呕，以示其非小柴胡汤证也。清便续自可者，为普通便通顺之意，然特举之者，以明自里证（阳明证）也。又一日二三度发，脉微缓者，为欲愈也者。虽如疟状，日二三发，然脉微缓者，为将愈之征，则不可用本方也。所谓脉微恶寒者，虽如疟状，日二三发，但脉微恶寒者，为体力虚衰，已陷于阴证也，是则禁汗、吐、下之义也。余虽不必解，惟面色反有热色者之热色二字，为颜面泛赤之意也。

评："脉微缓者，为欲愈也；脉微而恶寒者，此阴阳俱虚，不可更发汗、更下、更吐也；面色反有热色者，未欲解也。"这一段的插入显得很突兀，在《古本康平伤寒论》中属于"嵌注"内容，不是经文。由此可知，"面色反有热色者"亦非本方证。"如疟状"，疟病发热寒战，汗出热退，周期发作。本方证没有汗出，故非疟病。

"其身必痒"，经文未言皮疹情况，说明皮疹对构成本方证不是必须。《现代日本汉方处方手册》载《应用的实际》说："我曾以桂麻各半汤治一青年皮肤瘙痒。其实，皮肤几乎没有发斑与发疹。另外，老人至夜间诉全身瘙痒，而皮肤无显著变化，以桂麻各半汤治之均获奇效。"也从临床实践证明皮疹非桂枝麻黄各半汤证所必备。

● 桂枝去芍药加麻黄附子细辛汤之注释

气分，心下坚大如盘，边如旋盘，水饮所作，桂枝去芍药加麻黄附子细辛汤主之。《金匮要略》

【注】本条诸说纷纭，余亦无定见，故列载下说以代注释。

东洞翁本方定义曰：治桂枝去芍药汤、麻黄附子细辛汤二方之证相合者。又曰：枳术汤、桂姜枣草黄辛附汤之二方，《金匮要略》中所载，其因与证同而不可别。今审其方剂，桂姜枣草黄辛附汤为桂枝去芍药汤及麻黄附子细辛汤之合方也，而桂枝去芍药汤以头痛、发热、恶风、有汗等为主证，而腹中无结实者也。麻黄附子细辛汤证曰少阴病发热云云。按所谓少阴病者，恶寒甚者也，故用附子，附子主恶寒也。依二汤之证推之，心下坚大而恶寒发热上逆者，桂姜枣草黄辛附汤主之。术主利水，是以心下坚大、小便不利者，枳术汤主之。

《方机》本方之主治曰：恶寒，或身体不仁，或手足逆冷，而心下坚者，及有痰饮之变者，四肢惰痛，恶寒甚者。世俗所谓劳咳（脊骨之灸）骨蒸，恶热恶寒，心中郁郁（此处文字不明）心下痞坚者（南吕），无痞坚者（以解毒散及紫圆时时攻之）。

《类聚方广义》本方条曰：气分以下十六字，此枳术汤证，《医宗金鉴》以为衍文是也。且气分二字不似仲景之口气，今据他例推之。上冲头痛，发热喘咳，身体疼痛，恶寒甚者主之（中略）。老人秋冬之交，每有痰饮咳嗽、胸背胁腹挛痛而恶寒者，宜此方，兼用南吕丸。

尚有其他诸说，因涉冗长，故略之。

评：上述诸说大多是雾里看花，没有一个符合经文的。《中医诊疗要览》载斑替氏病积有腹水时用本方。斑替氏病又叫斑替氏综合征，是指具有脾大、贫血、肝硬化的一组病症，也叫血栓静脉炎性脾大综合征。"心下坚大如盘，边如旋盘"描述的应该是肿大的脾脏。

● 续命汤之注释

《古今录验》续命汤，治中风痱，身体不能自收持，口不能言，冒昧不知痛处，或拘急不得转侧。《金匮要略》

【注】中风，脑溢血也。痱，与中风同意，但今为身体一部不能自由之义。冒者，茫然自失之意。昧者，愚之义也。本方虽为麻黄剂，然其中含治阳虚药之人参与干姜，治贫血性瘀血药之当归与川芎，故麻黄汤或大青龙汤或越婢汤证而有虚候，带贫血者，可用之。

评：脑溢血只是中风之一种，且脑溢血多伴有高血压，头面部呈现充血状态，未必有贫血！当归与川芎实质为扩张动脉血管，类似于钙离子拮抗剂，不是治疗贫血专药。

● 先辈之论说治验

《金匮要略述义》本方条曰：按此方即为大青龙汤之变方，惟尤氏所谓攻补兼施者，中风之邪气本轻，但以血气衰弱殊甚，故受侵袭。大抵表候为内证所掩，往往使人难以辨认。盖续命汤为发表补虚对待之方，实为中风正始之剂。推其立方之旨，则亦足以明中风所因之理，学者岂可不深味之乎。

求真按：本方不过治脑出血之贫血衰弱而带表证者，故不得为中风正治之剂。丹波氏之言，不可悉信。

评：续命汤所主不是脑出血。本方之所以叫"续命汤"，是延续生命之意，一定是不治有可能就死，用了就能很快好转。脑出血，病情严重者死亡率很高，来不及救治；其病情轻者仅留后遗症，与生命没有多大影响，谈不上"续命"。从经文描述来看，"中风痱"有可能是现代医学的急性上行性脊髓炎。

求真按：余每以续命汤治前证及历节风、越婢汤证而带血虚者。又用于后世五积散之所主治，有速效。此古方之妙，不可轻侮也。

评：续命汤可看作五积散的精简版，但不能替代五积散的所有主治。

● 射干麻黄汤之注释

咳而上气，喉中水鸡声，射干麻黄汤主之。《金匮要略》

【注】《类聚方广义》本方条曰：水鸡声者，为痰与气相触之声，在喉中连连不绝也。苏颂曰：蛙即今水鸡是也。陶弘景曰：蛙与虾蟆一类，小形而善鸣者为蛙。余按：水鸡非今之水鸡、秧鸡，蛙即今之青蛙。喉中水鸡声者，当呼吸时，咽喉之内发出如蛙鸣之谓也。

评：如此说来"喉中水鸡声"是上气道分泌物与呼吸气流摩擦发出的声音，提示呼吸道呈现分泌亢进的状态。以此观之，射干麻黄汤有减少呼吸道分泌作用。关于"水鸡"，有人认为是南阳地区的一种陶瓷工艺玩具，具有悠久历史。顾名思义，可能外形似鸟，可以灌水后吹响，声音如同喉中漉漉痰鸣。事实上，青蛙的叫声也不像痰鸣音，不符合临床实际！但从地域角度来解释，似乎可以说得通。不过，范行准认为张仲景是南阳郡蔡阳人，蔡阳，即今湖北省枣阳县。如此来看，"水鸡"是南阳陶瓷工艺玩具的观点又站不住脚了。

● 厚朴麻黄汤之注释

咳而脉浮者，厚朴麻黄汤主之。《金匮要略》

【注】浅田氏曰：此方之药有似小青龙加石膏汤，然降气之力为优，故用于喘息上气有效。主溢饮者，宜小青龙加石膏，又与射干麻黄汤互用。然此方宜于热强脉浮者，与彼方之用于无热有异也。又富贵安佚之人过于膏粱，腹满而咳者，此方加大黄有效。麻黄与大黄为伍，势如表里，与《千金》黑散同意，有奇效也。求真按：此说甚佳，以之解本条，并可作类方之鉴别法。

评："故用于喘息上气有效"，此注对经文具有很好的补充价值。《千金方》黑散由麻黄、大黄、杏仁组成，"治小儿变蒸中挟时行温病，或非变蒸时而得时行者方"。此方是以发汗为主要目的，麻黄与大黄为伍并非如和田氏所言的"势如表里"。

● 小青龙汤之注释

伤寒表不解，心下有水气，干呕，发热而咳，或渴，或利，或噎，小便不利，少腹满，或喘者，小青龙汤主之。《伤寒论》

【注】平素胃内有停水之人，若患感冒或肠伤寒时，表证与胃内停水因相互错综之关系引起诸般之症状，即干呕者，因胃内停水被表热冲动而上逆；发热者，因有表证；咳者，因表热与停水迫于呼吸器；渴与利，即下痢，因停水之下行；噎者，由咽下之饮食物与上迫之停水冲突也；小便不利者，由于停水上行而不

下降；少腹满者，因停水集于下腹部；喘者，表热与停水内迫于呼吸器也。故以麻黄、桂枝解表证，用桂枝抑压水毒之上迫，以细辛、干姜、半夏去胃内停水，用芍药、五味子收固咳嗽及其他，以甘草调和诸药，且缓和组织之紧缩，则宿疴之胃内停水与新病之表证俱可脱然消散，故师断定以小青龙汤主之也。

评：汤本求真从"停水"与"表热"来解说或然证，未必尽然。这些或然证，可能病人原本就患有。求真把"心下有水气"解释为"胃内停水"，恐不合适！与"胃内停水"相对应的应该是"心下有痰饮"。"水气"应该是水肿，与"痰饮"不是一个概念。"心下有水气"是一个实实在在的体征，还是一个虚拟的病机概念？后者的可能性极大。

小青龙汤与大青龙汤之名称，因此二方中麻黄之色青，以拟往古四神，即青龙、白虎、玄武、朱雀之一青龙神之意而命名之也。白虎汤之称呼，因君药之石膏色白，拟白虎神；玄武汤又名真武汤之名，因所配之附子色黑，以象玄武神也；朱雀汤亦名十枣汤之称，因大枣之色赤，象朱雀神也。

评：含麻黄的处方很多，为什么其他的处方不叫青龙汤？除了药物颜色以外，方剂的功用更是命名的重要依据。附子并非都是色黑，黑附子是用了染色液的缘故。经文只云"炮去皮，破八片"，没有说染色。"炮"（应读 bāo，去声），有"裹烧之"的意思。换言之，古方医学所用黑附子的依据不足，"以象玄武神也"乃臆测之语。《说文解字》："黑而有赤色者为玄。"黑附子无赤色，何以象玄武？

伤寒表不解，心下有水气，咳而微喘，发热不渴。服汤已渴者，此寒去欲解也，小青龙汤主之。《伤寒论》

【注】小青龙汤主之一句，当假定接续发热不渴句解之。又服汤已以下，汤即本方，是叙服后起，治愈转机可知。始不渴者，因胃内有停水。服药后渴者，药力能驱逐停水，使胃内干燥（比较的），故曰寒去欲解也。

评："服汤已渴者，此寒去欲解也"在《古本康平伤寒论》中属于傍注内容，显然是后人的发挥。求真不知此为注文，以至于歧义旁出。果如求真所言，则当为"服汤已渴者，此水去欲解也"才是！"寒"字来路不明，显得突兀。另外，此书没有"表不解"三字。

咳逆倚息不得卧，小青龙汤主之。《金匮要略》

【注】倚息者，凭依于物，而呼吸之意，即呼吸困难也。

评：此注恐有不妥。如果当作"呼吸困难"来解，那么，极有可能是心功能不全的端坐呼吸，不可以使用小青龙汤。"倚息"当是靠着某物休息，"息"不能作"呼吸"解。"倚"是依靠着的意思，"卧"则是伏在几上休息。"倚"与"卧"都是古人休息时的体位姿势。

妇人吐涎沫，医反下之，心下即痞，当先治其吐涎沫，小青龙汤主之。涎沫止，乃治痞，泻心汤主之。《金匮要略》

【注】本条是示先表后里之法则，即先宜解表而后可攻里也。涎沫者，如《类聚方广义》云：程林曰连绵不断者曰涎，轻浮而白者曰沫。涎为津液所化，沫为水饮所作。《百方口诀外传》云：

凡治咳痰以小青龙汤者，其涎沫与咳嗽宜注意，其所吐之痰如淡茶，是名痰沫，此痰沫而喘急者，是小青龙汤之咳嗽也。

评：本条所述让人费解。第一，"吐涎沫"应该用甘草干姜汤，小青龙汤的主证是咳。第二，误下致"心下即痞"，应当选用半夏泻心汤为宜，而泻心汤是治疗吐血、衄血的。第三，在治疗的次序上似乎也不合适。心下痞还用含有麻黄的小青龙汤，对胃肠会不会产生不良刺激？心下痞与吐涎沫相比属于新病，而且病位进一步走里，当先解决心下痞为宜。第四，单纯一个"吐涎沫"就"医反下之"，从临床角度讲不通。此条是否有脱简，值得怀疑。

● 先辈之论说治验

《建殊录》曰：一女子患病，众医以为劳瘵也，而处方皆无效，羸瘦日甚，且夕且死。其父素惧古方，逾月，其女死。后二年，其妹病，其父谒曰：仆初有五子，四人已亡，其病皆劳瘵也。盖年及十七，则其春正月瘵必发，至秋八月则必死。今季子年十七，又病此，仆固非不知古方有奇效，但惧其多用峻药耳，然顾以缓补之剂救之，未见一效，愿先生治之，虽死亦无悔焉。先生诊之，气力沉弱，四肢惓惰，寒热往来，咳嗽殊甚，作小青龙汤及滚痰丸杂进，其年未至八月，痊愈复常。

求真按：此证虽称痨瘵，其实恐似是而非也。何则？余诊多数之肺结核，未曾见有麻黄剂证也，读者不可轻信之。

评：此案用小柴胡汤去人参、生姜、大枣，加干姜、细辛、五味子是否更恰当？

● 大青龙汤之注释

太阳中风，脉浮紧，发热恶寒，身疼痛，不汗出而烦躁者，大青龙汤主之。若脉微弱，汗出恶风者，不可服。服之则厥逆，筋惕肉瞤，此为逆也。《伤寒论》

【注】和久田氏曰：此章大概以不汗出三字（求真按：因原文云不汗出，故和久田指之）为主眼。按论中之不汗出，文有异同，其旨趣当各有别，如曰汗不出，曰不汗出，曰无汗，曰不发汗是也。汗不出者，可读虽发汗亦不出，即促使其出汗而仍不出也。不汗出者，可读以汗不出，表有水气，当成汗而出，但不成汗而出也，故以而烦躁三字接之，谓汗不出而烦躁也。无，为有之反对，宜有汗处，其汗无也，是因表有瘀水之隔，故曰无汗，葛根汤证及麻黄汤证是也。不发汗者，用发汗剂而不发汗也。然则此大青龙汤证，首句冠以太阳中风，是示素无重病，肌表之水，不汗可愈，但今其水不自汗出，故腠理闭塞。脉中有势，而现浮紧，及发热恶寒，身疼痛而烦躁也。

评：和久田氏对经文的解读非常入细！事实上，方证之间的细微区别往往藏在个别词组之中。"不汗出而烦躁"，是否暗示了此前已经使用了麻黄汤？另外，经文"若脉微弱，汗出恶风者，不可服。服之则厥逆，筋惕肉瞤，此为逆也"这一段好像是多余的话！适应症的反面就是禁忌症，何需多言？

伤寒，脉浮缓，身不疼，但重，乍有轻时，无少阴证者，大青龙汤发之。《伤寒论》

【注】和久田氏曰：此条可疑为少阴真武汤之证，就前之中

风不剧，而反深也。然此但身重一症可疑，故名曰伤寒而用大青龙汤也。少阴真武汤证者，四肢沉重疼痛，然此证身不疼，但重，乍有轻时，则非有里水所致之重可知，是邪隐伏于肌表之间而未发，大青龙汤为发肌表之水邪及邪气之主方。既辨如前，今若详审无少阴真武证，故以大青龙汤发隐伏之邪气，可自汗出之，不日主之，而曰发之，可知此方为发汗之主剂矣。余曾治一病妇有如此证者，数日不愈，然使服大青龙汤一帖，一炊时，汗出如流，不日复常。可知古方之妙用矣。

求真按：本方为桂枝去芍药汤之加味方，则其腹证亦相类似。中有石膏，则其证常如舌有白苔或带微黄白色，否则其舌与口唇均干燥无津，宜注意之。

评：《古本康平伤寒论》"无少阴症者"作为傍注出现。《伤寒论》只有"少阴病"，"少阴证"与"少阴症"都是后人杜撰的名词。"脉浮缓"怎么可能会是"少阴病"？"不曰主之，而曰发之"，《伤寒论》版本较多，不该在这些枝节上作无谓的计较，如《古本康平伤寒论》即为"大青龙汤主之"。何久田氏认为大青龙汤是发汗之主剂的观点是正确的。事实上，古方中没有哪一张方剂的发汗强度能比得上大青龙汤。求真认为"本方为桂枝去芍药汤之加味方"的观点难以认同。大青龙汤的主药是麻黄，应该从麻黄类方中寻找参照物。

● 先辈之论说治验

《医事惑问》曰：一男子患肿满，乞诊于余。诊之喘鸣迫息，烦渴，小便不通，因与大青龙汤。经过四十日，无药效，其时疑其药方之当否。余曰药效之迟速不可论，当论方诚的中否也。然犹有疑色，除此外无的中之方也，故犹用大剂。再经二十日，以有急变来告，往观之，前证益剧，恶寒战栗，漉漉汗出，举家骚然，以为命将终矣。余曰无关生死事，此所谓若药不瞑眩，厥疾不瘳也。犹用前剂，则终夜大汗出，换衣六七次。至翌日，肿满减半，喘鸣亦平，小便快利。再过十日而复常。

求真按： 余亦曾以本方速愈剧性肾脏炎。

评： "药效之迟速不可论，当论方诚的中否也"，此言有失。四逆汤救逆，其效能迟吗？桂枝茯苓丸消癥，其效能速吗？"当论方诚的中否"又靠什么来检验？此男子之病类似于现代医学的急性肾小球肾炎。该病水肿持续约 1～2 周即开始消退，重者可达 3～4 周。本例水肿期延长，结合"喘鸣迫息"来看，有可能伴有心衰。另外，"漉漉汗出"之后，换用越婢汤是否更恰当？值得探讨。

《生生堂治验》曰：一妇人产后浮肿，腹部胀满，大小便不利，饮食不进。其夫医也，躬亲疗之，不效。年许，病愈进，短气微喘，时与桃花加芒硝汤，无效。于是请救于师。师往诊之，脉浮滑，按其腹，水声漉漉然。谓其主人曰：子之术当也，然病犹未知时，则当更求他法。夫当下而不下，即当更吐之、和之；不当，即当发之，所谓开南窗而北窗自通。又张机所谓与大承气汤不愈者，瓜蒂散主之之类也。主人曰善。因与大青龙汤，温覆之，其夜大发热，汗出如流。翌日，又与之如初。三四日后，小便通利，日数行。五六日间，腹满如忘，与前方几百余帖，复原。

评： 此妇人当为肾脏疾病引起的水肿，"腹部胀满"提示可能存在腹水。大青龙汤虽以发汗为主，但所含之麻黄也有利尿之功。本案的"师"有两个方面值得点赞。一是对治法的分析，体现了临床思维的灵活性；二是对待同业者的态度，体现了对道友同仁的尊重。先是肯定人家的治术，然后委婉地提出自己的看法。如果换成陈修园，其情景又当如何呢？"腹满如忘"之后仍"与前方几百余帖"，治法欠妥！

《勿误药室方函口诀》本方条曰：**此方为发汗之峻发剂，无待论矣。即其他之溢饮或肺胀，其脉紧大，表证盛者，用之有效。又天行赤眼或风眼初起，此方加车前子以大发汗时，有奇效。盖风眼为目之疫热，故非峻发无效也，此方为麻黄汤之重要者。**

评：天行赤眼或风眼当为现代医学的病毒性结膜炎，麻黄是值得重视的要药。后世《眼科奇书》大发散也用麻黄。以今观之，麻黄消除炎症之充血水肿，勿因性温而惧之。

● 越婢汤之注释

风水，恶风，一身悉肿，脉浮不渴，续自汗出，无大热者，越婢汤主之。《金匮要略》

【注】《类聚方广义》本方条曰：为则按大青龙汤证，无咳嗽冲逆，而有脚挛急之症者主之。不渴当作渴；自汗出之下，当有或无汗之字。又越婢汤治一身悉肿，喘而渴，自汗出，恶风者，俱可从之。

评：吉益东洞认为有脚挛急之症不可从之。将"不渴"改为

"渴"，估计是受石膏主渴思路的影响。由此来看，东洞的研究存在"削足适履"的弊端，即削经文之"足"以适个人学术观点之"履"。

● 越婢汤之先辈之论说

《青州医谈》曰：伤寒有多汗憎寒，若近衣被，则汗漏不止；去之则憎寒不可忍，数日不止。世医试与柴胡汤、柴胡桂枝汤或桂枝加黄芪汤等，不愈，有变谵语，饮食不进，终至危殆者。逢此证而内热如此其甚者，宜越婢汤。

求真按：余曾治类似此证之感冒，如恶寒发热，自汗，口舌干燥，舌有白苔者，与本方得速效。

评：此证当与桂枝汤证、桂枝加附子汤证及桂枝加黄芪汤证相鉴别。当从口渴、口舌干燥、舌苔以及脉应等方面进行推敲，寻找内热证据。"内热"是使用本方的重要着眼点。李其禄先生曾治疗一妇人，汗出多，夏日穿棉衣，带下黄，量多而臭，久治不效，李先生断为内热用越婢汤加附子，三剂后汗出及带下均减少。

● 越婢加术汤之注释

里水者，一身面目黄肿，其脉沉，小便不利，故令病水。假令小便自利，此亡津液，故令渴。越婢加术汤主之。《金匮要略》

【注】里水为风水之误，既如前述。黄肿之黄，非黄疸色意，谓微带黄色也。脉沉，为水肿病之脉证。故令病水者，即因脉沉，小便不利，故发水肿病之义也。假令云云者，假令小便频多，则致体液亡失，故令渴之意。然此为行文上必要上作如是记，非小

便不利时不渴，惟自利时有渴之义，则其在任何症状皆有渴证可知矣。

评：黄肿当为肤色萎黄之水肿者，有可能是现代医学的慢性肾功能衰竭的表现之一。此处"里水"不是"风水"之误。风水脉浮、恶风，不该有黄肿。"小便不利……故令渴"，为后人注释混入条文，原文当为"里水者，一身面目黄肿，其脉沉，越婢加术汤主之。"

● 先辈之论说治验

《青州医谈》曰：一妇人患乳癌，初视核大如梅核，腋下亦有块。服蒙药（镇静剂）后，一时许，割出核重六钱五分。过八日，发热，且疮口大肿痛，因转为越术附，是破伤湿也。六七帖，有效。又乳之周围及腋下成赤色，左手则生肿色，是流注之证，而越术附之证也。凡金疮及诸疮疡有如此证，全由外伤者，皆主之。凡破伤湿用越术附，为古人所未发，当研究之。

求真按：所谓破伤湿、流注，用越婢加术附汤者，虽为华冈氏之伟效，然此方非对于一切种类之破伤湿及流注皆奏效也，有此方证者始治耳。仲景之方剂，万病俱随其证以处之，不当随其病名而处之也。余近来治八岁儿之右肘淋巴腺炎，其证寒热往来（体温三十九度），烦渴，口舌干燥，舌有白苔，口苦，食欲不振，恶心，右肘腺部发赤肿痛，不能屈伸，因与小柴胡汤二分之一，加石膏30克服之，三日脱然，可知预定方剂之非。

评："腋下亦有块"，恐是腋下淋巴结转移。"过八日，发热，且疮口大肿痛"，此为术后切口感染。"左手则生肿色"，此为术后淋巴回流受阻所致。"仲景之方剂,万病俱随其证以处之,不当随其病名而处之也。"诚然,但病名也非毫无价值。某些方证在某些病中出现的机率很高,而在其他疾病中几乎不出现。可见,病名对于辨方证也有参考意义。不拘病名,不离病名,当作如是观。

● 越婢加半夏汤之注释

咳而上气,此为肺胀。其人喘,目如脱状,脉大者,越婢加半夏汤主之。《伤寒论》

【注】尤怡《心典》曰:外邪内饮,填塞肺中,为胀,为喘,为咳而上气,以越婢汤散邪之力多,蠲饮之力少,故加半夏以辅其不逮。不用小青龙者,以脉浮且大,属于阳热证,故利辛寒,不利辛热也。

尾台氏曰:目如脱状者,因冲逆而眼目痛甚也。《素问·至真要大论》曰:病冲头而痛,目如脱,项如拔。《灵枢·经脉篇》中亦同。

评:"肺胀"恐为今之慢性阻塞性肺气肿。"目如脱状",有人根据南阳方言解释,认为"脱"当解为"不灵敏",但不符合临床。"脱",有"剥其皮也"之意。"目如脱状",可能是球结膜水肿,眼球向外突出,好像眼皮被剥离的样子,为长期缺氧所致。

● 先辈之论说治验

《医宗必读》曰:社友孙芳其之女,久嗽而喘。凡顺气化痰、清金降火之剂,几乎无不遍尝,绝不取效。一日喘甚,烦躁,余视其目胀出，鼻则鼓扇，脉浮且大，肺胀无疑，遂投以此汤。一剂减，再剂愈。

评：此为典型的越婢加半夏汤证，是经文的重复应用。"鼻则鼓扇"即鼻翼扇动，吸气时鼻孔张大，呼气时鼻孔回缩，见于大叶性肺炎、支气管哮喘等疾病。"再剂愈"是喘止，而"目胀出"不一定恢复正常。此案美中不足有两点，一是患者具体年龄没有告知，二是具体药物用量没有明示。医案的参考价值因此而打折。

东洞翁本方定义曰：治越婢汤证之呕逆者。

为则按：当有烦渴、呕逆之证。

求真按：半夏不独治呕逆，此定义未妥。

评：求真言之有理。在吉益东洞眼中，呕逆成了半夏的唯一主治。条文无呕逆，半夏在此方之用不是降逆止呕。是止咳化痰？似乎也能说得通，但止咳为什么不用五味子、紫菀或款冬花？半夏之用，可能还有出于镇静的考虑。《内经》半夏秫米汤治不寐，可知半夏有镇静催眠作用。适当的镇静有助于缓解病人的喘息症状。

● 葛根汤之注释

太阳病，项背强几几，无汗恶风者，葛根汤主之。《伤寒论》

【注】和久田氏曰：几几者，以项背强，形容不便反顾伸舒之辞也。因其强极甚，故以此状之。

尾台氏曰：成无己云音几，引颈貌。几者，短羽之鸟也。短羽之鸟不能飞腾，欲动时则先唯伸其颈，项背强者，欲动时亦如之。

程应旄曰：几几者，俯仰不自如之貌。按《素问·刺腰痛论》曰腰痛侠脊而至于头，几几然。几几之义，可见矣。

浅田氏曰：（上略）盖邪气屯于太阳，则项背几几然而强，不特项强，腰背亦然。《素问》云伤寒一日，巨阳受之。故颈项痛，腰背强是也。

求真按：项背强几几之意，依上三说解之，未免有隔靴搔痒之弊。余由多年之研究，知项背强几几者，乃自腰部沿脊柱两侧向后头结节处上走之肌肉群强直性痉挛之意，故病者若自云肩凝或腰背挛痛，可照余说问诊。尚有疑义时，则于右肌肉群，以指头沿其横径强力按压，而触知有凝结挛急，同时病者诉疼痛，则断为项背强几几，百不一失矣。然不拘此症之存否，有不自觉此症者，有虽自觉而触诊上难以确知者亦不少。此则非期问、触诊之周密，与参照外证及脉证而决之不可。而所以无汗恶风者，虽与一般麻黄剂无异，然此恶风寒，除大青龙汤证外，较其他麻黄剂证为剧可知矣。

评：把"项背强几几"具体化，赋予实际的操作意义，由此看出汤本求真勇于探索的实践精神！较之书斋内的臆测猜谜不知强多少倍！对古方有所探索，有所发现，有所发明，有所补充，这才是真正的研究者。"走过别人的故事，别忘了添加自己的色彩。"汤本求真无愧于古方家的称号。

太阳与阳明合病者，必自下利，葛根汤主之。《伤寒论》

【注】太阳为表证，阳明为里证，常例病表者不病里。今有脉浮头项强痛而恶寒之表证，且有自下利之里证，因设二阳合病

之名目。但其真意，此自下利非真正之里证，乃示因无汗，当自表排泄之水毒迫于里之所致也。换言之，乃暗示此下利之原因不在肠而在表，故不问其自下利而以本方解其表证，则自下利可不治而愈矣之意也。本方之止泻作用，因由诸药之协力，使水毒由皮肤排除之结果，然其主动者，但为葛根、芍药。因葛根与麻黄、桂枝，虽俱属发汗解热药，但与此二药异趣，含多量之淀粉，则由其缓和被护作用，于表缓解肌肉痉挛，于里抑制肠蠕动之亢进及缓和被护肠黏膜，故能发挥止泻作用。而芍药之治痉急及止泻作用，尤为已明之事实。

评：求真从药理学角度理解葛根与芍药，为方剂之解释赋予新意。但淀粉之说似有不妥，至少要弄清楚以下两个问题。其一，淀粉在煎剂里的溶解程度如何？其二，淀粉进入胃肠被淀粉酶分解成糖类，是否还能起到保护肠黏膜作用？不过，求真能融会新知来发皇古义，较之古人注解已经进步许多了！

本条所以不说项背强几几者，由余考之，因本条之病证初起即有自下利，故项背之水毒蓄积不甚剧，恰如开放安全瓣之蒸汽罐破裂之关系，故不至现项背强几几证。又麻疹及其他之发疹病不现项背强几几者，亦同此理。因毒物既发出于体表，内毒减少之结果，故不呈此症。又其他病证亦无项背强几几者，水毒之蓄积尚不甚，未达现此症之程度耳。

评：本条为合病，自下利不是唯一症状，其他症状诸如项背强几几或许省略不言。合病的治则是以一个方为主，因此本条意在示人不要被自下利蒙蔽而选择他方。

然则无项背强几几之际，以何种症状为目的而处方？此问题当俟于多年之经验的自得，非笔舌所能形容也。但今为初学者示其一端：第一，当采用间接的诊断法，即诊有表证病者，非桂枝汤证，非麻黄汤证，非小、大青龙汤证，如此表证汤方各证悉否定后，乃可断为本方证也。第二，本方治恶寒作用有力，则有恶寒之症时，先决其非阴证，更否定其为大青龙汤证，然后可肯定为本方证也。第三，如本方之君药葛根，治发疹及小疮有特种之作用，故有此等病证之际，若见有发热恶寒，或恶瘙痒等之表证，则亦可决定为本方证也。其他方法由此类推。

评：这一段涉及临床思维的三种方法，即排除法、抓特征证法以及君药特能法，尤其详述了方证的鉴别诊断。方证的鉴别是使用古方的临床基本功，没有鉴别诊断的诊断是不完整的。哪怕是十拿九稳，再给自己买一个"保险"也不多余。鉴别诊断就是"买保险"。

● 先辈之论说治验

《生生堂治验》曰：老妇人年六十余，一朝无故觉项背强痛，延及全身，四肢挛倦，不能转侧，及昏。迎师。师诊之，脉紧急也。即举其手指头，皆扎住刺取黑血，即有效。又有一条青筋结于喉旁，即刺之，血大进，由是四肢得以屈伸。因与葛根加大黄汤，三日复原。

求真按：就刺络无发言之资格，然其处方于葛根加大黄汤中宜合桂枝茯苓丸或桃核承气汤也。

评：此证有可能为高血压所致。放血以减少血容量，从而缓解相关症状。"又有一条青筋结于喉旁",是颈静脉怒张还是静脉瘤?"血大迸"提示出血量较多。放血后机体通过自身调节以达到稳态,不用葛根加大黄汤三日后或许也能复原。"于葛根加大黄汤中宜合桂枝茯苓丸或桃核承气汤也",此观点不妥!求真的这些合方有可能存在滥用倾向。

《丛桂亭医事小言》曰:一商妇一至秋间,则常大苦喘息,动作不自由,犹如废人,求治于余。往诊之。支臂于炉架而坐,已数十日不动,亦不能睡。若将此坐形稍倚侧之,则立即喘悸,食仅碗许。问其发时,自脊至颈如板状,回顾亦痛,以一医之劝,用八味丸数百两,喘少减云。与葛根汤五帖许,得以起步,再服痊愈。

求真按: 余于喘息用葛根汤,本此治验。

评: 之所以选用葛根汤,主要还是依据颈脊部症状。但葛根汤治喘是否与缓解颈脊部症状有关?恐怕未必!颈脊部症状更可能是哮喘所继发。喘息用葛根汤取效应该是麻黄起到关键作用。

脑漏者,非鼻病也,是作脓于头脑中,由鼻漏下,此人头痛隐隐,泪脓交出。若鼻渊亦与是病同因,然患鼻渊之人,有他病时,可愈。鼻渊与脑漏,证同而轻重异,病由风寒者为多。酒客患者多轻证,仅有恶臭,无脓气也,感冒时则发,风邪去则其证退矣。劳心之人受其障大也,方用葛根汤、五物解毒汤等,加辛夷有效。

求真按: 此说虽庞杂,然上颚窦蓄脓证用葛根汤,卓见也。原氏云加辛夷,然余以为加桔梗、石膏,或加桔梗、薏苡仁为优。

评："脑漏""鼻渊"即今之鼻窦炎。本病先是鼻黏膜肿胀阻塞鼻窦开口，窦内的氧气被吸收到黏膜血管中，导致鼻窦内产生负压，表现为头面部疼痛。当负压状态持续存在，鼻窦黏膜渗出物产生并充满窦腔，在此基础上继发细菌感染。葛根汤含麻黄，能收缩鼻黏膜血管而减轻鼻窦开口的阻塞，从而有利于鼻窦内渗出物的引流，减轻鼻窦压力。对于感染严重者，如金黄色葡萄球菌感染浓涕多者，则有加桔梗、石膏的必要。五物解毒汤不知何种成分。《现代日本汉方处方手册》载五物解毒散，组成为川芎、金银花、十药、大黄、荆芥，以瘙痒症和湿疹为主治。方中"十药"当是鱼腥草。五物解毒汤或许为五物解毒散的汤剂用法。

凡陈痼结毒，凝闭不动，沉滞难发者，以葛根加术附汤、桂枝加术附汤、乌头汤等鼓动之，振发之，兼以七宝丸、十干丸等驱逐之，更以梅肉散荡涤之。若有不治者，盖亦稀矣。

求真按：此乃转化慢性炎证，使成急性炎证之治法也。

评："以葛根加术附汤、桂枝加术附汤、乌头汤等鼓动之，振发之"，即是以温热药促进代谢，使阴证热化转化为阳证。通常阳证较阴证易于治疗。慢性炎证转化成急性炎证的说法欠妥。慢性与急性是着眼于病程，而阳证与阴证则关乎病性。

● 葛根黄连黄芩汤之注释

太阳病，桂枝证，医反下之，利遂不止。脉促者，表未解也。喘而汗出者，葛根黄连黄芩汤主之。《伤寒论》

【注】和久田氏曰：此由误治，致热内攻而下利者。泻内攻之

热，则下利与喘自治矣，故用芩、连以解胸中之热。促者，来数而时一止之脉也。其促者，由于误治，然犹数者，表未解也。其喘而汗出者，由内攻之热与下且合气逆而发，因喘而汗出也。中间插而字，示喘为主之意，故泻胸中之热，与和解其表，则喘自愈而汗随止矣。然以表不解，故用葛根以解表也。按葛根虽无解表之明文，其项背强几几者，乃表证也。考《外台》有以独味葛根治表邪，则亦可知其主治表证，解项背强也。此方有甘草以缓内外之急也。要之，遇项背强、胸中烦悸而有热者，不问其下利及喘而自汗之症之有无，可用此方也。因而可知酒客病、火证、热疮、汤火伤、小儿丹毒等，俱可以此方活用也。

求真按：此说虽可解析本条，然谓促脉为来数而时一止者，非也。宜参照脉应及诊脉法。

评："脉促者，表未解也"在《古本康平伤寒论》中作为"利遂不止"的傍注出现。这句话放在这里读之也不顺。"要之，遇项背强、胸中烦悸而有热者，不问其下利及喘而自汗之症之有无，可用此方也"，这句话是点睛之笔！事实上，后世也很少按照条文来使用本方。

☷ 少阳病篇

● 少阳病之注释

少阳之为病，口苦，咽干，目眩也。《伤寒论》

【注】《金鉴》曰：口苦者，热蒸胆气上溢也。咽干者，热耗其津液也。目眩者，热熏眼发黑也。此揭中风伤寒邪传少阳之总纲，凡篇中称少阳中风伤寒者，即具此证之谓也。

评："口苦，咽干，目眩"是可以视为一种感染综合征。笔者认为，口苦，与发热导致口腔环境改变，炎性代谢产物刺激味觉有关；咽干，为咽部充血，局部产热增多而水分过度蒸发所致；目眩，为眼球充血，乃至视网膜充血影响视功能的结果。味觉、视觉、咽部感觉都是非常敏感的，因此，感染常常先出现这些部位的不适表现。

求真按：归纳以上诸说，则本条之意义自明。概括言之，不问为伤寒、为中风，及其他诸病，总有口苦、咽干、目眩之自觉症者，皆可准少阳病治之，实亦少阳病诊断法之大纲也。然咽干、目眩二症，非少阳病亦有之，难为准据。唯口苦一症，无所疑似，可为确征。以之为主目标，他二症为副目标，后可肯定为少阳病也。苦、干、眩三症于半表半里炎证之余波，上达于口腔、咽头、眼球，可知矣。

评：求真以口苦为主目标，此言谬矣！口苦原因很多，有全身的炎症，有口腔的疾病，有肿瘤，有抽烟等，如此没有特异性的症状不该作为主证。这三个症状虽然出现有先后，表现有轻重，但应该同时具备才行。少阳病的提纲证，是感染的局部表现。只不过这一组表现比较突出，并且具有极大的普遍性，因此确定为提纲证。

● 小柴胡汤之注释

太阳病，十日以去，脉浮细而嗜卧者，外已解也。设胸满胁痛者，与小柴胡汤。脉但浮者，与麻黄汤。《伤寒论》

【注】本条大意已粗辨于前卷麻黄汤条下，兹欲详论之。脉浮细者，浮脉兼细脉也。嗜卧者，横卧多眠之意，然与无病安眠不同。因自患太阳病，十日以上不治，故有多少之疲劳，因病毒侵及内脏，故使身神倦怠，横卧嗜眠也。胸满者，胸胁苦满也。胁痛者，侧胸痛也。设者，假设之辞，承上文而言。全文之意，谓脉浮细嗜卧者，若有胸胁苦满、侧胸痛之见证则可与小柴胡汤也。云与，不云主之者，因本条不如次条为小柴胡汤之正证也。

由仲景此论观之，则胸膜炎、风湿性胸肌炎、肋间神经痛等，可为本方之适应证。

评：《康平伤寒论评注》将本条列为"追文"。在《伤寒论》中，"小柴胡汤"首次出现在此条中，按照写作体例，第一次出现方名通常会给出具体方药，但本条没有遵循这一规则。

伤寒五六日，中风，往来寒热，胸胁苦满，嘿嘿不欲饮食，心烦喜呕，或胸中烦而不呕，或渴，或腹中痛，或胁下痞硬，或心下悸、小便不利，或不渴、身有微热，或咳者，小柴胡汤主之。《伤寒论》

【注】伤寒云五六日，中风所以不举日数者，因前者太阳病不解，而转入于少阳，率自发病经过五六日为常，故揭既略之日数，欲示后者不必有如是之经过，随时得以转入之意，故不记日数也。往来寒热者，寒热往来之意，即恶寒去则发热现，发热去则恶寒现，常为恶寒与发热交代的出没之热状，与恶寒发热同时存在之表证的恶寒发热大异。此为太阳病与少阳病之重要鉴别点，故学者当切记之。胸胁苦满有二义：一谓他觉的症候，触诊时觉肋骨弓里面有抵抗物；一谓自觉的症候，《伤寒论集成》云：满与懑通，闷也。闷而加苦字，更甚之词也，犹苦病、苦痛、苦患、苦劳之苦。又考《小补》注曰"苦者"，《集韵》作"困"。苦满者，便是苦闷也。《伤寒杂病辨证》云：胸胁满者，胸胁之间气塞满闷之谓，非心下满也。胁满者，谓胁肋之下气胀填满，非腹满也。如是之胸胁苦满，云肋骨弓下部有填满之自觉而困闷也。

评：求真认为"胸胁苦满有二义"，不符合条文实际。在条文中，胸胁苦满和其他表现都属于病人的主观不适，都是症状而不是体征。"苦"，刻画的是病人，而不是医者。"他觉的症候"只是汉方家的临床经验，不是经文原本内涵。

嘿嘿不欲饮食之嘿嘿，《伤寒论集成》云：嘿嘿，又作默默。《汉书·匡衡传》云：默默而自不安。柳宗元诗云：嘿嘿含悲辛。

喻昌云：默默即昏昏之意，非静默也。又《伤寒论正义》云：默默不欲饮食，默默者，不好语言也；不欲饮食者，郁滞故也。默默不欲饮食者，因病毒郁滞于肋骨弓下部，是以精神郁郁，言语、饮食无气力也。

评："嘿嘿不欲饮食"的注解，不妨让条文自注一下。且看接下来的"心烦喜呕"，病人还有食欲吗？

心烦之心，亦有二义：一指精神，一指心脏。然此处并称二者谓之烦，《伤寒杂病辨证》云：烦者，《增韵》训为闷，按烦本热闷之义，故三阳皆有烦。成无己曰：烦，热也。《三因方》云：外热曰躁，内热曰烦。柯琴曰：热郁于心胸者，谓之烦；发于皮肉者，谓之热是也。又为假苦恼难忍之貌，如烦痛、疼烦、烦渴、烦逆、烦悸、烦满、烦躁、躁烦之烦是也。凡此等证三阴亦有之，而互为寒热，则不可但以热视之。故此处之心烦，即谓因内热，而精神及心脏有苦闷之情也。

评：心，可以有多个含义，但"心烦"在条文中只能有一个精确的义项。结合上文的"嘿嘿不欲饮食"与下文的"喜呕"来看，"心烦"极有可能是胃、十二指肠等消化道症状。

喜呕者，《伤寒论集成》云：喜与善通。喜呕者，谓数呕吐也。按喜、善、好三字互训，并有数义。《左传·襄公二十八年》云：庆氏之马善惊。《正义》云：善惊，谓数惊也。古有此语，今人谓数惊为好惊，亦犹此意。《汉书·沟洫志》云：岸善崩。师古注云言喜崩也。《字典》之喜字注云：（中略）喜与憙同，好也。又憙字注云：好也，又省作喜。合考之，则喜、善、好三字，皆宜训数也，即屡作呕吐之意也。或胸中烦而不呕，言胸中烦者，与心烦之局限于心脏者异。盖是胸中全部悉烦，然未至侵入心脏，故比心烦则热毒较轻耳。善呕者，因水毒被热毒激动，故热毒炽盛者，呕吐亦强剧。然轻微者，不呕吐为常也。是以热毒剧烈，心烦喜呕。其缓弱者，仅为胸中烦而不呕吐也。渴者，因水毒下降而不上迫。腹中痛者，水热二毒侵及胃肠神经也。胁下痞硬者，即胸胁苦满，谓肋骨弓里面抵抗物增大，达于肋骨弓下也。心下悸，小便不利者，热毒迫于心脏，或肾脏也。不渴者，因水毒上攻。身有微热，而不往来寒热者，因本来热毒缓弱也。咳者，热水二毒，迫于呼吸器也。种种各证，皆以本方为主治之义也。但自往来寒热至于心烦喜呕止，为本方之正证。或字以下，《伤寒论集成》云：其或字以下之数证，即是所兼之客证，不问其兼与不兼，皆得以小柴胡汤主之也。盖人体有虚、有实、有老、有少、有有宿疾者、有无宿疾者，故邪气所留之处虽同，而所兼各证不一，其种种不同有若此者。

评： 呕，是恶心，未必有物吐出。由上可知，"喜呕"应当是频繁恶心。"水热二毒"成了求真解释病机的"万能钥匙"，这或许也是求真的无奈之举吧。

如上所说，不过为其客证耳。故本方之正证，当以胸胁苦满为主目的，以此诸客证为副目的而用之可知也。

评： 如果说本方有"正证"，那么，也当以往来寒热为主目的，而不是胸胁苦满。理由有二：其一，条文中往来寒热排在胸胁苦满之前，越是靠前的症状越重要。或然症排在后面，也可证明这个规则。其二，往来寒热是全身性症状，而胸胁苦满只是局部症状。前者的意义要大于后者。在出现往来寒热的前提下，胸胁苦满才有较大的价值。抛开提示热性病的往来寒热，单纯的胸胁苦满未必是小柴胡汤的主治。

伤寒四五日，身热，恶风，颈项强，胁下满，手足温而渴者，小柴胡汤主之。《伤寒论》

【注】伤寒四五日者，患伤寒经过四五日顷，为自表转入少阳之时期，因欲显此候，故举概略之日数。身热者，《伤寒杂病辨证》云：身热者，大热也。以太阳上篇曰身大热，干姜附子汤曰身无大热等可徵，其位属于阳明，与微热相反。盖微热者，潜在里也。身热者，显发在表也。大抵身字以表言，如身黄、身疼、身凉之类可见。注家或以为表热，或以为里热，纷然词费。中西深斋曰：身热者，胸腹常热也，而其热在肌肤，得之使人身重微烦也，（中略）如小柴胡汤曰身热，恶风。则是治三阳合病者取于少阳者也，非谓往来寒热之变态也。总以上诸证观之，皆邪热传里，未成实证，而表里俱热者，但较纯在里者为轻耳。他若称表热，称外热者，亦均系身热，总当以不可下为法。

评：古方医学的术语是后学者的第一道关。如何破译千年之前的那些行话？本段注释做了很好的示范。古人把人体大致分为首（头部）、颈、身（躯干部）、体（四肢部）几个部分。"身"通常指躯干。但有时也指肌肤皮肉，如"身黄"，应该是皮肤黄染；"身疼"指肌肉疼。"身热者，胸腹常热也"，因为头颈部及四肢部经常暴露，体温没有躯干部稳定，因此，特以胸腹部来判断身热。"盖微热者，潜在里也"，"微"与"显"相对，不是轻微之意。"脉微细"之"微"也是幽深不显之意。古方医学对"热"的描述既忠实于病人的主观感受，又融入了医者的细致观察，同时还结合了疾病发展的进程，因而显得丰富而生动。

如上说，即热之根源在于半表半里，或在于里，而现热于皮肤，然仅自他觉的得以知之，非如表证之翕翕恶寒发热，又非如前条之寒热往来也。所谓颈项强者，《伤寒论正义》云：颈项强此证亦非表证。葛根汤条云项背强，此条云颈项强也。背属表，颈属里，以是可知葛根、柴胡之别矣，意义尚未明显。

评："颈项强此证亦非表证"，以单一症状论表里，不妥！"背属表，颈属里"依据何在？

此说虽近是，然尚未的确。由余之实验，颈项强者，乃自肩胛关节部，沿锁骨上窝之上缘，向颞颥骨乳突起部挛急之谓也。故小柴胡汤与葛根汤证之项背强大有区别，此临床上重要之点，不可忽也。又胁下满者，是胸胁苦满之略，与前颈项强上下相应者也。手足温者，如陆氏曰：手足温者，手足热也，乃病人自觉其热，按之不可得也。病者自觉手掌、足跖热者，为下条四肢烦热之轻微证。渴者，为有热，故云手足温而渴也。要之本条，是说本方之证治，并可知暗示此证与表证，尤其与葛根汤证之鉴别法。

评：项背强或是竖脊肌痉挛，颈项强或是以胸锁乳突肌为主的颈部肌肉发炎肿胀。从部位来区别小柴胡汤证与葛根汤证是否舍本逐末呢？从发热特点以及脉象来鉴别不是更加可靠吗？

伤寒中风，有柴胡证，但见一证便是，不必悉具。《伤寒论》

【注】不论伤寒或中风，若现柴胡汤证之一确证，即据之处以柴胡汤，不必诸证悉具也。所谓一确证者，分述如下。刘栋曰：凡柴胡汤正证中之往来寒热一证，胸胁苦满一证，默默不欲饮食一证，心烦喜呕一证之四证中，但见一证，即当服柴胡汤。其他各证，不必悉具也。

此谓四证中之一证，仅就伤寒五六日条云尔。若下条之呕而发热者，及诸黄腹痛而呕者，亦得为其确证，不可不知。但诸确证中之尤确者，胸胁苦满也。

评：《康平伤寒论评注》将本条列为"准原文"。关于"但见一证"有许多说法，经文的本义应该是强调用方的及时性，而不要在方证识别上拘泥于求全思维。同时，也意在提醒临床重视不典型表现。换个角度来看，"不必悉具"又说明小柴胡汤的安全性相对较高。至于其他的如大承气汤、大陷胸汤等方证，则不可放宽用方指征。

凡柴胡汤病证而下之，若柴胡证不罢者，复与柴胡汤，必蒸蒸而振，却发热汗出而解。《伤寒论》

【注】钱氏曰：蒸蒸者，热气自内达于外，如蒸炊之状也。邪在半里，不易达表，必得气蒸肤润，振战鼓栗，而后发热汗出而解也。

《顾氏溯源集》曰：翕翕者，热在表也；蒸蒸者，热在里也。绎蒸字之义，虽不言有汗，而义在其中矣。

《伤寒论集成》曰：蒸蒸者，内热貌。蒸蒸而振者，热欲出而遏于外，则为振寒也。凡病人已经数日之后，药能中于膏肓，则间有振寒发热而解者，岂唯下后为然哉？亦岂唯柴胡汤为然哉？

尾台氏曰：凡用大、小柴胡汤，蒸蒸而振，却发热汗出者，所谓战汗也。伤寒累日，虽已经汗、下之后，柴胡证仍在者，当复用柴胡汤，必蒸蒸而战栗，大汗淋漓，所患脱然而解矣。宜预告病家，若发振寒，则以重衾温覆而取汗，当使勿失其候。

求真按：本条是述本方之瞑眩转机，诸解无遗憾矣。今更欲进一步解释，爰揭一适例于下。《建殊录》曰：某僧请诊治，（中略）因复诊之，前证皆除，但觉胸胁苦满，乃书小柴胡汤方与之。僧归后，信而服之，虽有别证，亦不复改他药。一日，俄大恶寒，四肢战栗，心中烦闷，不能呼吸。弟子惊愕，欲更延他医。病者掩心徐言曰：宁死不更服他药。复连服小柴胡汤数剂，少顷，蒸振烦热，汗溢腹背，至是旧患诸证，一旦顿除，四体清快，大异往昔。僧乃作书，遣价走谢先生云。

评：本条注家谓之"战汗"。严格来说，战汗不属于"瞑眩"范畴。"瞑眩"反应通常是不可知的，而此条既然是"宜预告病家"，则是可以预知的。另外，战汗是否仅限于柴胡汤证？其他方剂是否也存在这一现象？值得临床观察。

太阳病，过经十余日，反二三下之，后四五日，柴胡证仍在者，先与小柴胡汤。呕不止，心下急，郁郁微烦者，为未解也，与大柴胡汤下之则愈。《伤寒论》

【注】过经者，分述如下：

《续医断》曰：过为经过之过，（中略）经为经络之经，经脉血道是也。其病过经脉而迄于内，故带表里之证。及于内者，谓之过经，所以分病状也。

《伤寒论集成》释：过经者，邪气既过经脉之表，转入于少阳或阳明之辞也。故每称少阳或阳明者，盖表解之意也。过者，《字典》云：越也，超也。又曰：经过之过。（中略）经者，经脉之经。即太阳病者，介乎血液淋巴，而转入于少阳或阳明之意。本条之过经者，谓太阳病转入于少阳也。故全文之意，太阳病过经于少阳，即自转入经过十余日，医误以二三次泻下之，其后再经四五日，仍为柴胡证，即胸胁苦满依然者，可先与小柴胡汤之谓也。

评："过经"二字在《古本康平伤寒论》中作为"太阳病十余日"的傍注内容出现，也正是这个注文把后世的研究引向歧路。再退一步来看，即使不是注文，"过经"二字也不能理解为越过经脉。因为人体的经脉很多，到底越过哪一条经脉？不得而知。如果理解为"六经病"，那么，"太阳病，过经十余日"又属于哪一经病？阳明还是少阳？如果是阳明，何不直言阳明而如此绕弯子？想必刻竹简的人不会这般无聊的。"即太阳病者，介乎血液淋巴"，此言令人费解！"太阳病"与"血液淋巴"很难扯上"亲戚"。古方医学与现代医学是否存在对等的术语表述？不得而知。

伤寒十三日不解，胁胸满而呕，发潮热，已而微利。此本柴胡证，下之而不得利，今反利者，知医以丸药下之，非其治也。潮热者，实也。先宜小柴胡汤以解外，后以柴胡加芒硝汤主之。《伤寒论》

评：求真所录的这段经文语句不畅。"此本柴胡证，下之而不得利，今反利者，知医以丸药下之，非其治也。"在《古本康平伤寒论》中为嵌注内容。"潮热者，实也。"为傍注内容。"发潮热"前有"日晡所"三字。经文先述"发潮热"，后述"已而微利"，因此，在以下的解释中也应该先解释"发潮热"，后解释"已而微利"才是！解释的次序混乱，很显然，这是把嵌注与傍注混抄进经文中。另外，注文"今反利者，知医以丸药下之"显然与经文"已而微利"不符。用"丸药"下之出现的腹泻要远远超出"微利"的程度。

【注】潮热者，《观证辨疑》云：潮热者，实热也。旧释潮热曰以热如潮信之时来也。然则日晡所发热，亦以时来，何以别之？古之命名也密，若以时命之，则何不曰夕热，此非潮信之义可知矣。又按潮热者，取其充实之义。海水若潮，则海隅、江曲、空穴、岩间之水，无所不充。潮热若发则身体、手足、胸腹各处之热，无不充满，故曰潮热者，实也。有潮热者，水不能走于外，为身重，为腹满，为短气，而发热则遂成潮热。故汗出时，则其热不潮，水未实也。其水未实时，则必发热，调胃承气汤证是也。其所举潮热者，以小柴胡汤、大陷胸汤、大承气汤等方中，有逐水之药也，学者宜注意之。知医以丸药下之，非其治也者，凡热性病，以汤剂下之为法，医以丸药攻下之，故仲景责其失治法也。何则？凡热性病用下剂者，非为得以通便，系驱逐热毒为主目的，故用寒药，配有消炎性之大黄、芒硝成汤剂，为合理。若用富于刺激性且热性之巴豆及其他配合之丸药，极不适宜也。又发潮热者，实也者，凡发潮热之病证，概为实证。先宜小柴胡汤以解外之外字，非外证（表证）之义。本来柴胡加芒硝汤证，为少阳阳明之合病，比小柴胡汤证则为内位，对于其内则云外，以示病位之深浅也。故所谓解外者，以小柴胡汤解少阳证之意也。

全文之意云伤寒经十二三日不治，胸胁苦满而呕吐，至日没时发潮热，不间断的微下利者，此本柴胡汤证，故虽与普通之下剂，亦不下痢。今自反对之下痢观之，则明为医者与以峻烈之丸药而失其治法，姑置不论，然自尚有潮热观之则为实证也明矣。故先与小柴胡汤治其少阳证（尤其是呕证），后宜以柴胡加芒硝汤为主治也。

评："潮热"，将"潮"解释为潮信，"潮热"则是定时发热，很有规律。但"潮"包括涨潮与退潮，是两个时间点。如果认为是定时发热，为什么偏偏要在"日晡所"这一个时间点呢？若"取其充实之义"，把"潮热"理解发热形状像涨潮时海水无所不充那样，更为贴近临床。除了上述两种解释之外，是否可以从体温升降方式的角度来理解呢？即体温骤升骤降型发热，像涨潮那样来时很快，像退潮那样降得亦快。经文之所以强调"日晡所"这个时间点，就是暗示整个发热过程持续的时间很短。其实，这些都是猜测。"潮"的本义在古代是否就是海潮或江潮，抑或是还有其他义项，需要深入考证。

尾台氏曰："先宜"以下十一字，为后人之注文，宜删去。其所以潮热微利者，所谓内实证，有燥屎，或有臭秽之毒，故加芒硝也。医者宜就病人体验之。

此说似是而实非也。盖潮热微利者，宜柴胡加芒硝汤，虽如尾台氏说，然本条之病证，加有胸胁满而呕，有呕证者芒硝不适，故仲景不拘于潮热微利，先与小柴胡汤以治呕吐；呕止后，用柴胡加芒硝汤以治潮热微利。换言之，以小柴胡汤主治呕证，为一时权宜之手段，此证去，即当转方，故不云主之，而云与之也。柴胡加芒硝汤，治潮热微利，可持长用之，故不言与之，而云主之也。其理甚明，无可异议，何得以为注文而删去之？《伤寒论》阳明篇曰：伤寒呕多，虽有阳明证，不可攻之。伤寒呕吐甚时，假令有阳明证，不可以下剂攻下之，是暗示先以小柴胡汤镇呕后，然后可下之意，故尾台氏之说之错误益明矣。

评：笔者赞同求真的观点。按照尾台氏的说法，本条就是单纯的柴胡加芒硝汤证。柴胡加芒硝汤是小柴胡汤三分之一的剂量再加芒硝而成，很明显，其止呕与治胸胁苦满的力量不及小柴胡汤。

妇人中风，七八日续得寒热，发作有时，经水适断者，此为热入血室，其血必结，故使如疟状，发作有时，小柴胡汤主之。《伤寒论》

【注】妇人中风者，妇人之感冒也。七八日续得寒热者，自患感冒经过七八日许，得往来寒热也。经水适断者，由月经适来，得往来寒热时，月经偶然闭止之谓。然亦有因往来寒热而不闭止，或因闭止而为往来寒热也。此为热入血室者，感冒之热陷入子宫之意。其血必结者，闭止之经血凝结于生殖器及胃肠等处之义也。故使如疟状，发作有时者，解如字义。然仲景特加此一句者，是示因此而得寒热，因寒热而月经闭止、凝结也。总而言之，复言其寒热如疟状，发作的往来寒热也。

评：《古本康平伤寒论》将"此为热入血室"列为"经水适断者"的傍注。"经水适断"不是"月经偶然闭止之谓"。笔者认为可能是"适经水断"的倒装句法。"适"有"与……一致"的义项。"经水适断"义为与经水断一致，意在强调症状发作与月经周期在时间上的一致性。

浅田氏《勿误药室方函口诀》小柴胡加地黄汤条曰：此方许叔微为热入血室之主剂，不拘经水适断，血热之甚者有效。凡治血热，有三等之别：头疼面赤，耳鸣齿痛者，宜小柴胡加石膏；血气刺痛，心下冲逆呕吐者，宜小柴胡加红花；五心烦热，日晡发寒热如疟者，宜小柴胡加鲜苄。

求真按：浅田氏喋喋于小柴胡加红花者，盖由不知小柴胡与桂枝茯苓丸之合方证也。

评：浅田氏是后世方派，合方是他的思维盲点。汤本求真是古方派，有着丰富的合方经验。不过，笔者代浅田氏反驳一下：汤本求真喋喋于小柴胡与桂枝茯苓丸之合方，有桂枝茯苓丸腹证吗？这种合方是否流于滥用呢？桂枝茯苓丸是否会对小柴胡汤起到掣肘之弊？如果先用小柴胡汤后用桂枝茯苓丸，又有什么不同呢？是飞机大炮一起上好，还是有步骤有层次的分而治之好呢？求真已经作古，但当今研究古方医学者必须通过临床实践对合方的问题作出回答！经验不足恃，通过临床对比得出的结论才是最佳的选择。

伤寒五六日，呕而发热者，柴胡汤证具，而以他药下之，柴胡证仍在者，复与柴胡汤。此虽已下之，不为逆，必蒸蒸而振，却发热汗出而解。若心下满而硬痛者，此为结胸也，大陷胸汤主之。但满而不痛者，此为痞，柴胡不中与之，宜半夏泻心汤。《伤寒论》

评："柴胡汤证具，而以他药下之，柴胡证仍在者，复与柴胡汤。此虽已下之，不为逆，必蒸蒸而振，却发热汗出而解。"与上一条"凡柴胡汤病证而下之，若柴胡证不罢者，复与柴胡汤，必蒸蒸而振，却发热汗出而解。"意思相同。通过对比，不难发现"此虽已下之，不为逆"是后人注文混入其中。《古本康平伤寒论》中此句即作为傍注出现。

【注】自伤寒至汗出而解止，谓伤寒经过五六日顷，为病毒转入于少阳之时期。此时当呕吐与发热，以不在小柴胡汤证之外，指此呕吐发热发于同时，是以谓柴胡证悉具也。然医不知此，用下剂误下后，尚依然有柴胡证（胸胁苦满证也）者，虽经误治，未成逆证，故再与柴胡汤时，必瞑眩而治愈也。若字以下，示柴胡剂（胸胁苦满证）、大陷胸汤（结胸）、半夏泻心汤（痞）三证之鉴别法，即心下部膨满而硬，有自他觉的疼痛者，名结胸，主治以大陷胸汤；但心下部膨满，无他觉的疼痛，称为痞者，则不以胸胁苦满为主治，而以心下满为主治，是以柴胡汤非适中之方，宜用半夏泻心汤也。上之鉴别法，临床时甚关紧要，将更详论之：柴胡剂主胸胁苦满，而不主心下（大柴胡汤证有心下急，且必有胸胁苦满，当知肋骨弓下毫厘之关系，为结胸与痞之区别）；结胸证者，心下部必膨满而硬，有自觉、他觉的疼痛；痞证者，虽心下部膨满，而有自发痛，然不坚硬，且无压痛，是三证之区别也。

评："柴胡证"应该是指小柴胡汤证，"复与柴胡汤"也应该指小柴胡汤。本条是小柴胡汤证下后出现变证及应对。小柴胡汤证仍在，依然随证治之；虽然"呕而发热"，但没有胸胁苦满，却出现心下异常的腹证，则依其不同表现而用大陷胸汤及半夏泻心汤。"心下满而硬痛者"，提示病症波及壁层腹膜；"但满而不痛者"，是病症局限于胃肠内部。

阳明病，发潮热，大便溏，小便自可，胸胁满不去者，小柴胡汤主之。《伤寒论》

【注】仲景虽称此为阳明病，然胸胁苦满未去者，是少阳阳明合病也。溏者，《伤寒杂病辨证》云：溏者，即鹜溏也。《灵枢》云：多热则溏而出糜。马莳注云：溏者，秽不坚而杂水者也。楼英曰：鹜溏者，寒泄也。鹜，鸭也。大便如水，其中小有结粪者也。总观以上诸说，则溏义尽矣。盖其证比下利为稍轻，但旧时微溏者，为虚寒，故即为下痢之稍缓弱者。所谓小便自可者，与小便自调同，尿量度数，与平常无异。由是观之，则本条为说明本方治肠伤寒性之下痢作用。然以余之实验，则本方不特限于此病。凡一般之急性、亚急性、慢性胃肠炎，尤以小儿之疫痢、消化不良证等最有奇效。若效力微弱时，宜加芍药；有不消化之便，或黏液、黏血便时，宜加大黄；有口舌干燥、发热、烦渴等症时当更加石膏。盖余根据本条及下条之呕而发热者，小柴胡汤主之及黄芩汤、黄芩加半夏生姜汤、白虎汤诸条，潜心精思综合玩索而得之者也。

评：大便性状对于选方有重要的参考意义。通常而言，"大便溏"即泥状便，通常提示结肠炎症，选用黄芩类方为多；若为水样便，则为小肠分泌亢进所致，选用含有茯苓与术的方剂；若为脓血便，伴有里急后重，则是"热利下重"的表现，为炎症波及直肠的特征，选用白头翁汤。"小便自可"是指尿量正常，说明病人没有出现脱水表现，也提示从大便中丢失的水分不多。"若效力微弱时，宜加芍药"，不如改为"若肠道痉挛而腹痛者，宜加芍药"为妥。

呕而发热者，小柴胡汤主之。《伤寒论》

【注】仲景称呕而发热者，其实系呕吐、发热兼备之意。故不论呕吐后发热，或呕吐与发热同时，或发热后呕吐者，均以本方为主治，可知矣。

评："而"是连词，表示并列关系，将"呕"与"发热"两个词构成一个词组，提示二者的出现是同步的。古方医学中一些症状术语需要厘清。以下尝试对古方医学与现代医学相关消化道症状术语进行比较。

古方医学	现代医学
呕	恶心呕吐
吐	反胃
噫气	嗳气
哕	呃逆

诸黄，腹痛而呕者，小柴胡汤主之。《金匮要略》

【注】诸黄，诸种之黄疸也。此证腹痛、呕吐者，本方主治。虽如仲景之论，假令腹痛，虽不呕吐，然有胸胁苦满者，亦可知以本方主治之矣。

评：本条所述过于简略。"腹痛而呕者"，大柴胡汤难道不治吗？是否有脱简？若改为"诸黄，腹痛而呕者，小柴胡汤主之，大柴胡汤亦主之"，如何？

● 小柴胡汤之腹证

应用小柴胡汤之主目的为胸胁苦满。使病者仰卧，医以指头自肋骨弓下沿前胸壁里面向胸腔按抚压上之际，触知一种之抵抗物，并同时有压痛，是即胸胁苦满证也。故胸胁苦满者，适当肝、脾、胰三脏之肿胀硬结处，即使此等脏器毫无异状，亦时常得以触诊。若此抵抗物之处反多，是必有种种之关系。其主要者，恐由该部淋巴腺之肿胀硬结。盖胸胁苦满之主目的，即为脑或五官、咽喉、气管、支气管、肺、胸膜、心、胃、肠、肝、脾、胰、肾、子宫等各病证，而有抵抗物时，投以小柴胡汤则可随之而治愈，此抵抗物亦渐次消失，此为几多经验之事实。由此观之，其理除求于淋巴系统之外，无他辞可以说明之。是余所谓之胸胁苦满之腹证，大概不外属于前胸壁里面部的淋巴腺肿胀硬结，所以仲景创立小柴胡汤者，为治此续发的淋巴肿胀硬结及原发的病证也。又此淋巴腺之肿胀硬结，非其应用之主目的，毕竟不过是续发的变状。不惟容易得以触知，且常因硬结而不变也。

评：笔者坚持认为"胸胁苦满"是病人的主观感觉，自肋骨弓下沿前胸壁里面向胸腔按压触知抵抗物属于求真个人的创见。求真提出的淋巴腺肿胀硬结还只是一种假说。胸胁的范围很广，肋骨弓下的前胸壁只是小小的地带，不足以解释整个胸胁。胸腔内的脏器很多，胸壁也不能代表之！淋巴结在体腔内多沿血管干排列或多位于器官门的附近。肋骨弓下既没有血管干，也没有器官门，又能摸到多少淋巴腺？"其理除求于淋巴系统之外，无他辞可以说明之"，求真在认识上有所局限。后世的学者认为"胸胁苦满"的腹证是结缔组织的浆液性炎症所致，为全身性间叶系统炎症的部分表现。这种解释更合理。

● 先辈之论说治验

《古今医统》曰：张仲景著《伤寒论》，专以外伤为法，其中顾及脾胃元气之秘诀，世医鲜有知之者。观其少阳证之小柴胡汤，用人参，则防邪气入于三阴，或恐脾胃稍虚，邪气乘入，必用人参、甘草，固脾胃以充中气，是外伤未尝非内因故也。可见仲景之立方，神化莫测，或者只以外伤是其所长，内伤是其所短，此诚瞀论也。

求真按：此说虽不尽完善，然对照徐灵胎云小柴胡汤之妙在人参，于立方本旨亦不无窥见一斑之助。

评："防邪气入于三阴"之说纯粹臆测之言。疾病是否深入发展，一方面取决于人体内在的抗病力，另一方面取决于病原体的侵袭力。古方医学用人参主要基于两个方面，一是补津液，用于汗吐下之津液不足者；二是促进消化道机能，用于消化机能沉衰而不思饮食者。前者多配伍甘草、大枣，后者多配伍干姜等。如果人参真能防邪气内入，那么，《伤寒论》就没必要述及三阴病！"可见仲景之立方，神化莫测"，没有必要说得神神秘秘的！古方医学来自于实践，没有什么说不清楚的。毕竟，学医不是猜谜！

《伤寒蕴要》小柴胡汤之近代名医加减法曰：若胸膈痞满不宽，或胸中痛，或胁下痞满，或胁下痛者，去人参加枳实、桔梗各二钱，名柴胡枳壳汤。

求真按：此证宜处以小柴胡汤枳实芍药散之合方小柴胡加枳

实芍药汤，而加桔梗者，殆因有咽痛，抑或黏痰，难以咯出，或有此证而胸痛，或有化脓机转。不然者，则不可加之。若加桔梗，即为小柴胡汤、排脓散、排脓汤合方之意。依余之经验，此二合方证，肺结核颇多。若有热炽，口舌干燥者，宜更加石膏。

评： 按照古方医学的用药规律，胸中痛还是加枳实比较合适，芍药则用于腹中痛。求真对加桔梗的观点颇为中肯。但后世常将枳实与桔梗配伍使用，可能是基于升降理论的认识。"排脓散、排脓汤合方之意"，此是秉承了吉益东洞的经验。按照汉方后世的经验，排脓散用于患部及性质为闭合性者，而排脓汤则用于开放性者。以此观之，二方之合方不妥当。

《建殊录》曰：一人生五岁，哑而痫，痫则日一发或再发，虚尫羸惫，且夕待毙，且苦闷之状，日甚一日。父母之情，不忍坐视，愿先生一诊，虽死无悔。先生因是诊之，心下痞，按之濡，乃作大黄黄连汤使饮之。约百日许，痞去而痫不复发。然胸胁烦胀，胁下支满，哑尚如故。又作小柴胡汤及三黄丸，与之，时以大陷胸丸攻之。半年许，一日乳母抱儿倚门间眺，适有牵马而过者，儿忽呼曰：牟麻马也。父母喜甚，乃襁负俱来，以告先生。先生试拈糖果，以挑其呼。儿忽复呼曰：牟麻（日本以甘美之味，总呼牟麻。马亦曰牟麻，因其国音相通也）。父母以为过其所望，踊跃不自胜。因服前方数月，言语卒如常见。

求真按： 胸胁烦胀者，云胸廓之一部尤其是下部，沿其左右经而隆起也。胁下支满者，胁骨弓下有支障物膨满之意，故胁下痞硬之轻度者，俱以柴胡剂为应用之目标也。

评： 此案颇有戏剧性！但儿童的语言发育既与整体发育有关，

也存在着个体的差异性。因此，该患儿最终言语如常与所用之方恐无内在联系。另外，文中提到的"痫"极有可能是"屏气发作"，未必是癫痫发作。本病是儿童惊吓或不安情绪事件立即出现短期的自发呼吸停止和意识丧失。

一男子十四岁，通身浮肿，心胸烦满，小便不利，脚尤濡弱，众医无效。先生诊之，胸胁烦胀，心下痞硬，作小柴胡汤使饮之。尽三服，小便快利，肿胀随减。未满十服，痊愈。

求真按： 此证若与以小柴胡加茯苓汤，或小柴胡加茯术汤，则当更加捷效。

评： 此案极可能是感染后肾小球肾炎。感染后肾小球肾炎是临床5～15岁年龄段肾小球疾病中最常见的病因。在小于2岁的儿童和40岁以上的成年人中十分少见。大多数病例由A组β-溶血性链球菌所致。85%～95%的患者可以维持或恢复至正常的肾功能。换言之，大部分能够自行恢复正常肾功能。那么，此患者出现小便快利是用小柴胡汤的效果还是自己恢复的结果？平心而论，中医治疗取效的疾病中有许多是自限性疾病，这也是西医攻击中医的一个口实。但医术是解决痛苦的，即使是自限性疾病也需要减轻病痛和尽可能缩短病程。至于汤本求真提到的"小柴胡加茯苓汤，或小柴胡加茯术汤，则当更加捷效"，未必如此！该病人有茯苓证、白术证吗？这是否落入思维的俗套呢？

《古方便览》本方条曰：表热散后，气痞不欲食者宜之。凡是小儿惊风，或夜不寐者宜之。疳证，下利发热、胁腹满，宜兼用紫圆。妇人产后，寒热如狂者，有此方证。疟疾宜随其腹证用之。

古今一概以小柴胡汤用为疟疾之专方，然多不效者，皆因以寒热为准据，而不知腹证故也。东洞先生以诊腹为主教弟子，若不精于诊腹者，则不能治疾病。

求真按：不特以本方治疟疾如此，万病俱宜以腹证为主目的，非然者，反有害而无效也。东洞翁之英名，至今不朽者，因首倡诊腹法，且精其术之故也。

评："若不精于诊腹者，则不能治疾病。"此言不当！吉益东洞倡导腹诊优先，但腹诊不是唯一。不是所有的方证都必须具备特有的腹证，有些方证则侧重于脉应。而脉应恰恰是吉益东洞的短板，也是他积极抨击的诊法。

一男子年四十余，初于手背发肿毒。愈后，一日忽然恶寒发热，一身面目浮肿，小便不通。余诊之，心下痞硬，胸胁烦胀，乃以此方及平水丸杂进，小便快利而愈。

求真按：本方亦为一种利尿剂，不必兼用平水丸。

评：本方不是利尿剂，平水丸作用不容忽视。本方只对于适合其方证的小便不利才有效，而利尿剂则具有独特内涵。此方通过抗炎而达到利尿结果，只能说是一种抗炎剂。平水丸由甘遂、芒硝、芫花、商陆、吴茱萸组成，治水肿、小便不利、胸中烦而喘。此案之效平水丸功不可没。

一妇人发黄，心中烦乱，口燥，胸胁苦满，不欲食。数日后，目盲无所见。余乃作此汤及苽黄散与之，目遂复明。一月余，诸症痊愈。

求真按：由余之经验，黄疸证，宜用小柴胡汤，或小柴胡加石膏汤，兼用枳实栀子豉汤，或合用枳实栀子大黄豉汤处颇多。

评：黄疸只是症状，大抵分为肝性、溶血性以及阻塞性三类，宜用小柴胡汤的"黄疸证"恐为肝炎导致的黄疸。

一男子吐血，数日不止，日益剧。余诊其腹，胸胁烦胀而痛，乃作此方，二三剂而奏效。

求真按：此证宜兼用三黄丸或黄解丸。

评：急则治标，此证当先用泻心汤止血救急，血止后再用小柴胡汤。

《勿误药室方函口诀》小柴胡汤条曰：此方以往来寒热，胸胁苦满，默默不欲饮食，呕吐，或耳聋者为目的。凡有此等证，虽有胃实之候，亦可与柴胡。即老医所说胁下与手足心无汗者，虽有胃实证，亦可与柴胡之意也。总之处此方者，以两胁痞硬拘急为目的，即所谓胸胁苦满是也。又胸腹痛而拘急，与小建中汤不愈，用此方。今人多积气，感受风邪，热闭于里而不发者，则必心腹疼痛，此时积也。其施针药无效者，与此方可速愈（求真按：积气，后世派之病名也，不足取。凡不问感冒与腹痛，若见胸胁苦满证，则悉以本方主治之）。小儿停食，兼有外邪，或如疟状者，以此方解之。又久久大便不通者，此方亦能通大便而解病，即上焦和，津液通之义也（求真按：是师所谓上焦得通，津液得下，胃气因和之略也）。后世名三禁汤者，盖用于禁汗、吐、下故也。又此方加五味子、干姜，用于风邪迫于胸胁，舌上有微白苔，引两胁而咳嗽者，治验见《本草衍义》之序例中。（求真按：本方加大热之干姜与微温酸涩之五味子，若系阴阳交错之证，则尚佳，然吾人通常遇之阳性证，则颇不宜。余于此证，加重本方中之大枣，更加用大量之橘皮，有奇效）。又加葛根、草果、天花粉，用于寒热如疟，咳嗽甚者。此东郭之经验也（求真按：此证可以本方合用葛根汤）。

评： 小柴胡汤的应用十分广泛，遗憾的是这些经验没有深入系统地进行整理，寻找规律与形成规范，仍处于零散状态。就连浅田宗伯这样的临床大家也还停留在经验的记载与罗列层面。另外，求真的按语有他独到见解，没有盲从前人，值得点赞！

《温知堂杂著》曰：（上略）考古来治诸病方中，无不配以健胃药者，如大小柴胡汤等，虽云解热剂，不如称健胃剂为妥当。

求真按：大小柴胡汤，既为解热剂，又可作健胃剂；既为通便催进剂，又可作止泻剂；既为镇咳祛痰药，又可作镇呕利尿药。其他难以枚举，此古方之所以微妙也。

评： 大小柴胡汤所治核心为炎症。所谓的解热、健胃、通便、止泻等效应皆为炎症得以控制后的结果。称为某某剂者，是有针对性的治疗，而大小柴胡汤则为通治性方剂，不是专治之方。

● 柴胡桂枝汤之注释

伤寒六七日，发热，微恶寒，肢节烦疼，微呕，心下支结，外证未去者，柴胡桂枝汤主之。《伤寒论》

【注】本条之病证，是太阳桂枝汤证未去，已转入少阳，与小柴胡汤证合并矣，故用桂枝汤与小柴胡汤之合方。如本方者，发热微恶寒证，即二方证之相交错者。凡伤寒经过六七日顷，为从

太阳转入少阳之时期。适此时，若完全转入少阳，更不带表证时，当往来寒热，但本条病证已转入少阳，尚未离表证，而桂枝汤证依然，故不往来寒热，而为发热微恶寒也。肢节烦疼者，四肢关节剧痛之意，以桂枝汤证为主也。微呕者，为桂枝汤证之干呕与小柴胡汤证心烦喜呕之合并者。心下支结，心下痞硬之带急迫者。而本条云心下支结，不云胸胁苦满者，此系省略法，非无此证之意也。

评：本条"外证未去者"让人费解，所列诸症难道不是"外证"吗？恐为后人注释窜入条文。"不云胸胁苦满者，此系省略法，非无此证之意也。"此言谬矣！即使按照求真所言柴胡主证为胸胁苦满，但小柴胡汤与柴胡桂枝汤所用柴胡之剂量大有差别。彼方柴胡量大，本方柴胡量小，不同剂量主治的病症当有区别。

● 柴胡桂枝干姜汤之注释

伤寒五六日，已发汗而复下之，胸胁满微结，小便不利，渴而不呕，但头汗多，往来寒热，心烦者，此为未解也，柴胡桂枝干姜汤主之。《伤寒论》

【注】据已发汗而复下之以观，则此汗下为误治明矣。故此误治，为因本来体质薄弱，致成胸胁满微结以下之变证。若体质不虚弱，假令虽经误治，不致有此变证，当现小柴胡汤证也。而胸胁满微结，为胸胁苦满之轻微者，不外于左右腹直肌上端，与前胸壁里面间，存有微小硬结物之谓，若不精细诊之，则不易发觉。又小便不利，与小柴胡汤证异，而为心脏之衰弱。渴而不呕者，由胃内有虚热，非水毒上攻于口腔也（方中有栝楼根，无半夏、

生姜也）。但头汗出多者，水毒于头部而使脱汗也（方中含桂枝甘草汤，所以能沉降上冲；含牡蛎，所以能收涩脱汗也）。又往来寒热为少阳病之左证，是柴胡之主治处。心烦者，为病毒侵入头脑，主以牡蛎为治者也。

评："此为未解也"在《古本康平伤寒论》中作为傍注出现。事实上，这句话是有问题的，很含糊不清。《康治本伤寒论》本条则没有"此为未解也"。"又小便不利，与小柴胡汤证异，而为心脏之衰弱。"看不出心脏衰弱的端倪啊！至少应该伴有心悸、气短等心血管系统症状。

● 柴胡桂枝干姜汤之腹证

东洞翁以本方治小柴胡汤证而不呕不痞（求真按：痞下略一硬字），上冲而渴，胸腹有动者为定义。如本方比小柴胡汤证，则因本方不含生姜、半夏，故无恶心、呕吐；无人参，故心下不痞硬；有桂枝、甘草，故有上冲急迫之证；以有栝楼根，亦有渴证；有牡蛎，故胸腹动，即心脏及腹部之大动脉搏动较著也。此二方证之不同处，余当参照以前之所述。

评：柴胡桂枝干姜汤可以看作是小柴胡汤加减法的实战演练，仅仅保留了小柴胡汤的骨架，即柴胡、黄芩、甘草三味。相比小柴胡汤证而言，本方证趋于阴证与津液不足。求真秉承了吉益东洞的拆方研究，就其方法学而言值得肯定。此处把牡蛎看作治疗胸腹动悸，恐不妥。百合病云栝楼牡蛎散治渴不差，可知此方牡蛎是与栝楼根共同治渴，与胸腹动悸无干。

● 先辈之论说治验

（《成绩录》曰：）一人居恒口吃，谒先生曰：仆患口吃已久，自知非普通医药可效，特来求先生，幸勿以为罪也。先生问曰：其吃日日相同否？士曰：否，时有剧易，若心气不了了时，则必甚。先生曰可。乃诊之，心胸之下无力，胸腹动甚，因与柴胡姜桂汤。告之曰服之勿惰。士受剂，去后，贻书谢曰：积年之病，全得复原矣。

评：口吃是非常复杂的语言失调表现。"时有剧易，若心气不了了时，则必甚"，说明该患者口吃受精神因素影响较大。柴胡姜桂汤具有镇静作用，对缓解患者精神紧张起到一定的作用。另外，"先生曰可"，名医的良性暗示也是不容忽视的因素。"告之曰服之勿惰"，可知服药也是转移注意力的重要手段。本案用柴胡姜桂汤取效，倒不是说本方对口吃真的有特异性作用。笔者更相信柴胡姜桂汤起到安慰剂的意义。

（《方舆輗》本方条曰：）一高僧，病证多端，其最苦者，为肩背强痛。日使小沙弥按摩之，甚用铁锤、铁尺以击之，如是者二三年。服药、刺络、灼艾等法，无所不施，而无一效。余诊之，其病全是柴胡姜桂汤之所主。余谓肩背之患，我无智术，只有柴胡姜桂汤以治本证，肩背亦或可安乎？即作剂与之，服仅六七日，诸证十去六七。经久，肩背强痛不治而自愈矣，其功效实出意外。师大欢喜，赠谢缯宝焉。

求真按：此证非肩背强痛，是颈项强痛也，故本方所以有效。

评：从本案可以得出这个结论：最痛苦、最突出、最显著的那个症状不一定就是主证！吸引医生眼球的症状未必就是最重要的！本案医者没有被最痛苦的"肩背强痛"所迷惑，而是从"病证多端"中找到柴胡姜桂汤之本证并随证治之。但医者对"肩背强痛"也没有十足的把握，才有"肩背亦或可安乎"之语。"肩背强痛不治而自愈矣，其功效实出意外"，如果把肩背强痛当作柴胡姜桂汤证之客证来看，则又是意料之中的。至于求真所说"此证非肩背强痛，是颈项强痛也"，纯粹强词夺理。颈项与肩背，古人难道还会分不清？

● 柴胡加龙骨牡蛎汤之注释

伤寒八九日，下之，胸满，烦惊，小便不利，谵语，一身尽重，不可转侧者，柴胡加龙骨牡蛎汤主之。《伤寒论》

【注】本方即系小柴胡汤加龙骨、牡蛎、铅丹、桂枝、茯苓、大黄也。如东洞翁本方定义曰：治小柴胡汤证胸腹有动、烦躁惊狂、大便难、小便不利者，是治小柴胡汤证加心下部膨满（桂枝、茯苓、大黄主治之）、胸腹动（龙骨、牡蛎、茯苓主治之）、烦躁惊狂（龙骨、牡蛎、铅丹、茯苓、桂枝主治之）、大便难（大黄主治之）、小便不利（桂枝、茯苓、大黄主治之）等症。其谵语者，湿热上攻头脑也；一身尽重，不可转侧者，里水外行也。

吉益南涯、和田东郭二氏以本方是大柴胡汤加龙骨、牡蛎，是否如此，尚难确定。兹列之于下，以供参考。

《伤寒论正义》曰：胸满烦惊，烦惊者，如狂状，因伤寒外袭，故致胸满烦惊。小便不利，因水气热结，而致小便不利。谵语是有内热之候。一身尽重，不可转侧者，伤寒不解，致外袭胸满，不得外出，故身重不能转侧也。柴胡加龙骨牡蛎汤主之，此方者，大柴胡加龙骨、牡蛎汤也。

《蕉窗方意解》本方条曰：是亦于大柴胡汤方中加龙骨四两、牡蛎五两者也。即大柴胡汤证，自胃口至胸中多蓄饮，而欲镇其饮之激动药也。故本论亦有胸满烦惊，小便不利，自胃中蓄饮至胸中，而胃中蓄有燥屎实热之证也。

评："吉益南涯、和田东郭二氏以本方是大柴胡汤加龙骨、牡蛎"，此观点恐不正确。观柴胡加芒硝汤、柴胡去半夏加栝楼汤、柴胡桂枝汤，均是在小柴胡汤基础上化裁。根据体例，凡言柴胡汤者，当指小柴胡汤。因此，柴胡加龙骨牡蛎汤也应该是小柴胡汤的变方。

● 先辈之论说治验

《生生堂治验》曰：一妇人幼患癫痫，长而益剧，立辄晕倒，少时乃苏，日一二发。如是者三十余年，医治无效。其主人偶闻先生之异术，乃来请治。往诊之，脉紧数，心下硬满，乳下悸动。谓先生曰：心神惘惘，饮食亦不安，数十年来如一日也。视其颜色，愁容可怜。先生慰之曰：可治。病妇实不信之。乃使服柴胡加龙骨牡蛎汤，精神颇旺。使调服瓜蒂散五分，吐黏痰数升，臭气冲鼻，毒减过半。于是仅五六日发一次，周年痊愈。其间行吐剂约十六次。彼病未愈时，性忌雷声，闻即发病。用瓜蒂散后，虽迅雷震动，彼仍不畏。

评："毒减过半"，表述欠佳！"毒"可度量乎？何以知其所减过半？临床所见只是症状和体征的减轻，以及一些理化指标的量变，至于病人体内无以名状的"毒"，实在不可量化。

一妇人年五十，右半身不仁，常懒于饮食，月事不定，每行必倍于常人。先生以三圣散一钱，约吐冷黏痰二三升，由是饮食大进。切其腹，胸满，自心下至少腹，动悸如奔马，与柴胡加龙骨牡蛎汤，数月痊愈。

评：此妇或为功能性子宫出血。"切其腹"何以判断"胸满"？当是切其胁下知有胸满。"自心下至少腹，动悸如奔马"，可能存在失血性贫血，导致心率增快。柴胡加龙骨牡蛎汤含有铅丹，今人已经认识到铅对骨髓造血有抑制作用，若有贫血应该慎重使用。"数月痊愈"，应该是指"胸满，自心下至少腹，动悸如奔马"症状消失，而非"右半身不仁"以及"月事不定"痊愈。

● 大柴胡汤之注释

太阳病，过经十余日，反二三下之，后四五日，柴胡证仍在者，先与小柴胡汤。呕不止，心下急，郁郁微烦者，为未解也，与大柴胡汤下之则愈。《伤寒论》

【注】过经者，表证已解，转入于少阳或阳明之谓也。反二三下之者，以不当泻下之少阳病而下之，故云反也。此虽误下，其后四五日间，尚有柴胡证者，宜先与小柴胡汤。虽与之，而呕吐不止，心下急，郁郁微烦者，以小柴胡汤非其治也，故以大柴胡汤泻下则愈矣。

评："过经"二字在《古本康平伤寒论》作为"太阳病十余日"的傍注出现。"过经"到底是什么意思？可能是把太阳病当成太阳经了。太阳病过经后又转为哪一病？如果转为少阳病，干嘛不直言少阳病？而且放在少阳病篇更合适啊？如果仍在太阳病，那么，"过经"二字放在这里又有什么意义？《康治本伤寒论》为："太阳病，反二三下之后，呕不止，心下急，郁郁微烦者，大柴胡汤主之。"如此条文，倒是显得简练、自然。

心下急，尾台氏曰：心下急，拘急也。丹波元坚曰：心下急之急字，无明白之解说。柯氏曰：急，满也，犹未明了。考急是缓之对，盖谓有物窘迫之势，非谓拘急也。李氏《脾胃论》曰：里急者，是腹中不宽快也。盖以所谓不宽快释里急虽不当，而于心下急则其义甚切贴，与桃核承气汤条少腹急结之急同义。山田业广曰：《说文》：急，褊也。褊者，如大人着小儿衣服而行也，始能了解心下急之义。所谓仲景之文，一字不苟者，实可佩服也。注家皆以急迫解者，犹似隔一层也。

今征之事实，前说非也，后二说当以山田氏说为是。所以致此者，病毒集积于此部故也。郁郁者，小柴胡汤证之默默增进也。微烦者，微微烦闷之意。特加此二字者，为欲示大柴胡汤证，虽比小柴胡汤证之默默增进而至于郁郁之剧，但与大承气汤证之心中懊恼而烦之猛剧者比，则不及焉。

评：山田氏结合《说文》来解"心下急"，值得点赞！研究古方医学条文，必须结合古代汉语来弄懂原意。《说文》无疑是解读条文比较好的参考书。"如大人着小儿衣服而行也"，无非形象描述一种束缚感。另外，急还有"紧"的意思，如《三国志·魏书·吕布传》云："遂生缚布。布曰：'缚太急，小缓之。'"可知，"心下急"应该是上腹部紧束感。

由此观之，本条是明伤寒病机，始于太阳病，次转入少阳，由小柴胡汤证进展于大柴胡汤证，且暗示由大柴胡汤证有移行于阳明病之机转，皆所以说明大小柴胡汤之类证鉴别，兹详论之。大小柴胡汤内含生姜、半夏，故能治呕证。但其发挥镇呕作用，是限于胸胁苦满，而非心下急者。即无内实之候，病毒不内实，故不便秘（小柴胡汤虽不无治便闭之作用，但其便秘，非因内实，是由水毒上逆而不下降也），是以方中无泻下内实病毒之枳实、大黄也。然大柴胡汤中亦有生姜、半夏，其镇呕作用虽与小柴胡汤类似，特以此证不仅胸胁苦满，且有心下急证，即病毒内实而便秘者，故与水毒比较容易下降之小柴胡汤证不同。其上逆之水毒，而为内实之病毒，阻止下降之机，故致呕证增剧，是以方中有生姜、半夏外，更有枳实、大黄也。尾台氏以此二方证，别其呕之剧易曰：小柴胡汤证曰喜呕，曰干呕，曰呕，其用生姜重只三两耳；此方证（求真按：此方证者，指大柴胡汤证也）曰呕不止，曰呕吐，其用生姜至五两。是用生姜之多少，须随呕证之剧易而增减也。偏归于生姜之多少，是知其一，不知其二者。夫小柴胡汤证不过默默不欲饮食，心烦喜呕而已；至于大柴胡汤证则呕不止，郁郁微烦，其故因心下急，即病毒内实所致。故由小柴胡汤中去病毒止遏性之人参、甘草，加有驱逐水毒作用之枳实，与泻下药之大黄，且增量生姜以应之，此二方之分别也。但大柴胡汤由小柴胡汤而出发，故共通之药物甚多，其作用亦相类似。故仲景关于大柴胡汤之论，亦多由小柴胡汤变通者可知矣。

评：求真对生姜的分析很有道理。如果出于止呕而加大生姜用量，那么，为什么不相应地加大半夏用量？本条似乎也揭示了大柴胡汤的创制过程，即在小柴胡汤基础上化裁而成。一开始可能只有一张方，叫柴胡汤。创制出大柴胡汤后为了便于区分，才以大小更名。

伤寒，发热，汗出不解，心下痞硬，呕吐而下利者，大柴胡汤主之。《伤寒论》

【注】伤寒发热，汗出不解者，是伤寒发热时，以发汗而汗出不解之略也。伤寒表证，即有恶寒发热时，当服适证之发表剂，而不因汗出，病仍不解也。心下痞硬者，胃部自觉停滞膨满，按之则硬固之意，虽非与心下急有别义，但明其自他方面观察之情状也。呕吐而下利者，示呕吐为主，而下利为客也。本条之病证，无经过由表证而小柴胡汤证，至于大柴胡汤证之缓慢次序，即由表证直入于大柴胡汤证者，故为本方证中之最剧者。依余之经验，本方应用于由暴饮、暴食等之急性胃肠炎、大肠炎、赤痢等之机会极多。

评："心下痞硬"，恐非大柴胡汤证，当从泻心汤系列考虑用方。本条在《古本康平伤寒论》作："伤寒，发热汗出不解，心中痞硬，呕吐而下利者，□□□□之。"从"□□□□之"字数推测，也不是大柴胡汤。

病者腹满，按之不痛者为虚，痛者为实，宜下之。舌黄未下者，下之则黄自去。《金匮要略》

【注】病者当腹部膨满，按压之不觉疼痛者为虚证，故禁忌下剂；按之疼痛者，实证也，宜下之。而此腹满加舌有黄苔，未经泻下者，下之则黄苔自去之意。病者腹满云云，由《玉函经》"下

之则黄自去"之下，宜大承气汤观之，则仲景所论之实证，明为大承气汤证。但现时此证颇少，反以大柴胡汤证为多，故宜改为"病者心下痞而硬满，按之不痛者为虚，痛者为实，当下之。舌黄未下者，下之则黄自去，宜大柴胡汤"，能与事实相符。故载本论于此。

评：汤本求真可谓活学活用古方者！其实，张仲景流传下来的只是典范，不是囊括百病的诊治大全。医学是开放的体系，需要历代医家及时修正与补充。《伤寒论》与《金匮要略》只是古方医学的原典，是源头。笔者期盼着国内能有一本集体编写的古方医学典籍，流淌着时代的气息。这本典籍既是古方医生的肘后参考书，又是临床诊疗的指南。而且，随着时代的发展不断地给予修订，一版接一版地传承下去。

● 大柴胡汤之腹证

本方证之胸胁苦满比诸小柴胡汤则甚强，屡达于肋骨弓下，其左右之内端相合，而连及于心下，则心下急。其余波左右分歧，沿腹直肌至下腹部，即所谓腹直肌之结实拘挛者是也。而此胸胁苦满，为柴胡及副药之黄芩、枳实、大黄之所治；心下急，为枳实、芍药及佐药之大枣、大黄之所疗；腹直肌之结实拘挛（与瘀血性者异，以右侧高度为常），为枳实、芍药、大枣之所治也。故能精究是等之药能者，即为意会腹证之捷径也。

评：观大柴胡汤之条文，有三处谈及"心下"，而罕言胸胁。可知，大柴胡汤证应当以心下为核心，而后波及胸胁及腹直肌，求真所言与经文不符。

● 先辈之论说治验

（《漫游杂记》曰：）一人病疫，经十五日不解，请余诊之。面赤，微喘，潮热，舌强，狂吼，脉数急，胸腹硬满，有时微利。医与麻黄杏仁甘草石膏汤，数日，病益剧。余曰是因初病时发汗不彻，邪气郁菀而入里，欲为结胸也，可下之。作大柴胡汤与之。翌日，大便二行，胸满渐减，下痢亦止。作小柴胡加枳实汤与之，日二帖。三日，大便秘而不通，与大柴胡汤。又秘，则又与。如是三十日而得愈。

求真按：喘鸣，非必为麻黄之主治也可知矣。

评：此案有"潮热""胸腹硬满"，可能存在燥屎，用大承气汤是不是更合拍？"微喘"，应该是发热的伴随症状，即代谢亢进时呼吸增快的表现，并非喘证。求真把"微喘"与"喘鸣"混为一谈，后者是呼吸器官的症状。

《续建殊录》曰：一人患腹痛，忧惨愤懑者数年矣，来谒求诊。先生诊之，疾在胸胁，且心下有物，几将成块，按之则痛，身体羸瘦，面如菜色，大便硬，饮食减。先生与服大柴胡汤。岁余，病稍退，以他故停药。半年，病复发。心下之毒果成块，大如瓜，硬且满。病者苦之，喜怒如狂。他医治之无效，复迎先生。又使服前方，兼用芍药散。三月，大下臭秽，病痊愈。

求真按：此证初起，即处以大柴胡汤、当归芍药散之合方，则其经过更可缩短也。

评：本案用大柴胡汤恐非对证，理由如下：其一，从"身体羸瘦，面如菜色""饮食减"来看，当属虚证，而大柴胡汤则是治疗实证之方；其二，"先生与服大柴胡汤。岁余，病稍退"，疗程如此之久，疗效如此之微。可见，治疗的结局不支持大柴胡汤；其三，"又使服前方，兼用芍药散。三月，大下臭秽，病痊愈"，兼用芍药散后仅三月便治愈，可知芍药散应为对证之治。

另外，笔者感兴趣的是为什么吉益南涯后来想到兼用芍药散？此处的芍药散应该就是当归芍药散，这也是吉益南涯最为拿手的方子。为什么当初看不出来当归芍药散证？看来名医也有"灯下黑"的时候。

一男子卒患腹中痛，渴而时呕，不大便数日，小便快利，短气息迫，头汗不止，舌上黑苔，心下硬满，按之则痛，手不欲近，四肢微冷，脉沉结。乃与大柴胡汤，大效。

求真按：此证虽似阴证，但由腹、脉、舌、诸症观之，则可断为阳证而举本方。

评：本案症状较多，但大都围绕腹痛展开。有的是描述腹痛性质及特征的，如"心下硬满，按之则痛，手不欲近"；有的则是腹痛的伴随表现，"短气息迫"是腹痛影响膈肌运动而使呼吸受限，"头汗不止"是疼痛导致的交感神经兴奋汗腺因之分泌亢进，"四肢微冷"是腹痛引发四肢小动脉收缩的结果。另外，求真从阴证与阳证来论治，不如从虚证与实证角度来讨论更恰当。

一商人，志气郁郁，呕不能食，平卧数十日。自心下至胁下硬满，按之则痛，时时呃逆，夜则妄语，而无热状，脉沉微，乃与大柴胡汤。服之后，下利黑物，诸症痊愈。

求真按：自心下至胁下硬满，有压痛者，主证也，其余不过客证耳。所以不以脉之沉微，亦与本方也。又此方治呕吐呃逆者，因方中含生姜、半夏，即小半夏汤故也。但欲使此作用更加有力，可再加橘皮，是即本方与橘皮汤合方之意也。

评：汤本求真继承了吉益东洞的腹证优先理念，取腹证而舍脉应。需要指出，"呕不能食，平卧数十日"，"不能食"是饮食减少，绝非一点都不进食，否则生命不可能坚持数十日的。营养不足或是导致"脉沉微"的重要原因。"下利黑物"，或为黑便，其人有可能并发上消化道出血。

求真按：由余之经验，上腹角成钝角者，则胸廓及头部短厚，所谓属于卒中质者，多见大柴胡汤之腹证；其锐角者，胸廓扁平，头部细长，所谓属于劳瘵质者，多诊为小柴胡汤之腹证。故若有此二种体质之人，用大小柴胡汤，则或能改造（比较的）是等之体质，得以预防脑出血及肺结核之发生，是仲景所谓上工治未病之治法也。

评：预防脑出血依靠严格控制诱发出血事件的诸多因子，诸如控制高血压，干预脑动脉畸形等措施，大柴胡汤改善体质不是常规的方法。预防肺结核依靠免疫接种和增强体质，小柴胡汤也不是首选措施。体质不是发病的决定因素，汤本求真时代的预防观还很朴素。

（《蕉窗杂话》曰：）大抵平日口臭颇甚之男子，则宜加大黄、石膏之类以取下。

求真按：此证概属大柴胡加石膏汤证。

评：口臭原因非常复杂，大致分为口源性与非口源性两个方面，"此证概属大柴胡加石膏汤证"，失之严谨。

一妇人久不受孕，详其脉腹，用大柴胡汤后，即有孕矣。

求真按：恐因服用本方后，郁毒退出，血行佳良之故。余曾治左睾丸缺除之十五岁男子，随腹证处以本方，睾丸遂渐次下降，全入于阴囊内，唯比右侧稍小。以是可知古方之妙矣。

评：睾丸缺除有隐睾、回缩性睾丸以及异位睾丸等。"左睾丸缺除之十五岁男子"，此案恐非隐睾。通常隐睾因发育受限而萎缩，不会"唯比右侧稍小"。此人很可能是回缩性睾丸。回缩性睾丸是指出生时或出生后睾丸位于阴囊，以后回缩到阴囊上方及腹股沟区。该男子处于青春期，随着睾丸体积的增大，回缩更困难，睾丸活动度大的情况会自行缓解。异位睾丸则是位于正常睾丸下降路径以外，不可能降到阴囊的。那么，如果是回缩性睾丸即使不用大柴胡汤也会"睾丸遂渐次下降，全入于阴囊内"的。正常男性双侧睾丸的大小也不是完全相同的，"唯比右侧稍小"没有什么临床意义。

（《东郭医谈》曰：）一男子三十五岁，形甚肥满，但寝卧时，盗汗出而息甚苦，外无别证。此病人幼年时不肥满，自二十二三顷，渐成肥满，是留饮也。用大柴胡汤加甘草，分解心下之饮物而愈。

求真按：此证不外于肥胖病，故以本方治之，不难推想也。但由余之经验，此病不仅因于水毒，血毒亦有杂入，故宜用大柴胡汤或大柴胡加厚朴汤合用桃核承气汤及大黄牡丹皮汤者为尤多。其贫血者，殊以前方合用当归芍药散为多。

评：肥胖病用大柴胡汤的思路是"分解心下之饮物"，结合现代医学来看，无疑是干扰了脂质的代谢而减肥。"但寝卧时，盗汗出而息甚苦"，此为肥胖病的皮肤并发症，其汗多局限于皮肤厚褶部位，不可当作虚证看待。

（《古方便览》本条曰：）一酒客年五十余，左胁下硬满大如盘者已久。腹皮挛急而痛，烦热时发，喘逆不得卧，面色萎黄，身体羸瘦。丙申之春，发潮热如燃火不愈者五十余日。余乃作此方使饮，凡五十余剂，其热稍退。又时时以紫圆攻之。病者信服前方一年许，旧病尽除。

评：此病可能为酒精性肝病出现脾肿大。用大柴胡汤"凡五十余剂，其热稍退"，提示可能方不对证。笔者认为先用小建中汤更为合拍，症状改善后更换小柴胡汤合当归芍药散。除用药外，尚需戒酒。

《方舆輗》本方条曰：世谓大柴胡汤为疝、痫、留饮等证之胸腹满急者的效之方剂也。夫柴胡者，善理胸胁。庸医虽以柴胡为寒热之药，但柴胡之实效主理胸胁，其治寒热者，亦以寒热为少阳之证也。少阳之位，配于身体系胸胁，故以柴胡理胸胁时，则寒热随而治矣。其证据为太阳表热与阳明里热，用任何药无效故也。此义熟读《伤寒论》者，自能分辨之。然有一说，柴胡之用于胸胁，凡患在左胸者，如鼓之应桴；若在右胸者，虽与数十剂，如石投水然。此虽长沙未及论，但余数十年来得心应手之诀也。余曾以此语人曰：人身，一也，何有左右之别乎？盖人身虽一，既有表里上下之别，则左右岂无别乎？余非敢好僭越，是由天地阴阳之理，人身造化之机耳。

求真按：此说前半颇可，后半极非，不可信之。

评："夫柴胡者，善理胸胁。庸医虽以柴胡为寒热之药，但柴胡之实效主理胸胁，"此言有失严谨，当言柴胡剂主理胸胁。"其证据为太阳表热与阳明里热，用任何药无效故也。"用任何之药无效则反证不是太阳表热与阳明里热，而是少阳之热，此是排除法以确定少阳病。

《生生堂治验》曰：一人年知命，卒倒不省人事，半身麻木。先生刺其口吻及期门即苏，后与大柴胡汤（有心下急、腹满等证），兼敷遂散。三年后，复发，竟死。

求真按：此病者若行刺络，及用本方与桂枝茯苓丸合方兼黄解丸，或可预防其再发。

评：从此案不难发现，古人对本病的认识还存在较大的局限性。脑血管病症状改善是治疗的一方面，防止再次复发更值得重视。"此病者若行刺络，及用本方与桂枝茯苓丸合方兼黄解丸，或可预防其再发。"汤本求真在当时提出用古方预防本病，可谓眼光超远！由此也提示我们，"未病"尚未成功，古方还需努力！

《橘窗书影》曰：一人年四十余，小腹左旁有坚块，时时于心下冲逆刺痛，或牵腰股而痛，不能屈伸俯仰，大小便不利。医作寒疝治，益甚。余诊之，脉沉紧，舌上黄苔干燥，与大柴胡汤加茴香、甘草，大小便快利，疼痛大减，霍然而愈。按世医之治寒疝，概投乌、附辛温之剂而益激者，用此方屡奏效。盖本外台疝门治腹中卒痛者用柴胡桂枝汤之例，其痛轻者，用柴桂，重者用此方。

求真按：此证用本方加茴香、甘草，变例也；用本方与芍药甘草汤之合方，正例也。然由小腹脐旁有坚块云云观之，二方俱不适宜比较的，可用本方与桃核承气汤之合方。又浅田氏云：其痛轻者，柴桂；重者，此方。亦谬见之甚者也。此二汤不拘于痛之轻重，宜随其脉、腹及外证而用之。

评：诚如求真所言，疼痛的轻重程度不该作为方证鉴别的主要依据。疼痛是主观感受，受患者个体差异影响。对于敏感者而言，疼痛存在放大的倾向，而对于老人、体弱者往往因反应迟钝疼痛反而不明显。从腹证、脉应这些客观性较强的体征上找证据，要比疼痛程度更为可靠。

● 四逆散之注释

少阴病，四逆，其人或咳，或悸，或小便不利，或腹中痛，或泄利下重者，四逆散主之。《伤寒论》

【注】少阴病者，脉微细，但欲寐也。四逆者，四肢厥逆之意。谓有此厥逆现象，或有以下之证者，为本方所主治也。但本方证非真少阴病，本方亦与少阴病之主方四逆汤异。无热药之干姜、附子，则无治阴证之能力。然仲景谓本方证为少阴病四逆，方名亦名四逆，虽似矛盾，抑亦深意之所存。欲示本方之治热厥时，疑似于少阴病之寒厥也。因里热极时，阻止血流，使人之四肢厥逆，而呈阴证之外观，实与阴证之四肢厥逆寒厥，内外俱厥冷者异。表虽厥冷而里有热，所谓表寒里热者热厥是也。故不可被表证之阴状所惑，以直治其里热，为古今寒热二厥之大别。本

方证虽本来为阳热证，然可能热极而疑似寒厥，则呈热厥之证。虽然，此证甚少，故本方通常不拘于冒头之五字，而以下列腹证为主目的，仲景谓其人或咳云云及诸家之说为副目的而运用之，可也。

评：本方在《古本康平伤寒论》作"回逆散"，该书将"四逆"作为"少阴病"的傍注。从条文来看，除了"少阴病"之外都是或然证，缺乏主证。伊藤嘉纪认为四逆散证应以手掌、足趾之出汗亢进和腹直肌拘急为诊断指标。这个经验值得参考。

● 四逆散之腹证

本方之腹证，酷似于大柴胡汤。其所异者，因彼含大黄，故其腹部现一般之实状，有内部充实之触觉，按之则觉抵抗；本方无大黄，故有虚状，内部按之则空虚而无抵抗。又本方无生姜、半夏，故无恶心呕吐；无黄芩、大黄，故热势不剧，舌苔亦稀也。虽然，此方中含枳实、芍药、甘草，有带枳实芍药散、芍药甘草汤之方意，故腹肌之挛急急迫，反较大柴胡汤证为甚，此是二者之别也。

评：通过拆方比较的方法来研究方证，的确是一种不错的思路。此处以大柴胡汤为参照物来探讨四逆散，从药证相关角度来看有其可取之处。但从剂量来看，大柴胡汤的用量远远超出四逆散，其方证在充实性与发热性两方面也远胜于四逆散证。而且，剂型的不同也是值得重视的区别。求真的分析忽视了这两个方面。

● 先辈之论说治验

《蕉窗方意解》本方条曰：是亦大柴胡汤之变方也。其腹形专凝聚于心下及两肋下，延及胸中、两胁而拘急。然少实热，故不用大黄、黄芩，其主药亦唯缓和心下及两肋下也。再《本论》说明证候略而不详，且文章亦不见于正文，恐系后人所附。全部之腹形，若能领会心下肋下之状，如上所述者，虽四肢逆厥，亦可以此药治之，与真少阴之四肢逆厥，其脉状、腹候等大有不同也。又疫兼痫证，其甚者，发为谵语、烦躁而呃逆等症，用陶氏散火汤之类无寸效者，用本方即验。固不及用呃逆之药，心下及肋下、胸中成强硬状态者，即不误矣。证候外有发为种种之证候者，必不可眩惑于见症。余多年用此药以治疫证及杂证，并及种种之异证，不可胜数，真稀有之灵方也。常用之，可知其效之不凡。

求真按：古来活用本方，以和田氏为嚆矢。故其议论极痛切，学者宜熟读之。

评：和田东郭对四逆散的认识很深刻！"余多年用此药以治疫证及杂证，并及种种之异证，不可胜数，真稀有之灵方也。"许多医生在漫长的临床实践中形成了个人的用药风格，其经验常常凝聚在几张方与几味药上，四逆散之于和田东郭即是如此。不过，这种现象也带来了一些值得深思的问题，如用方的过于集中是否存在指征扩大化的弊端？经验的固化是否会养成临床思维的懒惰化？对于复杂疾病的分析是否会在思路上先入为主？这些问题值得讨论。"古来活用本方，以和田氏为嚆矢。"汉方的名家们各有其长，和田东郭长于四逆散，吉益南涯长于当归芍药散，吉益东洞长于桂枝加苓术附汤等。汤本求真则是"站在巨人的肩膀上"，承前启后、继往开来的。

● 枳实芍药散之注释

产后腹痛，烦满不得卧，枳实芍药散主之。《金匮要略》

【注】曰产后腹痛，暗示疼痛在下腹部也。烦满不得卧者，其烦闷因于腹部膨满，由此腹满与疼痛而不得横卧之意。然仲景列本方于妇人产后病门之关系上论之，则不独止于下腹痛。若有胸痛，或心下痛，或痈脓等，在于下列之腹证者，则可用之。

评：产后5～7天，子宫逐渐复旧，在此过程中，可发生宫缩痛。1个月左右可以消失。此条所言应该是宫缩痛。"烦满不得卧"，应该与肠蠕动减弱，兼之便秘等因素有关，产后卧床过久也是不容忽视的因素。结合现代医学来看，本方以芍药缓解宫缩之急迫，以枳实促进肠管之蠕动。至于麦粥，有人认为是大麦做成的粥。结合甘麦大枣汤来看，小麦更适合，其安神除烦更胜于大麦。

师曰：产后腹痛，法当以枳实芍药散。假令不愈者，此为腹中有瘀血著脐下，宜下瘀血汤主之。亦主经水不利。《金匮要略》

【注】只称产妇腹痛，恐于腹痛之下，省略烦满不得卧五字。因本方非产妇腹痛之特效药，乃其主治兼烦满者耳。

评：用枳实芍药散不愈，此腹痛恐非单纯的宫缩痛，或兼有其他因素，诸如宫内感染。此时，疼痛性质有所改变。"腹中有瘀血著脐下"，脐下当有充实及压痛。经文不提"烦满不得卧"五字，恐是没有肠管麻痹之症状。

● 枳实芍药散之腹证

本方之腹证，包含本方及大柴胡汤、四逆散等，尤其类似于四逆散之腹证，但以无胸胁苦满为别。

评： 本方腹证当为阵发性绵绵作痛，肚脐至耻骨联合之间能扪到子宫，按压柔软而无压痛；同时，伴有腹部的膨隆。至于腹直肌拘急，未必存在。

● 排脓散之补遗

疮痈肠痈浸淫病之脉证并治法曰《金匮要略》

排脓散方

枳实十六枚，芍药六分，桔梗二分。上三味，杵为散。取鸡子黄一枚，以药散与鸡黄相等，揉和令相得，饮和服之，日一服。

求真按：仲景称脉证并治云云，是有治方而无脉证者，恐系后世亡佚。然东洞翁本方定义曰：**治疮家胸腹拘满，或吐黏痰，或便脓血，又有疮痈而胸腹拘满者主之。** 此为不可易之确论，则本方可随之运用矣。但现今用之者，改为如下之煎剂，而不用卵黄耳。

评： 鸡子黄的作用有二，一是矫味，二是提供营养，促进疮疡修复，不能忽略。

● 茯苓杏仁甘草汤之注释

胸痹，胸中气塞，短气，茯苓杏仁甘草汤主之，橘枳姜汤亦

主之。《金匮要略》

【注】胸痹者，由《金匮》胸痹之病，喘息咳唾，胸背痛，短气云云之说，虽不难推测此病位于胸膈之内，但尚未尽明了。由经几多之苦心与经验，得知不外于心脏病之谓，即喘息咳唾者，心脏性喘息也。胸背痛者，为绞心证。短气（呼吸息迫）者，心脏性呼吸困难也。气塞者，如胸内被填塞，呼吸如被抑制之自觉证，此亦为一种之心脏性呼吸困难也。然此二方证与瓜蒌薤白白酒汤证等（详下）不同。因喘息咳唾，胸背痛，不过为其客证，而气塞、短气为主证，故仲景特加此四字，标明于胸痹之下。而仲景曰茯苓杏仁甘草汤主之，橘枳姜汤亦主之者，意盖欲示主治胸痹气塞、短气之作用相似而非全相等也。依余之经验，二方虽皆主治气塞、短气，但茯苓杏仁甘草汤，以短气为主证而以气塞为客证；橘枳姜汤，以气塞为主证而以短气为客证也。

评：求真从气塞与短气的主客角度来分析茯苓杏仁甘草汤与橘枳姜汤的区别，这个结论不能让人满意。茯苓杏仁甘草汤证当以心悸、水肿为重要兼症，而橘枳姜汤则是半张茯苓饮，似乎更偏于食管、胃等消化道疾病引起的气塞、短气。另外，橘枳姜汤可视为橘皮汤（橘皮、生姜）加枳实组成，而橘皮汤治干呕哕，也是消化道表现。

● 先辈之论说治验

《成绩录》曰：一男子，短气息迫，喘而不得卧，面色青，胸中悸，脉沉微。先生与茯苓杏仁甘草汤，三帖，小便快利，诸症痊愈。

评：此案为心衰。心衰治疗的要点为强心、利尿与扩血管。"小便快利，诸症痊愈"，是利尿以减轻心脏前负荷。

● 茯苓饮之注释

《外台》茯苓饮，治心胸中有停痰宿水，自吐出水后，心胸间虚，气满不能食，消痰气，令能食。《金匮要略》

【注】心胸中者，胃中之意。气满不能食者，方食时，犹未摄食，胃部已生膨满之感而不能饮食之义也。

评：此证类似于胃扩张，茯苓饮类似于胃动力药。

● 茯苓饮之腹证

本方中以有人参，于腹证上则心下痞硬；有枳实，故上腹部当膨满；又以有茯苓、术、橘皮、生姜，则认停水于胃内；有茯苓、术，故尿利减少或频数；因有茯苓而心下悸动；有茯苓、人参、枳实、橘皮、生姜，故至于吐水。是以东洞翁于本方定义治心下痞硬而悸，小便不利，胸满自吐宿水者，则此腹证与仲景所论互考而可运用本方矣。

评：从经文来看，茯苓饮之腹证应该包括两个方面，即胃中有水饮而未吐时的表现，以及吐出水饮后的表现。前者应当以振水音为特征，后者则以上腹部膨满为主。至于吉益东洞的定义，不是来自经文，而是来自药征的反推。由"气满"推测，其人应当存在嗳气等症状。至于吐水，其量取决于胃内潴留液之多少，还与病人体位有关，卧位时病人更容易吐水。

● 瓜蒌薤白白酒汤之注释

胸痹之病，喘息咳唾，胸背痛，短气，寸口脉沉而迟，关上小紧数，瓜蒌薤白白酒汤主之。《金匮要略》

【注】徐氏曰：此段实注胸痹之证脉，以后凡言胸痹，皆当以此概之，但微有参差不同耳。故特首揭之，以为胸痹之主证、主脉、主方也。

吉益南涯曰：凡曰胸痹，必有喘息咳唾之证。胸痹之病，喘息咳唾（痰饮闭塞血气，而气仅能通达而不畅行所致，胸背痛，短气血气欲流通，故痛。痰饮自外闭，故短气也），脉沉而迟（本上有寸口二字，下有关上小紧数之五字，是因自外痰饮闭塞之所见也。迟，实貌），瓜蒌薤白白酒汤主之（此汤逐痰饮，循血气也）。

评：本条"寸口脉沉而迟，关上小紧数"令人费解。结合现代医学来看，这个脉也可以讲得通。其中，需要解决两个问题。其一，"寸口"与"关上"的问题。"寸口"与"关上"不应该相距很近。如果说寸口是桡动脉，那么，关上是否可以理解为肱动脉？而尺中是不是可以理解为腋动脉？总之，"关上"比"寸口"要远远地靠近心脏。关上脉"小紧"一方面是血管收缩，另一方面也提示心脏搏出量不足，血流波动传到该部时明显减弱。"关上"如此，则"寸口"血管当更细了，而且血流波动也进一步减弱到部分消失。换言之，"寸口"处动脉的搏动次数要少于"关上"动脉搏动次数。接下来需要解决第二个问题，即"迟"与"数"的问题。笔者认为"迟""数"在此不是绝对的频率快慢，而是相对的比较。是说"寸口"的脉跳得慢，而"关上"的脉跳得快，脉搏传到远端有丢失。现代医学中"房颤"的病人有脉搏短绌的现象，即同时测心率与脉搏，最终脉搏次数少于心率。至于两段动脉之间是否存在这种现象，还有待于临床观察。

● 先辈之论说治验

《续建殊录》曰：一妇人胸中痛，烦闷，无可奈何，切而按摩之，则其痛移于背，饮食及药汁均不能下，若下咽则必痛甚，一身肉脱，而脉微细。与瓜蒌薤白白酒汤，服二三帖，疼痛大减，饮食得以下咽。尔后经十余日，痛再发，以粉蜜汤作丹，兼用之，不数日，痊愈。

评：该妇人为食管源性胸痛。从预后来看，侧重于食管炎的诊断。

● 桔梗汤之注释

少阴病二三日，咽痛者，可与甘草汤；不瘥者，与桔梗汤。《伤寒论》

【注】与甘草汤而咽痛不瘥者，可与本方之意。以甘草汤不治之咽痛，其证候不仅由于急迫，是因咽喉内发赤肿胀，或化脓也。故加桔梗于甘草汤中以治急迫，并以治疗器质的病变也。

评：可否认为单纯的咽部充血而疼痛用甘草汤，伴有化脓者用桔梗汤？

咳而胸满，振寒，脉数，咽干不渴，时出浊唾腥臭，久久吐

脓如米粥者，为肺痈，桔梗汤主之。《金匮要略》

【注】咳而胸满者，因咳而心下部膨满之意。唾，与痰同义。出浊唾腥臭者，咯出有腥臭之浊痰也。又肺痈者，为咯出脓或脓血的病证之泛称，包含现今之腐败性及化脓性气管炎，及急性肺炎、肺坏疽、肺脓疡等证也。

评：桔梗刺激胃部引起反射性排痰，故本方当以促进排脓为主要目的。至于疮疡之愈合，本方恐无促进作用。

● 先辈之论说

《丛桂亭医事小言》曰：肺痈出于《灵枢》《素问》，隐隐而痛者，肺疽也；上肉微起者，肺痈也。此病初发，无异风邪咳嗽，引膈而咳痛，其痛处隐隐于左右之肋骨间。张戴人云限于左胁，余所见则不然。常有咳嗽而引钓痛，故用意不辨则误矣。此证音声发金锈声，又云水咳样声，类似于麻疹之咳。浊唾臭，其中有如米粥之团块痰而似于脓，故投于水则脓沉形散而凝于底；有如米粥，间有带血者，尤有腥臭。《医灯续焰》曰：试肺痈法。凡人觉隐痛，咳嗽，有臭痰，吐在水内沉者是痈脓，浮者是痰也。其人言语气息颇臭，而自己亦觉臭气，膈间且有弱痛，或背脊有隐隐微肿。张戴人云：有微寒热，自汗盗汗而似劳瘵者，更其证脉浮洪，或大数，或滑数等，皆可治。（中略）此证之各证候，均以桔梗为主药。

求真按：虽如南阳氏说，此证以桔梗为主药，但亦有以薏苡仁为主药者矣。

评：厌氧菌感染者才有臭味的痰液，而非厌氧菌感染者则无臭味。因此，不能凭痰之臭味来定方证。"米粥之团块痰而似于脓"，古人通过舂米方法所得之米不如今天精细，带有谷壳内膜而呈黄色，故以米粥来形象类比。求真云"亦有以薏苡仁为主药者"，但未明示二者之区别。桔梗以排脓为主，薏苡仁或许通过抗微生物而疗疮疡，二者机理不同。

● 排脓汤之注释

疮痈肠痈浸淫病脉证并治法《金匮要略》

有是方而无证，后学无所适从。兹录东洞翁之说如下：

排脓汤之证虽缺，若据桔梗汤观之，则其主治也明矣。桔梗汤证曰出浊唾腥臭，久久吐脓。仲景曰咽痛者，可与甘草汤；不瘥者，与桔梗汤。是乃以甘草缓其毒之急迫，而吐浊唾脓，非甘草之所主也，故不瘥者，乃加桔梗也。由是观之，若肿痛急迫时，则用桔梗汤；吐浊唾脓多时，则用排脓汤。（求真按：肿痛急迫为主，吐浊唾脓为客时，则用桔梗汤；吐浊唾脓为主，肿痛急迫为客时，宜用排脓汤）

上说论定，学者须根据此说以运用本方。

评：排脓汤出自《金匮要略》疮痈肠痈浸淫病篇，非治"吐浊唾脓多时"，吉益东洞之说恐有所偏。桔梗汤用甘草二两、桔梗一两，而排脓汤则用桔梗三两，桔梗用量增多2倍，其对胃肠刺激也较桔梗汤明显，因此，配伍生姜、大枣以护胃。"有是方无证"，一是其证或脱失，二是有可能就是一张适应范围非常广泛的通治方。

● 芍药甘草汤之注释

伤寒，脉浮，自汗出，小便数，心烦，微恶寒，脚挛急，反与桂枝汤以攻其表，此误也。得之便厥，咽中干，烦躁，吐逆者，作甘草干姜汤与之，以复其阳；若厥愈足温者，更作芍药甘草汤与之，其脚即伸；若胃气不和，谵语者，少与调胃承气汤；若重发汗，复加烧针者，四逆汤主之。《伤寒论》

【注】伤寒，脉浮，自汗出，小便数，心烦，微恶寒，脚挛急者，为表里阴阳相半证，即为桂枝加附子汤证，故不能治其阴证。与桂枝汤发表者，误也。若已与之而误治，便发为四肢厥冷，咽中干，烦躁吐逆之变证，此时宜与甘草干姜汤，使恢复其阳，即血气是也。若服此汤后，四肢厥冷恢复，足温暖者，则更与芍药甘草汤时，其足自能伸展也。

评：古汉语的"脚"是"小腿"之意，不是"足"。"脚挛急"恐是腓肠肌痉挛，可推广到其他部位的骨骼肌。此方可视为骨骼肌痉挛的解痉剂。

● 先辈之论说治验

《建殊录》曰：云州医生祝求马，年二十许。一日忽苦跟痛，如锥刺，如刀刮，不可触近，众医无能处方者。有一疡医，以为当有脓，以刀劈之，亦无效。于是迎先生诊之，腹皮按之挛急，不弛。作芍药甘草汤，使饮之，一服即已。

评：此案是凭腹证用方的典范！若无此腹证，用芍药甘草汤是否有效？跟痛与腹证之间到底有何内在联系？值得研究。

● 甘草粉蜜汤之注释

蛔虫之为病，令人吐涎，心痛，发作有时，毒药不止者，甘草粉蜜汤主之。《金匮要略》

【注】《方舆輗》本方条曰：蛔虫之心腹痛，发作有时，毒药无效者，以此甘平之品而得安者间有之。此证脉多洪大者也。

《勿误药室方函口诀》本方条曰：此方不仅治蛔虫之吐涎，虽无吐涎，亦可用于心腹痛甚者，故若投乌梅丸或鹧鸪菜汤等而反激痛者，与此汤而弛缓时，必止腹痛也。凡治虫积痛，嫌药苦味，强与则呕哕者，宜此方。论中毒药不止四字，宜深味之。故诸病服众药而呕逆不止者，有效。一妇人伤寒热甚，呕逆不止，用小柴胡汤不解。一医为水逆，与五苓散，益剧；与此方，呕逆即瘥。此即《玉函》单甘草汤之意，更妙。

由此二说观之，则以毒药不止者，是以他种之驱蛔药使人吐涎，不能止心痛，发作有时之证也。

甘草粉蜜汤方

甘草 8 克，铅粉 4 克，蜜 12 克。

以水九勺，先煮甘草，取六勺。去滓，纳粉蜜，煎如薄粥，顿服之。

求真按：原书只云粉，但未明何种之粉末。诸说纷纭，莫衷一是。现余依下列尾台说为铅粉。

《类聚方广义》本方条曰：粉者，粉锡也。《千金》用粱米粉，《外台》用白粱粉，近世又有用轻粉、甘草粉等者，俱误也。余家以粉锡、大黄二味等分为丸，名粉黄丸，治蛔虫心腹搅痛，吐白沫者，蛔下，其痛立愈。按《神农本经》曰：粉锡，杀三虫。陶弘景曰：疗尸虫。李彣之、陈藏器曰：杀虫。又《本草纲目》粉锡条引邵真人《治妇人心痛方》曰：急者，官粉为末，和葱汁丸，如小豆大，每服七丸，黄酒送下，即止。粉能杀虫，葱透气故也。又引张文仲《备急方》云：治寸白、蛔虫，以胡粉炒燥，入方寸匕于肉臛中，空心服，有大效。又葱白条引《杨氏经验方》云：蛔虫心痛，用葱白茎二寸，铅粉二钱，捣丸，服之即止。葱能通气，粉能杀虫也。粉锡驱虫之功，学者宜体验之。三虫者，蛔虫、蛲虫、寸白虫也。

评："原书只云粉，但未明何种之粉末。诸说纷纭，莫衷一是。现余依下列尾台说为铅粉。"的确是诸说纷纭，兹将相关论点整理如下。其一，此处"粉"有可能是米粉，和猪肤汤所用的白粉为一类；其二，柴胡加龙骨牡蛎汤用铅丹，此方若为"铅粉"当明言为是！毕竟铅为有毒之品；其三，有人认为铅粉重坠，不溶于水，不可能"煎如薄粥"的；其四，"毒药不止者"提示已经使用毒性杀虫药，但病情没有改善，因此，再次使用铅粉的可能性不大；其五，铅粉一两，即使服用一半也是大剂量了，不怕中毒吗？其六，也有人认为本条所述是假的蛔虫病。如果是真的蛔虫病，使用驱蛔虫药后应该疼痛缓解。既然"毒药不止者"，那么，极有可能不是蛔虫病。根据"吐涎，心痛，发作有时"，极有可能是消化性溃疡，尤其是十二指肠溃疡。十二指肠溃疡腹痛呈周期性，得食则缓解。上述是"米粉"派观点。但"铅粉"派也举出实际的治验来佐证。另外，从方后"差，即止"来看，似乎"铅粉"的可能性更大。"即止"暗示药物毒性大，不可过量服用。若为"米粉"，无此提醒之必要。

● 先辈之论说

《方舆輗》本方条曰：此本治虫痛之方也，吾常活用于水饮之腹痛，而得效者甚多。但此药若不应，手足身体即发肿者，此胃气将复之佳兆也。浮肿者，不可遽用利水剂，经日则自消矣。若或不消者，与肾气丸等亦可。大凡一旦无肿而愈者，永不再发。百试百效，真可谓神方矣。此事古书未曾道及，即今复古之大医先生，亦有所不知也。余不秘惜而记之，以告同志。

评："吾常活用于水饮之腹痛"，此种腹痛有何特点？"但此药若不应，手足身体即发肿者，此胃气将复之佳兆也。"水肿可能为甘草的副作用。另外，铅粉有毒，如今很少使用。

● 甘遂半夏汤之注释

病者脉伏，其人欲自利，利反快，虽利，心下续坚满，此为留饮欲去故也，甘遂半夏汤主之。《金匮要略》

【注】和久田氏曰：（上略）心下坚，腹满，有青筋者，为甘遂半夏汤之腹证。其心下坚者，似枳术汤及桂姜草枣黄辛附汤之腹而如覆杯，但宜依各外证而分辨之。又其有青筋者，似于大黄甘遂汤证，但彼心下不成坚满，是其别也。或虽无腹胀满及青筋，但心下坚满者，是此方证也。此坚满，亦留饮所作，而加血结者也。半夏甘遂者，逐下有痰饮留于心下者；甘草芍药者，解血结挛急者。是故外证必有短气，宜兼痰饮之变而为胁下挛痛等症。论曰：病者脉伏，其人欲自利，利反快，虽利，心下续坚满，此为留饮欲去故也，甘遂半夏汤主之。

评："心下坚，腹满，有青筋者，为甘遂半夏汤之腹证。"此等腹证极有可能是肝硬化或肝癌伴有门静脉高压症。"心下坚"是脾肿大表现，"腹满"或有腹水存在，"腹部青筋"是腹壁静脉曲张，为门静脉高压导致的侧枝循环代偿表现。

● 大陷胸汤之注释

太阳病，脉浮而动数，浮则为风，数则为热，动则为痛，数则为虚。头痛发热，微盗汗出，而反恶寒者，表未解也。医反下之，动数变迟，膈内拒痛，胃中空虚；客气动膈，短气躁烦，心中懊憹；阳气内陷，心下因硬，则为结胸，大陷胸汤主之。若不结胸，但头汗出，余处无汗，剂颈而还，小便不利，身必发黄也，茵陈蒿汤主之。《伤寒论》

评：这一段文字很乱，有注文等窜入。《古本康平伤寒论》将"浮则为风，数则为热，动则为痛，数则为虚"列为嵌注。脉"数"在这里到底是"热"还是"虚"？很含糊！何梦瑶曰：数而跳突名曰动，即跳动之意。大惊多见此脉，盖惊则心胸跳突，故脉亦应之而跳突矣。可知脉"动"之中已含脉"数"，动数并列恐有不妥。"胃中空虚，客气动膈"在该书作"动数变迟，膈内拒痛"的傍注。"茵陈蒿汤主之"为"大陷胸丸主之"。从表述的形式来看，此段经文颇有骈文风范。骈文常用四字或六字句，也称"四六文"。该文体起源于汉末，盛行于南北朝。总之，该段文体风格有异，恐出自后人之手。

【注】自首句至表未解也一段，文意可以头痛发热至表未解也

数句，接太阳病，脉浮而动数之下观之，又此证如下说。

成氏曰：动数，皆阳脉也，当责其邪在表。

钱氏曰：表未解者，乃桂枝汤证也。

若系桂枝汤证，则表未解之下，宜有桂枝汤字句，即假定可解者。自浮则为风，至数则为虚之数句，虽释脉浮而动数之一句，但为王叔和之注文掺入之说为多，则宜以省略为佳。故全体之意，云太阳病，脉浮而动数，头痛发热，微盗汗出，反恶寒者，表证未去，则当以桂枝汤发汗，不可下也。然若误下时，仲景曰：病发于阳而下之，则因热入而为结胸。病发于阴，而反下之，因为痞。所以成结胸者，以下之太早故也。因误下，表热内陷而至于成结胸者（此解在下），为欲示此结胸之证治。因医反下之，以下之建论也，即医反下之（不可下而下，故云反也），动数变迟（表证动数之脉，因误下，表邪内陷，变为迟脉者，为病毒内实之应也），拒痛（拒者，反抗之意。拒痛者，因胸廓内之正气与内陷之邪气抗争而发为痛也），胃中空虚（谓因误下，损胃之正气也），客气动膈（客气者，邪气之意。故客气动膈者，内陷之邪气冲动胸内也），短气躁烦（短气者，呼吸短促之意；躁烦者，扰乱烦闷也），心中懊憹（解揭栀子豉汤条），阳气内陷（阳气者，客气之别称，即邪气在表之意。故阳气内陷者，因误下，在表之邪气，即表热内陷也），心下因硬者，则为结胸，大陷胸汤主之（因者，关系于前所举之事实也。故心下因之以下，举前事之关系，而心下部致硬者，称为结胸，当即以本方为主治也）。

评：求真补充了桂枝汤证，有道理！能看出王叔和挽入之文，并省略不释，也算有慧眼。将"阳气"解释为"客气"之别称，恐非正确。"客气"是外来邪气，"阳气"是人体自身正气。在同一段经文里，通常一个内涵不应该用两种概念来表述。

伤寒六七日，结胸热实，脉沉而紧，心下痛，按之石硬者，大陷胸汤主之。《伤寒论》

【注】本条论非因误下而为自然之结胸。伤寒经过六七日顷，为当发柴胡证之时期。则所谓伤寒六七日，结胸热实者，暗示由柴胡证而至于结胸也，并谓结胸之热实，即热证，且系实证也。而沉脉者，谓不病于外，而在于内之候。紧脉者，有水毒之征。故沉而紧云者，其结胸不仅由热毒，是指示水毒亦与有力焉。又心下痛者，心下部自有作痛也。石硬者，如石坚硬也。

评：此条所述当为上腹部局限性腹膜炎。"石硬者"即"板状腹"，是腹肌高度紧张所致，为腹膜刺激征表现之一。

太阳病，重发汗而复下之，不大便五六日，舌上燥而渴，日晡所小有潮热，心胸发大烦，从心下至少腹硬满而痛不可近者，大陷胸汤主之。《伤寒论》

【注】太阳病，若发汗而解，则不可再发汗，又不可下之为法。然重发汗而复下之者，皆为误治，故加一复字，是暗示此意。虽与初条表热内陷而作结胸者一样，但于彼条误治仅一回，止为比较的轻证，而本条则由屡次之误治，故有重证之差耳。即于此五六日，便不通，舌干燥而渴，心部发大烦，至日没时现潮热者，不独心下部，且至下腹部，皆坚紧满而疼痛，且知觉极过敏，而为手指不能近之剧证也。

评：此条所言当为弥漫性腹膜炎。体液大量渗入腹膜腔，机体脱水故而"舌上燥而渴"。

● 先辈之论说治验

《橘窗书影》曰：一男孩年十一，腹满而痛，呕吐甚，不能纳药。医作疝治，增剧。胸腹胀痛，烦躁不可忍。余作大陷胸汤，使淡煎冷饮。须臾，吐利如倾，腹痛、烦躁顿减。后与建中汤，时时兼用大陷胸丸而平复。

求真按：此证以胸腹胀痛、烦躁为主证，而呕吐其客证也。故以主证为目的而处以本方，则客证不治而自治矣。若误以呕吐为主证，而用小半夏汤等之镇吐剂，不仅呕吐不能治，且其死期可待，以是可知主客之不可忽也。

评：小半夏汤证有呕吐但通常无腹满而痛，换言之，腹满而痛就应该排除小半夏汤证。"淡煎"是煎煮时间短，药味淡。大黄泻下，也不宜浓煎。"冷饮"以减少呕吐。"医作疝治"，此"疝"是"寒疝"，类似于现代医学的肠梗阻，非腹股沟疝气。

一人尝患腹痛，一日大发，腹坚满，自心下至小腹刺痛不可近，舌上黄苔，大小便不利。医以为寒疝，施药反增呕逆，昼夜苦闷难堪。余诊之，以为结胸，与大陷胸汤。因呕气而不能下痢，乃以唧筒自谷道灌入蜜水，尔后大便快利数十行，呕止，腹满痛顿减。后与建中汤而痊愈。

求真按：主证先现，客证后见。

评："尝患腹痛"，是患有基础性胃肠疾病。"一日大发，腹坚满，自心下至小腹刺痛不可近"，或是胃肠疾病出现穿孔而诱发腹膜炎。"主证先现，客证后见。"主证是腹痛腹坚满，客证是呕气。客证是伴随症状或继发症状，通常滞后出现。

● 小陷胸汤之注释

小结胸者，正在心下，按之则痛，脉浮滑者，小陷胸汤主之。《伤寒论》

【注】《伤寒论》虽作小结胸病，不如小结胸者为妥。兹从《玉函》《千金翼》改之。而小结胸者为对于大陷胸汤证比较之辞。本方证正在心下，按之则止于痛，无如彼心下石硬、硬满，又无手不可近之剧痛，是以对彼称大，而此称小也。故治方亦不如彼之用峻下剂，仅用消痰、解凝、利尿药之黄连、半夏、瓜蒌实也。又正在心下，按之则痛者，谓以指头轻打胸骨剑状突起之直下部，即诉疼痛也。试此轻打与疼痛时，间不容发，不比于其他之压痛。故欲示此义，所以插入则字于其间也。又此证之脉浮滑者，非如大陷胸汤之病位深沉，因结实之程度浅弱也。

评："按之则痛者，谓以指头轻打胸骨剑状突起之直下部，即诉疼痛也。"此言不妥。"按之"不是"以指头轻打"之意。《说文解字》云："按，下也。以手抑之使下也。""按"，是用手将物体向下压。"以指头轻打"则是叩击。简言之，"按"是深部触诊，"以指头轻打"则是叩诊。心下压痛很容易当成消化道疾病，其实，胸部疾病可以波及此处，如重症大叶性肺炎病人可出现上腹部压痛，从而表现为小陷胸汤证。其产生的机理与炎症累及膈胸膜有关。

● 先辈之论说治验

《医学纲目》曰：工部郎中郑忠厚，因患伤寒，胸腹满，面黄如金色。诸翰林医官虽商议，但略不定，推让曰胸满虽可下，但恐脉浮虚。召孙兆至，曰：诸公虽疑，不用下药者，郑之福也，下之则必死。某有一二服药，服之则必瘥。遂下小陷胸汤，寻利，其病遂良愈，明日面色改白，京人叹服。

评：此案有两处值得质疑。一是"面黄如金色"，"一二服药"就"明日面色改白"，黄疸消退如此之快让人难以置信。二是小陷胸汤证的脉应是浮滑，此人"脉浮虚"能用此方吗？舍脉从证也不能脱离虚实的原则啊？

（《建殊录》曰：）一猎夫乘轿来告曰：一日入山逐兽，放鸟枪，中之，兽僵。投枪欲捕，兽忽苏。因与之斗，克而捕之。尔后虽无痛苦，然两肘屈而不伸，普求医治，无效。先生诊之，胸满颇甚，他无所异，乃与小陷胸汤，服之而愈。

求真按：余亦随腹证，吞酸嘈杂，两脚挛急，难以行步者，与本方得速效。

评：此案好象癔病。"普求医治，无效"，吉益东洞是名医，在疗效判断上不能排除名医效应。或许东洞开小柴胡汤、四逆散也会起效的，无非是起到安慰剂之类的作用。

● 桔梗白散之先辈之论说治验

《丛桂亭医事小言》曰：一士人久咳，午后微寒热，人以为劳，饮食不美，半日卧床。经数医后而迎余。至其家，未诊时，闻咳声，肺痈也。诊之，脉非细数而浮大数，左膈间因咳嗽引痛，背边亦隐隐痛，昼夜吐痰甚多，间有带血者。云虽灸四花，服獭肝，无效。验其痰，如米粥者，有脓也。乃虽告以肺痈而不信，投痰水中，说明痰脓之异，始信余言。与肺痈汤，兼用白散，二度，经数十日而愈。

评："投痰水中，说明痰脓之异"，异在何处？推测痰比重低于水，故浮于水面；脓比重高于水，故沉入水底。现代医学关于肺脓肿痰液的特点是静置后分为3层：上层为泡沫，中层为清晰黏液，下层为坏死的脓性组织。"肺痈汤"不知其组成。《脉症正宗》载肺痈汤为：当归二钱、白芍一钱、天冬二钱、阿胶一钱、苡仁一钱、银花一钱、连翘八分、桔梗八分。《汉药神效方》载肺痈汤为：甘草六分、桔梗六分、贝母五分、栝楼根五分、杏仁四分、白芥子三分、生姜二分。此处所用肺痈汤恐为后者，抑或其他方药。

（《类聚方广义》本方条曰：）肺痈用此方，当其咳逆喘急，胸中隐痛，黄痰颇臭时，而断然投之，以扫荡郁毒，可以断除根柢。若犹豫不决，持重旷日，毒气浸润，胸背彻痛，脓秽涌溢，极臭扑鼻，蒸热柴瘦，脉至细数，则噬脐莫及矣。医者不可不小心，又不可不放胆者，良有以也。

求真按：如兵家有兵机，医家亦有医机。而得机与不得机者，成败之所分，生死之所决也。苟得其机，生死极自在，非如小心放胆之问题也。

评：求真所言的"医机"，即是"生机"。是指疾病状态下病人身心蕴含的向愈因素。当向愈因素占据主导地位，医者因势利导治之而疾病可愈。反之，纵使扁鹊再世也不能"生死人，肉白骨"。

《橘窗书影》曰：一男子咽喉闭塞，不得息，手足微冷，自汗出，烦闷甚。急使迎余。余诊曰：急喉痹也，不可忽视。制桔梗白散，以白汤灌入。须臾，发吐泻，气息方安。因与桔梗汤，痊愈。世医不知此证，曾见缓治而急毙者数人。故记之，以为后鉴。

评："急喉痹"是急性喉梗阻。现代医学多以气管切开或环甲膜穿刺救治。

● 瓜蒂散之先辈之论说治验

独啸庵氏吐方考曰：（求真按：已引用加古氏之说者，从略）扁鹊望桓公之色而走，此我技，古之道也。故从事于此者，知死者与不治者，为第一义。世医不能知此者，误施汗、吐、下，而取凶暴之名，非古方之罪也。

评：医学与医疗一字之差，但确实是两码事。医学就像食材，医疗就像厨艺，食材好未必菜肴就好。古方医学不该为误用者背黑锅。"故从事于此者，知死者与不治者，为第一义。"真乃至理名言！为医者，当先排除最坏的情况，再根据个人经验决定是否出手，如此，方不误人误己。

决死生，欲定治不治者，当候腹以审腹气之虚实。此事如易而实难，其故何哉？因如虚而有实者，如实而有虚者，有邪来虚而邪去实者，有邪来实而邪去虚者，此在得心应手，父不能以喻子也。

评：知识与技能父可传子，但职业的敏感性却需要丰富的实践积累来发酵，临床思维也依赖大量的疑惑而得以训练，这些又如何传授？俗话说"有状元师傅没状元徒弟"。归根到底，路还是要靠自己走的。

吐后三五日，当调饮食，省思虑，不当风，不宜内，不可劳动。

评：此言吐后将息的注意事项。"调饮食"是调饮食结构、调饮食时间和次数；"省思虑"，即减少脑力劳动；"不当风"，即吐法之中存汗法，汗出毛孔大开需要避风防感冒；"不宜内"，催吐的过程，人体内脏经历了一次"大地震"，需要休养生息，不宜同房；"不可劳动"即体力劳动，劳动则气血涌于四肢肌肉，静养则气血充盈内脏，有利于内脏机能尽快恢复。

膈噎、劳瘵、鼓胀等，若吐之则促其命期。

评：再言吐法禁忌。"膈噎"是食管癌，吐法加重脱水与营养不良；"劳瘵"是结核病，吐法损其体力；"鼓胀"是肝腹水，门静脉高压导致胃食管静脉曲张，催吐诱发上消化道出血。说到底，能不能吐，除了看病情是否符合吐法适应症，还要看病人的体质和所患疾病能不能经受吐法的刺激，会不会带来危险的后果。

初学者，妊娠、产后、痰血、咳血、癥毒、血崩、亡血、虚家等，暨年过六十者，不可吐之。

评："妊娠"，吐之增加腹压可致流产或早产；"产后"吐之或可致子宫脱垂；"痰血""咳血""血崩"诸血证吐之增加腹压加重出血；"亡血"是贫血，与"虚家"一样经不起催吐的刺激；"癥毒"是腹腔内坚硬的包块，如肿大的肝脾以及某些恶性肿瘤。催吐时腹压增大可能会导致包块破裂。此种情况，何止初学者不可吐之，纵使吐法经验丰富的老手也要三思而行。

河豚毒暨一切鱼毒之吐方：蓝汁（待考）一盏，温服之。又方：八九月橘子将熟时，裂之，纳胡椒三粒，待果熟，取烧为末，使少许入小竹管，吹入咽中，过咽则吐。按伤食尤暴急，用蒂得吐迟，用此方可也。

求真按：现今医家之对于急性中毒，每用洗胃，或用解毒剂，未尝见用吐法者，真怪事也。如洗胃法，虽颇合理，然以口径微小之消息子通于内，而欲排出胃内容之全部，难望其成为事实。用解毒剂者，于试验管内其化学的试验成绩虽佳，然人体非如试验管之单纯，不能如试验之发现完全解毒作用，故毒物犹有存于胃内，而未被吸收者，是以必当应用吐剂也，就中以盐酸阿朴吗啡之皮下注射为上乘之策。

评：汤本求真那个年代，对于急性中毒的抢救措施毕竟有限。今天的急诊医学，除了催吐、洗胃、导泻、特殊解毒剂等措施以外，还有血液透析等手段。"盐酸阿朴吗啡"是催吐剂，也可用吐根糖浆。吐法之于抢救中毒也是有使用条件的。首先是其人是否配合，如果处于昏迷、惊厥状态，显然不能实施吐法。其次，还要看所服的毒物性质，如果是吞服腐蚀性毒物，则催吐可引起出血以及胃、食管穿孔。总之，随着人类科技的不断发展，一些古老疗法势必淘汰。

《生生堂医谈》曰：问曰：当世之医，行下剂者虽有人，然行吐剂者至稀也。虽有人偶用，平生亦不过二三度乃至十余度耳。然子于一年间，使用瓜蒂数斤，且无误治，愿闻其方法。答曰：治病之大纲，为汗、吐、下三法。汗者，逐毒之在表者；下者，驱毒之在里者；吐者，条达毒在胸膈者。此三法者，诚医术之宝筏，而无病不可能者也。如前云，越前之奥村良筑为医中之豪杰，始兴吐法。其时有山胁东门、独啸庵、惠美三伯等，相和而行此法，其后遂绝。闻前所行之吐剂方法与余所行者不同，其药毒烈，故其弊终为病家所恐惧。以迄于后世，夫良筑辈之行此，先呼病人之亲属，问之若因药之瞑眩而死，亦无怨乎？否耶。然后行之。其法，服吐药后，使人起病人而拥之，或抱其头，两手自下腹推上，咽中探以鸟羽等。医者待其拥抱而吐毕，则卧之。若不止，则与麝香。如是用药，而病家恐惧，亦不再与他药。其先病人上冲时，瞑眩颇强，自然损人。世人勿论，即医者亦以为大恐。吐剂是杀人之利器，非至此法不行而不已。即有欲行此法者，亦遭病家阻止。虽有志欲医行之者，非至法穷术尽，将成废疾之候者，则不行之。余生于后世而业医，因他法不治之病甚多，依数年之专精，研究吐剂之服法，而终于不误……

评：吐法衰微乃至失传的原由，大抵概括为：一是病人认识不足，对吐法充满陌生与担心，尤其出现瞑眩反应时更为恐惧；二是吐法技术要求比较高，操作复杂不容易掌握，加之医生觉得不体面而不愿意传承；三是吐法不像卖药那样收益大而风险小，在价值取向方面不受开业医生的青睐。这些因素，使得吐法成为古方中的阳春白雪乃至失传。

一僧，痫证若发则乱言，或欲自缢，且足挛急，困于步。来请治。余知不以吐剂不能治，因被同道阻难，不肯治，而请他医治之。与四逆散加吴茱萸、牡蛎服半年，无寸效。于是再来请余，用瓜蒂、赤小豆末，以虀汁使服之。吐黏痰许多，痫不复发，足挛急顿治。如是之病，只一帖而治者，非他药所能及也。然世医不亲试之，谩恐何为哉？余以是欲为吐方之木铎，有志之士，用之勿疑。

评："因被同道阻难"，可见，吐法就像中医里的"景阳冈"，大部分医生都畏而止步，"武松"毕竟是少数。许多时候，诸法无效、束手无策时才想到吐法，这也使得吐法成为治术里最后的"杀手锏"。

《生生堂治验》曰：一妇人发狂痫，发则欲拔刀自杀，或投井，终夜狂躁不眠，间有脱然谨厚，女事无一误者。先生以瓜蒂散一钱五分，其痰上涌二三升许。使再服白虎加人参汤，不再发。

评：此为狂躁型精神病。此案为什么要再服白虎加人参汤？方证不明！观察多久不再发？这些病需要长期随访。

一男子年三十，全身麻木，目不能视，口不能言，其人肥大，性好酒。先生诊之，脉涩而不结，心下急喜呕。即使饮三圣散六分，不吐而暴泻五六次。越三日，又使服分量同前，涌出三升许。由是目能视，口能言，两手亦渐渐能动矣。后与桃花汤百余帖，痊愈。

评："三圣散"恐是《儒门事亲》中的"三圣散"，组成为防风、瓜蒂、藜芦。本是吐剂，初用不吐反泻，三日后用而得吐，是否存在用法的不当？

一男子二十岁，晚饭后半时许，卒然腹痛，入于阴囊，阴囊挺胀，其痛如剜，身为之不能屈伸，阵阵闷乱，叫喊振伏。遽迎先生诊之。其脉弦，三动一止，或五动一止，四肢微冷，腹热如燔，囊大如瓜，按之石硬也。病者昏愦中愀然告曰：心下有物，如欲上冲咽喉者。先生闻之，乃释然抚掌而谓之曰：汝言极当。以瓜蒂散一钱，涌出寒痰一升余。次与紫圆三分，泻五六行。及其夜半，熟睡达天明，前日之病顿如忘。

求真按：治此嵌顿小肠气，以内服药而奏此伟效，此乃中医学之可贵也。

评：嵌顿性腹股沟疝有可能进一步发展造成疝内容物坏死，当今首选手术治疗。吐下治法取效的机理可能是通过促进肠蠕动对疝内容物强行进行复位，此时疝内容物应该包含小肠。以今日之眼光来看，此案有些弄险。

● 大黄黄连泻心汤之注释

心下痞，按之濡，其脉关上浮者，大黄黄连泻心汤主之。《伤寒论》

【注】心下痞者，《类聚方广义》云：痞者，取《周易》否卦之义。刘熙《释名》曰：痞者，否也，为气否结。《诸病源候论》曰：否，心下满也。《增韵》曰：痞者，气隔不通也。

如上所述，若以现代之学说解释之，即胃部有停滞膨满之自觉，而以他觉的触知之意也。按濡者，虽为右膨满部软弱之义，然此濡字，非谓自腹壁到腹底俱软弱也，是寓浅按之则濡，深按之则否之意。何则？若全部软弱无力，绝无抵抗，则为纯虚证，下剂是绝对所禁忌，由方中有泻下药之大黄观之可知矣。黄连之证，浅部虽软弱膨满，然深部必有抵抗也。又其脉关上浮者，虽于关部有浮脉之意，然先辈多以为注文窜入而删之，故余亦随之而不采用。

评："然先辈多以为注文窜入而删之"是有道理的。《古本康平伤寒论》本条为："心下痞，按之濡，其脉浮者，大黄黄连泻心汤主之。""关上"二字作为傍注之文。康平本该条文之上有"复加烧针，因胸烦""胸烦"是否也是大黄黄连泻心汤证？值得研究。

伤寒大下后，复发汗，心下痞。恶寒者，表未解也，不可攻痞，当先解表，表解乃可攻痞。解表宜桂枝汤，攻痞宜大黄黄连泻心汤。《伤寒论》

【注】解详第一卷桂枝汤条。

本方以心下痞，按之濡为目的。虽如仲景所云，然于临床上，此痞的症状不易发现，往往以本方倒行逆施而误治者，古来不少。由余苦心后所得，本方不必拘泥于仲景原文，但以颜面潮红如醉，而有便秘之候，是阳虚而非阴虚者为目的而用之可也。

评："但以颜面潮红如醉，而有便秘之候"可以作为大黄黄连泻心汤证的较好补充。此处"阳虚"是阳证而无里实者，非代谢低下之阳虚证。

大黄黄连泻心汤方

大黄6.4克，黄连3.2克。

上锉细，以沸汤五勺渍之，须臾，绞去滓，顿服之。

评：《古本康平伤寒论》为大黄二两，黄连、黄芩各一两。比宋本多一味黄芩。黄连、黄芩为泻心汤的核心成分，缺黄芩恐无泻心之效。

● 先辈之论说治验

（《漫游杂记》曰：）有一赘婿，新婚后数月，病眩晕。隔日衄血，咳嗽，潮热，其脉弦数。家人悉云是肾劳。余一诊曰：其腹气坚实，决非肾劳也。审问其病因。云平生嗜酒过多，近年来始被舅制止，绝饮酒，故致气火郁蒸。乃与大黄黄连泻心汤，三十日而痊愈。

求真按：眩晕、衄血，脑充血之所致。咳嗽、潮热，因呼吸器发炎证也。然由本方能治此等证观之，则此方不特疗充血，亦可云有消炎止血之作用矣。

评："病眩晕""隔日衄血""其脉弦数"有可能是高血压病。"云平生嗜酒过多，近年来始被舅制止，绝饮酒，故致气火郁蒸。"此非病因，只是其人欲再次饮酒的借口，不能作为用方依据。上部的充血状态与精神的兴奋才是用方的着眼点。

气疾为痿躄者，其阴多先消缩，及其将愈，则其阴先畅动。

求真按：所谓神经性疾患，发于下肢运动麻痹或阴痿者，上半身充血之结果，致下半身贫血也。故当撰用本方，或泻心汤、黄连解毒汤，以平衡其血流，则原因病之神经证及续发病之下肢麻痹、阴痿等，皆治愈矣。

评：神经性疾患未必和血流失调有关，平衡血流也不等于调节神经。难道阴痿就缺那点血吗？血流失衡的深层次原因还是神经机能的失调，汤本求真把因果颠倒了。

● 泻心汤之注释

心气不足，吐血、衄血，泻心汤主之。《金匮要略》

【注】就此不足二字，诸说纷纭。东洞翁《类聚方》本方条下按不足，《外台》作不定，今从之。

自此论后，历代医家，多左祖之，故余亦从之，不足当作不定解。若心气不足，当和之，而无以大黄剂泻下之理。夫心气者，即精神之意。不定者，变动无常之义也。故心气不定者，精神不安之谓。吐血、衄血，读如字义。故全文之意，精神不安，吐血、衄血者，以本方为主治之义也。

本方何以主治精神不安，吐血、衄血，此为颇重要之问题，兹详说之。由余之经验，有本方证病者，如在大黄黄连泻心汤证之心下痞，按之濡，而心悸动亢盛。若按触心尖部，则有烦悸之状。因血压升腾，故脉呈数、疾，及皮肤黏膜，尤其于颜面口唇现充血之候，而神经过敏者，往往致诸种出血为常。由此事实考之，其心气不定，即神经过敏者。由颜面充血而推知脑充血之故。致大脑皮质被刺激，其必然之结果，惹起吐血、衄血，及其他诸种之出血者，不外因血压升腾，与血管系支配下之脏器组织有充血或炎性机转也有本方证之病者，常有充血或热状，且屡因发热而往往伴以出血，有此机转可知矣。故仲景用有健胃、收敛、消炎性之黄连、黄芩，配以健胃、消炎且有诱导作用之大黄，如本方者乎。

评：求真之注从理论而言无懈可击，但反复吐血、衄血的病人往往伴有贫血。如果病人贫血，其颜面口唇充血表现可不明显。"诱导作用"指什么？估计是指大黄能促进盆腔充血，使上部之血流趋下，以此减缓颜面部及脑充血。说到底是对血流的重新分配。大黄除了"健胃、消炎且有诱导作用"之外，其止血作用在本方中的意义更大。概而言之，泻心汤证＝颜面充血＋精神亢奋＋心搏亢进＋上部出血。

● 先辈之论说治验

《建殊录》曰：有一人年二十余，积年患吐血，每旬必一发。丙午秋，大吐，吐已，气息顿绝。迎众医救之，皆以为不可为矣。于是家人环泣，谋葬事。先生后至，视之，似未定为死者，因以纩着鼻间，犹能蠕蠕而动，乃按其腹，有微动，盖气未尽也。急作三黄泻心汤饮之（每帖重十五钱），须臾，腹中雷鸣，下利数十行，即醒。出入二十日许，痊愈。十余年不复发。

评：此案为上消化道出血，有可能是消化性溃疡的并发症。"气息顿绝"，当为失血过多低血压所致。"乃按其腹，有微动"是腹主动脉的搏动。从下文的"即醒"来看，病人应该是神志不清，不知三黄泻心汤是如何"饮之"的？另外，病人虽为吐血，但此刻所处的状态是否适合三黄泻心汤？值得讨论。通常，这种状态应该使用独参汤或生脉饮。

另外，患者的"即醒"与"腹中雷鸣、下利"之间是否存在必然联系？未必！有可能是自身调节的结局，出现在下利之后则是巧合。

本案的愈病机制不是"三黄泻心汤→腹中雷鸣""下利→即醒"，应该是"三黄泻心汤→止血→血容量不再减少→自身调节→血压回升→苏醒"。三黄泻心汤发挥的作用应该是止血，至于"腹中雷鸣、下利"，则是附带的旁治效应。

（《方舆輗》曰：）经血错出于口鼻，称逆经，又谓错经，先哲谓火载血上也。龚云林用生地黄于四物汤中，加大黄、童便，治验载《万病回春》，甚有理。往年一女子患此疾，起时吐衄，后至眼目、耳、十指头皆血出，形体麻木，手足亦至于强直。余投泻心汤，十日血止，后与回生汤调理复旧。此妇之病，为错经中之最剧者也。

求真按：回生汤，由当归、川芎、大黄、黄连、桂枝、白术、芍药、黄芩、茯苓、地黄、甘草、人参、木香、丁香、萍蓬十五味而成之方，但不外当归芍药散、苓桂术甘汤、泻心汤合方之意。若合用此三方，不如合前二方，兼后一方其丸方已可，无须回生汤也。

评："错经"应该是现代医学的"代偿性月经"，该病是指与月经周期相似的周期性非子宫出血。鼻衄是其最多见的表现，约占 1/3。其次，可发生在眼睑、外耳道、皮肤等处。其发病机理是雌激素水平升高，使黏膜小血管扩张，脆性增加而易于破裂出血。对于血管脆性增加所致的出血，生地黄是值得重视的药物，或能增强毛细血管致密性。"余投泻心汤，十日血止"，历时之长可知泻心汤恐非对证之方。本病有周期性特点，一旦雌激素水平降低，出血自会停止。"十日血止"恐是自愈结果。

黄连解毒汤及丸方

此丸方，余略称为黄解丸。

黄连、黄芩、栀子各1克，大黄2克。

上细锉，如泻心汤法煎服。又为丸，一日三回分服。但作煎剂时当适宜增量之。

本方《外台秘要》称大黄汤，虽为著者唐之王焘创方，但不外出于仲景之泻心汤与栀子豉汤去香豉之合方，故泻心汤之主治即为本方之主治，而栀子豉汤主治之半亦为本方之主治，此本方之所以应用范围广大也。故余大概不用以上二方及大黄黄连泻心汤，而惟运用本方也。

评：此方为《外台秘要》卷三引《张文仲方》，"主天行，五六日不解，头痛壮热，四肢烦疼，不得饮食"。求真从拆方角度扩大了本方的使用范围。"栀子豉汤主治之半"的表述却很模糊！说到底就是"栀子证"。但方剂是有机整体，其主治与药物之间未必存在明确的可以量化的对应关系。

第二黄连解毒汤及丸方

求真按：此即后世医所谓黄连解毒汤及丸方也，恐与前混，故有此新名。

黄连、黄芩、栀子、黄柏各1克。

煎法用法同前。

本方本称黄连解毒汤，亦王焘所创，其实去泻心汤中之大黄与栀子柏皮汤除甘草之合方而已，故本方之方意与方用即于泻心汤去大黄及栀子柏皮汤去甘草中求之。与前方异处，是在大黄之有无如何，而不关于黄柏之存否（黄柏之存否，虽不无关系，但此药物与彼此二方共通之栀子，大同小异，故暂除外，亦无不可）。故前方有大黄，所以治实证，而本方则治虚证也。

评：所谓的"虚证"也是相对而言，大致指腹诊上腹力无充实。汉方所言的"虚证"不同于中医学所说的虚证。求真从合方的角度来理解本方，相比于传统的方解确实令人耳目一新！《肘后方》与《外台秘要》都记载本方主治热病精神不安，不得眠，这是原典主治。"本方之方意与方用即于泻心汤去大黄及栀子柏皮汤去甘草中求之。"按照求真的思路，"求之"的结果却与经典主治相去甚远。由此看来，古方的主治病症并不是唯一的、固定不变的。我们不妨概括为经典主治与后世派生用法两个方面。二者之间的差异或许会让古方派感到纠结——古方到底该不该变？不变，不能适应时代，因为疾病谱古今已变！变，古方医学的纯正性遭到冲击，其体系或许为之动摇。但这种纠结对于后世方派来说是不存在的。不论是多少经典主治，还是有 N 种派生用法，都可以用一个病机来概括。这或许是古方派的"短板"之一吧！

● 先辈之论说治验

（《方舆輗》曰：）温清饮（明·龚廷贤《万病回春》）治妇人经脉不住，或如豆汁，五色相杂，面色萎黄，脐腹刺痛，寒热往来，崩漏不止。

当归、芍药、熟地黄、川芎、黄连、黄芩、黄柏、栀子各一钱半。

右锉一剂，水煎，空心服。

廷贤曰：崩漏证，新久虚实不同。初起属实热，宜解毒；稍久属虚热者，宜养血清火。此条与前所举子和论黄连解毒汤可参看，盖子和论其病之新盛，廷贤说其病之久衰者也。

求真按：温清饮是四物汤与第二黄连解毒汤之合方，然如前述，四物汤不若当归芍药散（或加地黄）。故用温清饮者，反以变则的用当归芍药散（或加地黄）与第二黄连解毒汤（丸）合用或兼用为正。

评：求真认为"四物汤不若当归芍药散（或加地黄）"，这是从纯正的古方出发之观点。若从止血的角度来看，加地黄非常必要，不能是"或加地黄"，而是必加地黄。当归芍药散属于血水同治，对于带下较多者，以及兼有浮肿者，应该优先于四物汤。温清饮的制方思路无疑是龚廷贤的"养血清火"，是四物汤的"温"与黄连解毒汤的"清"相结合，针对虚实夹杂。胶艾汤也含有四物汤，其制方思路则是配用温药艾叶，并加阿胶。相比之下，更陷于虚证。故而求真将胶艾汤放在本书的少阴病篇，而此方则置于少阳病篇。

《勿误药室方函口诀》黄连解毒汤条曰：此方清解胸中热邪之圣剂也。一名为仓公之火剂，其目的用于栀子豉汤证而热势剧者，不堪苦味可与泡剂。治有大热，下利洞泄者，或瘟病等之热毒深，洞下者，故解狗、猫、鼠等毒。又治喜笑不止者，是亦心中懊恼所致也。又可氏虽痛论此方之弊，实不知其妙用。又解酒毒妙，可熟读《外台》之文。又《外台》去黄柏，加大黄，名大黄汤。吉益东洞用其方，可依证加减之。

求真按：本方有效于酒毒者，由消炎利水作用也，狗、猫、鼠毒亦然。

评："酒毒"应该指饮酒过量出现的面部充血、恶心、呕吐、头痛、心悸、目眩等症状。"本方有效于酒毒者，由消炎利水作用也"。求真所说的"消炎"，应当属于笼统概念，包含减轻充血、保护胃黏膜、护肝以及镇静等诸多方面；至于"利水"，非本方主要作用。酒精扩张外周血管，体液充盈于外，当此效应消失后，外周血管收缩，多余的体液经肾脏排泄而体现为尿量增加，由此误认为本方的"利水"作用。

● 酸枣仁汤之注释

虚劳，虚烦不得眠，酸枣仁汤主之。《金匮要略》

【注】仲景以冒头称虚劳，如有本方证者，一见有贫血虚弱之状。而虚烦不得眠者，类似于栀子豉汤证，但无如彼之热，及舌苔、腹证亦相似。以此方中有茯苓，故心尖心下有虚悸，而富于神经症状，且无如彼之充血及炎性机转，是二者之区别也。

评："且无如彼之充血及炎性机转"，对于"虚烦"而言，此注很到位。"虚劳"冠首，以此推测，当以消耗性体质为多见。除失眠外，还当伴有心悸、脉细数、容易汗出等交感神经兴奋的表现。

● 先辈之论说

《类聚方广义》本方条曰：诸病久久不愈，尪羸，困惫，身热，寝汗，口干，咳嗽，大便溏，小便涩，饮啖无味者，宜此方，随证选加黄芪、麦门冬、干姜、附子等。健忘、惊悸、怔忡三证，有宜此方者，随证择加黄连、辰砂。

求真按： 此等证，以本方证为多。由余所经验者，无加辰砂之必要。

评： "寝汗"加黄芪不如加牡蛎。"干姜、附子"能兴奋机能，促进代谢，恐非所宜。"健忘、惊悸、怔忡三证"，若无上部充血，不宜加黄连。辰砂，为后世医家用药经验。朱砂为汞化合物，现已慎用，可用龙骨等古方医学常用之药。

脱血过多，心神恍惚，眩晕不寐，而现烦热、盗汗、浮肿者，宜此方合当归芍药散。

求真按： 有本方证病者，往往有以眩晕为主诉者，当注意。尾台氏虽称烦热，但非高热，不可误解。

评： 合当归芍药散不如直接用后世的归脾汤化裁。

东洞先生治一病人，昏昏不醒如死状，已及五六日者，用此方有速效，可谓圆机活法矣。

评： 极有可能是癔病。不仅酸枣仁汤，换用其他处方也会有效。一方面是安慰效应，另一方面是东洞的名医效应。

● 炙甘草汤之注释

伤寒，脉结代，心动悸，炙甘草汤主之。《伤寒论》

评：《古本康平伤寒论》本条作："伤寒解而后，脉结代，心动悸，炙甘草汤主之。"如此看来，此证当为伤寒的后遗症。所谓的脉结代，相当于现代医学的早搏、传导阻滞之类的心律失常，从临床来看，本方适合于快速型心律失常。笔者曾用本方治疗一例甲亢伴有房颤、频发性室性早搏的病人，心率约 140 次 / 分。3 剂后心率降至正常，律齐，心电图显示为窦性心律。但停药后房颤及室早重新出现。

【注】脉结代者，结脉兼代脉也。心动悸者，心悸亢进之谓。心悸动者，为脉之源泉，故心亦不可无结代之理。仲景未言及者，恐当时听诊法尚未备，其运动状态无由详知。如本方证，虽为心悸亢进，但如泻心汤证，而不惟血压不升腾，反而低降，致现脉之结代，故用本方高其血压，且复脉状也，是以本方有复脉汤之一名也。故与泻心汤之名对照时，则虚实之差，自然了然矣。

评：求真认为"脉结代"是血压降低的结果，未必如是！本条显示两个信息：一是心律不齐，即"脉结代"；二是心脏收缩力增强，即"心动悸"。笔者认为"动"应该是医者的他觉，"悸"则是患者的主观感觉。其他言"悸"的条文没有言"动"，此条言"动"，恐是医者明显扪及患者心脏剧烈跳动。由此看来，本方具有抑制心脏兴奋性的作用。"复脉"，无非也是两大任务：一是恢复心脏正常节律，二是恢复心脏正常收缩力。

《千金翼》炙甘草汤（一云复脉汤）治虚劳不足，汗出而闷，脉结心悸，行动如常，不出百日，危急者，十一日死。《金匮要略》

【注】《金匮》悸之上无心字，今从《千金翼》加之。仲景以虚劳不足为首句者，欲明因此四字致汗出而闷、脉结心悸之虚证，其行动如常也。有此虚证时，虽动作如常，若不服药，则不出百日，生命危矣。其证危急，不能动作者，十一日而死也。

评：此条所言当为致命性心血管事件，有可能是急性心肌梗死伴恶性心律失常者。

《外台》炙甘草汤，治肺痿涎唾多，心中温温液液者。《金匮要略》

【注】肺痿者，肺结核也。涎，是咯痰之稀薄者。唾，其浓厚者也。温温液液者，恶心甚也。兹不云脉结心悸者，省文也。

评："兹不云脉结心悸者，省文也。"此言不当！本条已经脱离上两条，属于炙甘草汤的另一种用法。换言之，当炙甘草汤治疗心脏病时以"脉结心悸"为主证，但治肺结核则不以心律失常为必见症。我们不妨将心脏疾患的心动悸、脉结代列为炙甘草汤证，将肺结核涎唾多、心中温温液液者定为"炙甘草汤证二证"，以此加以区分。事实上，应该把方证与具体疾病相结合，才能对其有全面的认识。

● 炙甘草汤之腹证

本方由来于桂枝去芍药汤，故腹状亦相类，但此以地黄为主药，则有脐下不仁及烦热之证，且心尖及腹部大动脉之悸动亢进为异耳。

评：古方医学的用方依据无非是症状（外证）、脉应与腹证三个方面。如果症状足以体现方证，则不需要强求脉应与腹证。后者作为客观体征，最大的意义应该是起到鉴别诊断作用。因此，不是每一张古方都有相对应的腹证。炙甘草汤证可以没有腹证，因为炙甘草汤已经在脉应方面为方证作出了界定，没有必要看腹证了。从经文来看，症状、脉应、腹证三者都同时具备的情况非常罕见，因此，方证的识别不该死抱求全理念，总希望面面俱到或十拿十稳，那是理想主义情结，不是临床家实事求是的精神。与其在"求全"上做文章，不如在"求真"上下功夫，即寻找指导用方的"金指标"，找出最有价值的临床表现，正是古方医学的精髓所在！

● 先辈之论说治验

《方舆輗》本方条曰：此为仲景治伤寒脉结代、心动悸之圣方也。孙真人用之以治虚劳，王刺史用之以治肺痿。凡仲景诸方，无不变通如此。虽云变通，但此方之妙，在治结代脉，故一名复脉汤也。不论何病，凡脉结代者，皆可先用此方。详言之，来缓而时一止复来者，结脉也。结者，止而即还，不失至数，但少跳动耳。代者，止而不还，断而复动，此绝彼来，交代之义也。二脉相似而稍异，然治法惟此一方而已，故连称为结代脉。此脉大病有之，颇可畏。又平人有时见此脉者，无害，虽药不必也。昔人有曰有病见之为难治，若气逆得之则可忧。确言也。此汤虽《金匮》引《千金翼》，但今阅《翼》，标为复脉汤，而注云，仲景炙甘草汤，盖后世调气血、补虚劳不足诸方，似多由此方而出。《金匮》炙甘草汤方下之行动如常数句，说者削而不取，虽不见于正文，但有徐大椿说，不可谓为无理。曰：凡脉见结悸者，虽行动如常，亦不出百日，必死。若复危急，不能行动，则过十日必死。语极明显，从前解者多误。

求真按：脉结代、动悸者，有阴阳虚实之别，故若非确认为阳虚证，则不可妄用本方。**余屡用桃核承气汤治此证者。宜注意之。**

　　评："不论何病，凡脉结代者，皆可先用此方。"此言不妥！其一，此方不是脉结代的专病专方。引发脉结代的疾病很多，诸如风心病、冠心病、高血压性心脏病及甲亢性心脏病，炙甘草汤对于它们的疗效也并非均等的。其二，仅有脉结代，没有心动悸也不可轻易使用本方。与其说本方针对脉结代，不如说针对心动悸更恰当。本方所主的状态应该包括两个方面：一是心脏的表现，二是全身代谢亢进。至于脉结代，说到底还是心脏疾病的延伸。甲亢性心脏病恰恰符合这个状态。至于其他类型心脏病，代谢状态远不及此。"故若非确认为阳虚证，则不可妄用本方。"求真一语中的！汉方所说的"阳虚证"，是阳证中之虚证，非中医所言之阳气不足。既然是阳证，则全身代谢亢进无疑。

　　《勿误药室方函口诀》本方条曰：此方以心动悸为目的。凡心脏之血不足时，气管动摇而悸，是心脏之血不能达于动血脉（求真按：动脉也），时而间歇，故致脉结代也。此方滋养心脏之血，润流脉路，不仅治动悸，即人迎边之血脉凝滞，气急促迫者，亦有效（求真按：人迎边云云，当于锁骨上窝之动脉瘤也），是余数年之经验也。又肺痿之少气而胸动甚者，用之亦有一时之效。龙野之秋山玄端用此方加桔梗，为肺痿之主方，盖根据于《金匮》也。

　　评：浅田宗伯的解释很朴素。脉结代是心律失常的表现，不是心脏之血不能达于动脉所致。本方治疗"心动悸，脉结代"也不是通过"滋养心脏之血，润流脉路"得以实现。但本方的营养作用值得肯定。或许通过补充电解质，调节心脏的离子通道以恢复正常心律。

《橘窗书影》曰：一妇人消渴，数日不愈。一医认为胃热，屡下之。消渴止，舌上赤烂，至于齿龈亦糜烂，不能饮食，脉虚数，浊吐有腥臭。余以为肺痿之一证，与炙甘草加桔梗汤，病渐愈。

求真按：治口舌糜烂者，以地黄为主要作用也。

评：地黄所治的口舌糜烂，其人多有舌红、脉细数、手足心烦热等症。上述之妇人，若用《和剂局方》甘露饮更为恰当。

● 竹叶石膏汤之注释

伤寒解后，虚羸少气，气逆欲吐者，竹叶石膏汤主之。《伤寒论》

【注】汪氏曰：伤寒，本是热病，耗于热邪，则精液销铄，元气亏损，故其人必虚羸少气，气逆欲吐。气虚不能消饮，则停蓄于胸中，故上逆欲吐也。与竹叶石膏汤，以调胃气，散热逆也。

钱氏曰：仲景虽未言脉，若察其脉，虚数而渴者，当以竹叶石膏汤主之。虚寒者，别当消息之。

丹波元坚曰：竹叶性寒，止烦热。石膏入阳明，清胃热。半夏蠲饮，止呕吐。人参补病后之虚，与麦冬同，大添胃中之津液。又恐寒凉损胃，故用甘草以和之，且又以粳米助其胃气也。

参看以上诸说，本条之意义虽能明了，但由余之经验，有本方证之病者，概有肉脱、羸瘦、疲劳困惫之状，脉亦虚数无力，皮肤及口唇、口腔黏膜多枯燥，舌干燥，有白苔，而诉烦渴，呼吸浅表，屡伴咳嗽，腹部凹陷，甚者如舟底状，食机不振，而常恶心。若此本为阳虚证而非阴虚证，则有热状而无寒状，呼气及其他排泄物，有多少之热臭，尿浓稠而赤浊等，因是得以征知内热之情状矣。

评：求真补充的内容很有参考价值！"伤寒解后"，可知本方用于感染性热病后期，病人呈现消耗性体质伴消化机能下降，代谢仍有亢进者。如果说白虎汤证是炉火正旺时的沸腾状态，那么，竹叶石膏汤证就是炉火初灭，余热尚在，锅里水干的"干热"情形。

● 大半夏汤之注释

胃反，呕吐者，大半夏汤主之。《金匮要略》

【注】胃反者，如已述之《金匮》中脾伤则不磨（求真按：不消化也），朝食则暮吐，暮食则朝吐，是称宿食不化。既有呕吐证，于次句更云呕吐者，为无意义之重言，难认为仲景之正文。然《千金方》之大半夏汤作治胃反不受食，食入即吐者，反似为正文。故本方可随之运用其意。胃反病，则食不能容受，若食即吐出，不食则不吐者，即以本方为主治也。又《外台秘要》大半夏汤云治呕而心下痞硬者。由方中有人参观之，甚为合理，故用本方者，必须参看此说也。

评："胃反"类似于现代医学之胃潴留、胃扩张之类。《千金方》之大半夏汤条文的"食入即吐"与《金匮要略》"胃反"的"朝食则暮吐，暮食则朝吐"的特征不一致，不该作为正文。《外台秘要》所云治"呕而心下痞硬者"，无疑是对腹证进行较好的补充。不过，但言"呕"而不言"吐"恐有不妥。"吐"对于本方证的价值要高于"呕"。

● 半夏厚朴汤之注释

妇人咽中如有炙脔，半夏厚朴汤主之。《金匮要略》

【注】炙脔者，尾台氏云：《说文》，脔者，臞也；臞者，小肉也。此证，觉咽中如有肉片粘着也。咽喉内虽有自觉的如小肉片粘着，其实无粘着，故非器质的疾患，可得推知为神经证也。冠以妇人二字者，一因仲景之本论，因列于妇人杂病篇之关系。又一因妇人多神经证，欲示本病亦不外此意也。《千金方》云半夏厚朴汤，治胸满，心下坚，咽中帖帖，如有炙肉，吐之不出，吞之不下。此说可以补充仲景之论，故欲说明之。胸满，心以下坚者，心下部膨满，按之则坚也。但与大柴胡汤心下痞硬之内实而有抵抗异。因内部无阻滞，故外部反坚硬，内部中空而无抵抗也。是以方中有半夏、厚朴，而无枳实、大黄也。又帖者，尾台氏复云：《释名》曰床前之帷曰帖。帖帖，言垂也，可见帖帖之义矣。如上所述，即小肉片垂下状之形容词也。

评：《金匮要略》半夏厚朴汤所主类似于现代医学癔症的咽部表现，即"癔球症"，该病以绝经期妇女多见。局部的微观检查是中医的短板，"咽中如有炙脔"只是病人主观感觉，尚需要做咽部及食管等相关检查以排出其他疾病。《千金方》云"治胸满，心下坚""胸满"有可能是食管疾病，"心下坚"或是胃疾患，合起来看则是很明显的"咽——食管——胃综合征"。由此引申，本方当能治反流性食管炎。

● 先辈之论说治验

《蕉窗方意解》本方条曰：易简方，加生姜七片、大枣一枚，名七气汤。局方亦同。《金匮》曰：妇人咽中如有炙脔，半夏厚朴汤主之。易简方治喜怒悲忧思恐惊之气，结而成痰涎，状如破絮，或如梅核，在咽喉间，咯不出，咽不下，此七气之所为也。或中脘痞满，气舒不快，痰涎壅盛，上气喘急；或有痰饮，因而呕逆恶心，并宜服之云云。按此方既可用于中脘痞满，是以手按，心下硬满，上迫胸中，气舒不畅，郁闷多虑之证。此心下硬满，但非可用芩、连苦味证，又非芍药、甘草、胶饴等之甘味证。唯心下闭塞，因蓄饮于胸中、心下，或为呕逆恶心，或为痰涎壅盛而气急，或咽中常觉有如炙脔，咯不出，咽不下等证，是皆由心下痞硬所发之证也。故心下痞硬甚，反用淡味剂，不碍蓄饮，而痞硬即缓矣。此法譬如张幕御铁炮，所谓以柔制刚也。此方之苏叶，以轻虚而理胸中与心下；半夏辛温，疏通胸中心下之饮；厚朴不苦不甘、茯苓淡薄，下降心下之饮，亦以消导水道也。至于后世加生姜、大枣，不过口头禅耳，不可悉从。若以此方淡薄为主，则不可用大枣。若不得已时则加用生姜，恐不以为苦矣。

求真按：生姜为不可缺之要药，非不得已而加之。

评：这一段的方解值得点赞！其一，补充了半夏厚朴汤的用法。除了治疗咽部异物感之外，还可治疗呼吸系统疾病出现"痰涎壅盛，上气喘急"，以及消化系统的"呕逆恶心"。其二，补充了半夏厚朴汤的腹证，即"以手按，心下硬满，上迫胸中"。此腹证与《千金方》所云的"心下坚"相吻合。其三，指出本方证"但非可用芩、连苦味证，又非芍药、甘草、胶饴等之甘味证"，有与半夏泻心汤及小建中汤鉴别之意。"苦味证""甘味证"的提法颇有新意！既泻不得火，又补不得虚，从而引出淡味除饮的观点。同意"不可用大枣"的观点，也赞成求真"生姜为不可缺之要药"。生姜是古方医学中重要的逐心下水饮药。另外，《本经》云生姜"下气"，对于所谓的"气结"而言，其意义绝非"恐不以为苦"的矫味剂。

● 半夏泻心汤之注释

呕而肠鸣，心下痞者，半夏泻心汤主之。《金匮要略》

【注】和久田氏解本条颇详密，故列之于下，以代注释。

（上略）心下痞满，按之硬而不痛，呕而肠鸣者，为半夏泻心汤证。其鸣者，如雷之鸣走，故又谓之雷鸣。雷鸣者，热激动其水也，多由胸中至于中脘脐上之间，肠鸣痞痛。顿而大泻者，谓之热泻。又病人食时，忽欲泻者，此证亦有之。但须详审腹证后，可用之。

评："心下痞"或是胃动力下降的表现，"肠鸣"则是肠蠕动亢进的表现。据此，可以认为半夏泻心汤证属于胃蠕动减弱而肠蠕动增强的状态。胃排空减缓则易于逆蠕动致呕，肠蠕动增强则容易腹泻。"病人食时，忽欲泻者"，此为胃结肠反射亢进的表现。"呕""肠鸣""心下痞"三个证素中，"心下痞"的价值要高于前二者，为必见证。

此方以有黄芩解心下之痞，有黄连去胸中之热，亦有泻心之名。然其证之大部分为水，主半夏以去水，伍干姜以散结，伍人参以开胃口，和以甘草、大枣以缓挛时之急。诸药相和，而退胸中之热以逐水气，所以治其呕，而去心下之痞也。（中略）呕而肠鸣之因为水气也明矣。故虽不下利，亦用此方也。

评：这个方解不尽人意！笔者试从现代医学角度解之。黄连、黄芩消除胃黏膜充血糜烂而促炎症修复，兼之苦味予胃黏膜良性刺激而促动力，二者合以治痞。半夏、干姜以止呕，且半夏镇静神经以缓解肠鸣（《本经》谓之主"肠鸣"），干姜辛辣以对抗迷走神经兴奋而减缓肠道蠕动。人参、甘草、大枣以促进消化机能，激发食欲。且甘草、大枣甘甜以矫味，减轻黄连、黄芩之苦味。全方主在促进胃蠕动与分泌，减缓肠之过度兴奋，以纠正"胃弱肠强"之状态。

● 甘草泻心汤之注释

伤寒中风，医反下之，其人下利日数十行，谷不化，腹中雷鸣，心下痞硬而满，干呕，心烦不得安。医见心下痞，谓病不尽，复下之，其痞益甚。此非热结，但以胃中虚，客气上逆，故使硬也，甘草泻心汤主之。《伤寒论》

【注】丹波元坚说三泻心汤证（谓本方及半夏泻心汤、生姜泻心汤也）云：结在心下，有冷热不调者，何也？因其人胃气素弱，水液不行，而误治更虚，胃因冷热相搏，致成痞硬者是也。因虚实相半，故病势颇缓，实系少阳之类变。如其治法，以温凉并行而调停之。

评：《古本康平伤寒论》将"此非热结"作为"其痞益甚"的傍注，"但以胃中虚，客气上逆，故使硬也"作为嵌注放在"其痞益甚"与"甘草泻心汤主之"之间。《康治本伤寒论》本条作："伤寒中风，反二三下之后，其人下利日数十行，谷不化，腹中雷鸣，心下痞硬满，干呕，心烦不得安者，甘草泻心汤主之。"相比之下，康治本的条文更为简练。本条当为误下后的变证。"下利日数十行"，以最保守的估算每日排便20次计算，则相当于每小时排便一次。"谷不化，腹中雷鸣"，提示为小肠蠕动亢进，食物迅速通过小肠来不及消化。"心下痞硬而满，干呕，心烦不得安"，这些症状可能与剧烈腹泻导致的水电解质紊乱（如脱水、低血钾）有关。

本方证本系胃弛缓有停水人，患伤寒或中风，有表证时，医误下之，胃肠俱益衰弱，内陷热毒乘之而发也（若不误下，虽不无发本方证，仲景欲示其为阳虚证，故取误下为例也）。谷不化者，食物不消化也。因胃肠衰弱，与下痢频数，无暇消化也。其被排泄者，与下利清谷异。腹中雷鸣者，胃肠内水气鸣走，由于热毒激动水毒也。心下痞硬而满者，是示心下痞，即胃部膨满，不由于他因，而基于痞硬也。干呕心烦不得安者，因下利日数十行，谷不化，与水热二毒之急迫也，故宜以增量半夏泻心汤之甘草如本方对之。医见心下痞，谓病不尽，复下之，其痞益甚者，以不可下之本方证，误认为大柴胡汤之心下痞硬、呕吐而下利者，以下之，致心下痞硬加甚也。此非热结以下，为本方证之痞硬，非如大柴胡汤证之由于结热，唯因热水二毒乘胃衰弱而上逆，致成痞硬也。

评：此条放在结胸病篇，估计所用为峻下剂，决不是大柴胡汤！而且，大柴胡汤一般也不会导致"下利日数十行"。"故宜以增量半夏泻心汤之甘草如本方对之"，甘草泻心汤仅仅比半夏泻心汤多出甘草一两，没有本质的区别，能解决"下利日数十行"等症候吗？笔者表示质疑！《康治本伤寒论》对此倒是别具风味，该书所载本方一共六味药，没有人参，但黄连用了三两。为什么去人参？可能是本方证以肠蠕动亢进为主要表现，胃部的"心下痞硬而满，干呕"这些症状居于矛盾的次要方面（这一点从症状排序的先后次序不难看出），人参对于心下痞硬有一定的针对性，但目前救急任务是先止下利，为了使药物的合力更加集中，减少不必要的"掣肘"，因此去掉人参。一旦下利缓解，则重新加上人参，改为半夏泻心汤以针对胃部治疗。为什么增加黄连？请看葛根黄芩黄连汤，此方主治"医反下之，利遂不止"，也是用黄连三两、黄芩三两。此处加重黄连或许就是最大程度发挥黄连的"厚肠"作用。

● 先辈之论说治验

《生生堂治验》曰：某人来见先生，屏人窃语云：小女年方十六，已许配矣，然有奇疾，其证无所闻也。每夜待家人熟睡后，窃起跳舞。其舞也，俏妙闲雅。天将明，罢而就寝。余间窥之，每夜异曲，从曲之变而奇也，不可名状。日中动止，无异于常，亦不自知其故。告之，则愕然，竟怪而不信。不知是鬼所凭耶，抑狐所惑耶？若他人闻之，恐害其婚，是以阴祝祈祷，但无效果。闻先生善治奇疾，幸来诊之。先生应曰：此证盖有之，所谓狐惑病也。诊之，果然。与甘草泻心汤，不数日，夜舞自止。遂嫁某子。

又闻大津一妇人，有奇疾。初，妇人不知猫在柜中，误盖之。

二三日后，开之，猫饥甚，瞋目吓且走。妇人大惊，遂以成疾，号呼卧起，其状如猫。清水某者，师友也，乃效先生方，与甘草泻心汤以治之。

求真按： 前者所谓梦游病，后者即凭依证也。

评： 前者为异态睡眠之"夜行症"。夜行症是指睡眠中出现坐、行走或其他复杂的活动，通常患者双眼睁开却没有自知力。本病在年长的儿童或青春期较多见。先前有睡眠剥夺或睡眠习惯不当的更容易发病。发作时不伴随做梦，事后患者通常不能回忆。后者好像恐惧症。甘草泻心汤对两例精神异常的取效提示本方具有中枢镇静作用。另外，前者诊断为"狐惑病"而用本方，赋予"狐惑病"另一版本的注释。古人对于一些精神疾病认识不足，还残留狐仙所惑的唯心主义。经文中"狐""惑"本为并列关系，此处则为主谓关系。显然是用《金匮要略》"狐惑病"之"瓶"装精神异常之"酒"，借用概念罢了。

《橘窗书影》曰：一妇人，年二十五六，产后数月，下利不止，心下痞硬，饮食不进，口糜烂，两眼赤肿，脉虚数，羸瘦甚，乃与甘草泻心汤。服数十日，下利止，诸证痊愈。是《张氏医通》所谓口糜泻也。余每用甘草泻心汤，屡奏奇效。盖本于《金匮》狐惑条与《伤寒论》下利条也。世医用他方，多误治者。

评： 从下利、口糜烂、两眼赤肿来看，此妇人所患极有可能是白塞病。"下利不止"或为肠道黏膜溃疡使然。"两眼赤肿"是结膜炎？还是虹膜炎？"脉虚数"，非热证，结合"羸瘦甚"来看，恐是消耗性状态。

● 生姜泻心汤之注释

伤寒汗出，解之后，胃中不和，心下痞硬，干噫食臭，胁下有水气，腹中雷鸣下利者，生姜泻心汤主之。《伤寒论》

【注】若由此文表面观之，伤寒因发汗剂之应用而汗出。愈后，突发胃中不和之病证也。其实此证本来存在，为伤寒一时之隐蔽，故于其愈也即现出。胃中不和者，胃内不如平时之调和也。干噫食臭者，《伤寒杂病辨证》云：噫者，暖也。暖为噫之俗字。（中略）按噫，《说文》云：饱食臭也。（中略）《金匮》云：中焦气未和，则不能消谷，故使噫也。《平脉法》云：噫而吞酸，食不卒下。又云：上焦不归，噫而吞酸。皆同义也。盖有宿停而含酸，谓之噫；酸水不出，曰干噫。噫，即暖而食臭也，故曰干噫食臭。曰噫气者，皆无物出之谓也，即消化不良，兼吞酸嘈杂也。胁下有水气者，胃内有停水也。以是可知本方所以用于胃之弛缓扩张及多酸证矣。又由谓雷鸣下利者，复可知能应用于急性胃肠炎。

评：甘草泻心汤证以下利为突出表现，而生姜泻心汤证则以胃部的症状明显。通行本的生姜泻心汤有干姜一两，但《康治本伤寒论》中本方没有干姜。干姜对下利功效明显，生姜则对胃部的呕吐等擅长。为了集中解决上部症状，于是把针对下部的干姜拿掉。其制方的思路和甘草泻心汤去人参一样，也是为了药物的合力更为专一。

● 旋覆花代赭石汤之注释

伤寒发汗，若吐，若下，解后，心下痞硬，噫气不除者，旋

覆花代赭石汤主之。《伤寒论》

【注】《餐英馆治疗杂话》曰：此方亦可用于心下痞硬，大便秘而噫气不除者。然三黄泻心，用于热秘（求真按：有热便秘），此方用于虚秘（求真按：虚证便秘）也。此病者之证候，宜注意之。反胃膈噎证，皆知不治证也（求真按：食道胃癌者，不治）。元气未大虚者，顺气和中加牡蛎（求真按：可用顺气和中汤证，亦可用生姜泻心也）；或大便久秘者，用大黄甘草汤，则大便通，一旦觉快。若元气已疲，大便秘而吐食者，脾胃虚极，虚气聚于心下，此时不宜与大黄剂也。假令欲其一旦觉快，反促命期也。此时用此方者，以代赭石镇坠虚气之逆，半夏、旋覆花以逐饮，所以妙也。此非余研究之所得。周扬俊曰反胃噎食，气逆不降者，治之有神效。余经验数人，此方面不治者，毕竟不治也。《伤寒论》云噫气不除。不除二字妙。已用生姜泻心，噫气不除者，虚气之逆也，宜以此方镇坠之也。古人下字，虽一字亦不苟，以此等文可知矣。

此说虽不无小疵，但尚为良说，以是可解本条矣。

评："反胃噎食，气逆不降者，治之有神效。"诚如周氏所言，笔者用本方治疗贲门癌，症见嗳气频作，呕吐痰涎，饮食不下，确能暂时改善症状，但终究不治。另外，方中人参用红参为佳。一度红参缺货，用党参而无效。

"若元气已疲，大便秘而吐食者"，此对使用旋覆花代赭石汤有重要参考价值，也是与生姜泻心汤证的鉴别之一。从虚实角度而言，生姜泻心汤用黄连、黄芩，且以"泻心"命名，其证显然要比本方证充实。

本方条文有"解后",可知外感已除。"心下痞硬,噫气不除",可能是原本宿病因外感诱发,更有可能是外感病津液丢失,电解质紊乱等导致的胃肠道功能失调。也可以用于热病治愈后恢复期的膈肌痉挛,表现为频繁呃逆,饮食减少者。

● 干姜黄连黄芩人参汤之注释

伤寒,本自寒下,医复吐下之,寒格更逆吐下,若食入口即吐,干姜黄连黄芩人参汤主之。《伤寒论》

【注】本条文义不明,自来医家以为脱简,余亦同感,故此注释暂置之。试就其方剂观察,本方可作泻心汤去大黄、半夏泻心汤去半夏、甘草、大枣,人参汤去术、甘草之合方,因是亦得其证。如泻心汤证之心中烦悸上热,无大黄,故无实状,而有虚状;无便秘,有下痢,又似半夏泻心汤证;有呕吐、下痢,因缺半夏、甘草、大枣,故无雷鸣腹痛;又类人参汤证,有阴虚状之心下痞硬,下痢下寒;无术、甘草,故无胃内停水、小便不利、腹痛证。东洞翁谓此方(求真按此即本方也)主心中烦悸,及心下痞硬而吐下者,此与鄙见之臆测略同。非示上热下寒之病情者,以不备之故,而载仲景之本方于厥阴篇,失却真意矣。

评:对于某些经文费解的古方而言,采取类方比较、方药互证的方法进行研究也是不错的选择。求真的注解值得肯定!笔者认为采用这种方法需要本着"近亲原则",干姜黄连黄芩人参汤与三泻心汤(即半夏泻心汤、生姜泻心汤与甘草泻心汤)无疑具有"亲缘关系",放在这个"亲友圈"进行比较更为准确。

● 黄连汤之注释

伤寒，胸中有热，胃中有邪气，腹中痛，欲呕吐者，黄连汤主之。《伤寒论》

【注】胸中有热者，热烦在胸中，即心中有烦悸也。胃中有邪气者，胃内有热毒及水毒也。腹中痛者，此二毒刺激胃肠黏膜之结果。欲呕吐者，被水毒、热毒激动而上迫也。

本方之原方为桂枝去芍药汤（少生姜），腹状亦相类似而不已，故用半夏泻心汤代黄芩以桂枝，增量黄连之本方，是以方意亦颇近似。不仅治欲呕吐者，且有治疗下痢处可知。

评："胸中有热，胃中有邪气"，这种说法类似于"互文"的修辞格，即胸中也有邪气，胃中也有热。"胸中"与"胃中"是相对的，因此，本条的"胃"不能作为实体脏器理解，不是现代医学所说的胃，而是整个消化道的统称。另外，"本方之原方为桂枝去芍药汤"，此言不当！二者在药物组成上差别太大，视为半夏泻心汤的变方挺合适。结合后世的经验来看，本方证除了腹痛之外，舌苔黄、口中有异味也是重要参考。

● 黄连阿胶汤之注释

少阴病，得之二三日以上，心中烦，不得卧，黄连阿胶汤主之。《伤寒论》

评：《康治本伤寒论》本条作"少阴病，心中烦，不得眠者，黄连阿胶汤主之"。由此可知，患病日数不可拘泥。

【注】仲景以本方载于少阴篇者，以此证虚，而心烦、下痢

（本方证往往有下痢）类于下列之少阴病。少阴病，欲吐不吐，心烦，但欲寐，五六日，自利而渴者，属少阴也。虚，故引水自救。若小便色白者，少阴病形悉具。小便白者，以下焦虚有寒，不能制水，故令色白也。故列于此篇，为欲示其病情似于少阴病。然本条之病证，尿色不清白，反而赤浊，其实非少阴病，是属于少阳病泻心汤证之虚者。心中烦者，即心中烦悸也。不得卧者，不得安卧就眠也。

评："其实非少阴病，是属于少阳病泻心汤证之虚者。"的确，从方剂的组成来看，使用黄连、黄芩，仍有泻心汤的痕迹。但为什么不以"泻心"命名呢？说明方剂的主治方向已经不再是"心下痞"了。黄芩、阿胶合用，还出现在黄土汤中，以此推测，本方所主还当有血证。《辅行诀脏腑用药法要》所载的"小朱鸟汤"，其组成与本方相同。"治天行热病，心气不足，内生烦热，坐卧不安，时下利纯血如鸡鸭肝者"。"时下利纯血如鸡鸭肝者"即是肠道出血。芍药、鸡子黄合用，也见于排脓散，其证或有化脓。黄连用四两，用意恐是安神除烦。

为什么不放在少阳病篇？经文既云"少阴病"，恐伴有"脉微细，但欲寐"的表现，因此放在少阴病篇。从"小朱鸟汤"主治来看，其病症极有可能是现代医学的急性出血性肠炎。该病不仅有消化道出血，还可表现为中毒性休克，症见神志淡漠、嗜睡、谵语的等神经系统表现，以及脉搏微细等循环衰竭体征。

● 白头翁汤之注释

热利下重者，白头翁汤主之。《金匮要略》

【注】有内热而下痢，里急后重者，以本方为主治也。

评："热利"二字是否暗含脓血便之意？"下重"为里急后重，提示病灶在直肠。以此观之，现代医学的细菌性痢疾或阿米巴痢疾出现本方证的机会颇多。

下利，欲饮水者，以有热故也，白头翁汤主之。《金匮要略》

【注】本方证有渴，虽如仲景所云，但其渴也，不出微渴之范围，非如石膏剂证烦渴引饮也。

评：求真所言极是！此条当与五苓散证作比较。另外，《康平伤寒论评注》将本条列为"追文"，系后人添加。

● 先辈之论说

东洞翁本方定义曰：治热利下重而心悸者。

求真按：仲景仅云热利下重者，下利欲饮水者，颇不备。新加心悸二字，可从之。

评："心悸"二字，恐来自黄连证。"热利"或有发热，其人当伴有心悸，但心悸决非本方主证。黄连在本方中担负的任务是治利，而非定悸。

《类聚方广义》本方条曰：热痢下重，渴欲饮水，心悸腹痛者，此方主治之。

求真按：此说较东洞翁之定义更加具体，可从之。

评："热利"已经暗含"腹痛"，但腹痛或轻或重，不是主证。尾台榕堂氏所言实乃续貂之举。

貉丘岑先生曰：尝在甲斐时，痢疾流行，无不传染。其证每大便时，肛门灼热如火，用此方多有效。余奉此说而数得效。

求真按：本方有效于急性大肠炎、赤痢者，虽如貉丘岑及尾台氏说，若不加用大黄，则其效果不全。

评：大黄含鞣质，或可收敛发炎之肠黏膜。窃以为此刻用大黄不宜后下以通便，避免加重里急后重。当煎煮时久以破坏蒽醌类物质，同时保留鞣质类成分。

治眼目郁热，赤肿阵痛，风泪不止者。又为洗蒸剂，亦有效。

求真按：本方本为消炎收敛剂，故可治此证，不待辨矣。但不如加用大黄以诱导肠管也。

评：本方治热利，恐有抗生素样作用。此处所治之眼疾，多为病毒性结膜炎，当有抗病毒之功。"加用大黄以诱导肠管"不应成为常规。求真念念不忘加大黄，恐陷入经验主义。

● 木防己汤之注释

膈间支饮，其人喘满，心下痞坚，面色黧黑，其脉沉紧，得之数十日，医吐下之不愈，木防己汤主之。《金匮要略》

【注】膈间者，心下部也。支饮者，寓咳逆倚息，短气不得卧，其形如肿，甚时至于通身浮肿也。喘满者，因水毒侵肺也。心下痞坚者，为心下痞硬之高度也（人参主治之）。面色黧黑者，如尾台氏云：黧，与犁、黎，皆通用。《正字通》曰：黧，黄黑色也。此条之黧黑，谓面色黄黑，而有浮垢，无色泽也。脉沉紧者，水气之脉应也。以上诸病证，全由水毒使然，故可以本方治之也。

因医妄吐下之，经数十日，犹未愈也。

评："膈间"恐是抽象的概念，不是具体的部位。此条所述或为慢性心衰失代偿表现。"心下痞坚"，有可能是上腹部肌肉紧张。呼吸困难时，作为辅助呼吸肌的上腹部肌肉被迫紧张。"面色黧黑"应该是缺氧症状。饮在胃肠，吐下或可奏效。今饮在膈间，故"医吐下之不愈"。

● 先辈之论说治验

东洞翁本方定义曰：治水病喘满，心下痞坚，烦渴而上冲者。

求真按：此方可作为仲景前方之补充也。以方中有石膏，故云烦渴；有桂枝，故云上冲也。可从之。

评：以烦渴来解释本方用石膏，说不通！《本经》云石膏主"惊喘"，以此来解释比较靠谱。中药的作用是多方面的，在不同的处方里展现不同的色彩。原本美丽的彩色照片，在东洞眼中都成了黑白照。

《成绩录》曰：一妇人病后两脚微肿。久之，一身面目浮肿，小便不利，短气，微喘，不能自转侧。迎先生求治，乃与木防己加茯苓汤，日尽七帖。数日，小便快利，徐徐得愈。

评："日尽七帖"，如何看待？其一，汉方的剂量很小，"七帖"的总量也不及我国民间中医的一贴用量；其二，方剂用量大都相对固定，决不能随意更改。因此，宁可再剂，也不大剂。就其用方精神而言，却也是严格遵循古方规范，"方""剂"合一的。

而我国所用古方，剂量则是不固定的，所谓某方大多指药物组成而言。

一人一身面目浮肿，小便不利，肚腹满肿，短气不得卧，其水滴滴溢于皮外，日夜更衣数回，饮食减少。众医以为必死。先生与木防己加茯苓汤。数日，小便快利，遂得痊愈。

评： "其水滴滴溢于皮外，日夜更衣数回"，可视为汗出，用防己黄芪汤似乎更为合拍！

一贾人患所谓脚气病，腰下肿，不仁，小便不利，短气喘息，微呕，自心下至脐上硬满颇甚，与木防己加茯苓汤，数日痊愈。

求真按： 用本方治浮肿性脚气及心脏瓣膜病代偿机能障碍性水肿，得捷效。

评： "心脏瓣膜病代偿机能障碍"说得很到位！是否有水肿则不是关键。二尖瓣狭窄属于心脏瓣膜病，那么，"面色黧黑"可否理解为"二尖瓣面容"呢？

阳明病篇

阳明病之注释

阳明之为病，胃家实是也。《伤寒论》

【注】吉益南涯曰：明，为离明之明，示阳实也。取照临四方，热气充实表里内外，无所不在，谓之阳明。在外则见潮热，在内则致谵语，此其候也。大便硬，或燥，汗不出时，则发黄色，此病起于内，而迫发于外，水血内郁，此为阳气明实之状，因名曰阳明。

评：此注执着于"阳明"，对"胃家实"解释不尽人意。《说文解字》云："胃，谷府也。"即是消化管的代名词。又云："实，富也。"则"胃家实"当是指消化管内处于充实的状态。《康治本伤寒论》本条云："阳明之为病，胃实也。"较之宋本显得简练。

吉益赢齐曰：谓阳明为离明之明者，以解明字之义，非谓配于离卦也（求真按：是引用南涯氏说）。《易》曰：离者，明也，为正南方之卦。南方配于夏，夏为在内之阳气外见极盛之状，与阳明见潮热等之阳证外见者同，故以释明字之义，示有阳实之状也。夫《伤寒论》中以三阴三阳名篇者，示疾病转变之条理，使见机而施治。凡初自表起者，渐进而至于里，故上篇云三日之日数，中篇云四五日、五六日之日数（求真按：上篇、中篇就《伤寒论》云尔），是示表位进于四五日之里证也（求真按：四五日之里证，指半表半里证也）。五六日之里证（求真按：是四五日、五六日里证之略），为血气未激而外发之状，因见往来寒热，胸胁苦满，故以柴胡汤自里发表。与柴胡汤时，必蒸蒸而振，却发热汗出而解可征。迫里极时，有向内迫之状，故于下篇之终，举大柴胡汤之发热汗出证，以示其义。下篇是辨里证血气不动者，其结胸与痞，皆血气不动之貌也。此太阳病三篇，畅论自表至里间之病变也，然里极以后之病变未明，故设阳明、厥阴二篇，示所变之极也。若里位极时则实，实如木实之实，有实于内而向外扩张之势，其状适与阳明内实，水气向外扩张之潮热、腹满证可见。但亦有外发不能者，是以有内外共通之方，故曰阳明之为病，胃家实是也可证（求真按：解此阳明病之腹状颇切，宜熟读思辨之）。因是太阳篇之下，即为阳明篇，以示自表传里。若至里极则实也，又内实之极，则欲迫发于外，故阳明篇中，有小柴胡汤二章，桂枝汤、麻黄汤都四章，以示阳明实极而有外发之状也。总之，太阳与阳明二篇，是说明凡病自表位起者，至里若极则内位实，实极则反迫于表也。换言之，自表起者，必及于内；自内起者，必反迫于表也，万病莫不如是。

评：这段文字对《伤寒论》相关篇幅的分析很透彻！"《伤寒论》中以三阴三阳名篇者，示疾病转变之条理，使见机而施治。"此语有见地！"三阴三阳"是辖病的工具，是判断外感病发展的坐标。由上文可得出阳明病的特点：其一，为里位之极；其二，有向外扩张之势，而见潮热、腹满，并可反迫于表；其三，与厥阴病一样，都是疾病发作到里位的极端表现。

山田正珍曰：阳明者，指里言。盖邪之中人，始于太阳，中于少阳，终于阳明。自表而里，由轻渐重，势必然也。（中略）实谓邪实，乃腹满、便结之病，故曰胃家实也。凡人肠胃素虚，有邪陷之，则成三阴之下痢、呕吐诸寒证（求真按：寒证与阴证同）；肠胃素实，有邪陷之，则成阳明之腹满、便结、谵语、妄言、身热、自汗诸实热证。此非邪有寒热，皆从其人固有之虚实而同化也。

评："胃家实"，翻译成白话文大概是消化道处于充血、内容物充实的状态。另外，山田正珍氏"非邪有寒热，皆从其固有之虚实而同化"的观点不正确。肠胃的素虚素实不是寒证与热证的决定性因素，病原体的种类与数量起到十分重要的作用。

求真按：以上三说是取肠伤寒为例，议论痛切，殆无间然之处。然本条非单指肠伤寒，即其他一切之疾病，若胃家实，即胃肠内病毒充实，按之坚硬而有抵抗者，悉为阳明病也。故以之为阳明病之腹证，以下所记仲景之原文及脉应，可为其外证。

评："按之坚硬而有抵抗者"，是按压胃肠？还是按压腹壁？腹部的坚硬而有抵抗，也可见于结胸病，未必悉为阳明病！二者之区别在于结胸病为胃肠之外实证，而阳明病则为胃肠之内实热证。

问曰：阳明病，外证云何？答曰：身热，汗自出，不恶寒，反恶热也。《伤寒论》

【注】汪氏曰：上言阳明病之胃家内实，未及外证，故此条设

问答之辞。夫身热与发热异，其热在肌肉之分，非如发热翕翕然，仅在皮肤以外也。汗自出者，因胃中有实热，则津液受其蒸迫，故其汗自出也。与太阳中风之汗出不透，其出甚少者亦异。此条之汗由内热而蒸迫，其出必多而不能止也。不恶寒者，非邪在表也。反恶热者，明其热在里也。因伤寒当恶寒，故以恶热为反也（求真按：反恶热者，与表证之恶寒发热、半表半里之寒热往来等之寒字对辞，非对一般恶寒而言也）。夫恶热虽为在内证，其状必外见，或扬手掷足，迸去盖覆等，此势所必然，因是于外以征内，其为阳明胃实证也无疑。

评：《康平伤寒论评注》将此条列为"追文"。其他病提纲罕言外证，独于阳明病篇言及外证，此与《伤寒论》体例不符。阳明病篇"问曰""答曰"之多也是他篇所未见，这些内容恐为后人所添加。但对于理解阳明病还是有参考价值的。所谓的"外证"，即是后世伤寒家所言的"阳明经证"。

求真按：前说概佳，兹更补之。身热，已述于前（见第二卷小柴胡汤条）。汗自出者，与太阳之自汗出、少阳之大汗出或头汗出相似而非。因太阳之自汗出，因于翕翕发热；少阳之大汗出或头汗出，因于往来寒热；此汗自出者，因于不恶寒，反恶热故也。不恶寒意义甚深，试详论之。凡恶寒者（阴证之恶寒作例外），因病毒有欲由汗腺排泄之可能。表位，即汗腺所在地，故太阳病必恶寒或恶寒发热。其位置距此稍远，存于表里间之少阳病，本来以和解为要，虽不必汗解，但往往有可汗解之机，故往来寒热。阳明病之位置，远离汗腺，反接近于肛门，因而不大可能汗解（阳明病，亦有桂枝汤、麻黄汤、小柴胡汤等证，不无由汗解者），但此所谓太阳阳明或少阳阳明之合病，故为例外，不得不由泻下而解，故恶热而不恶寒也。以是可鉴别三阳病矣。恶热者，《伤寒杂病辨证》云：按恶热之恶，如恶寒、恶心之恶，其热在于分肉之中，燔燔如蒸，炎炎如焮，能使人常烦。是以《本论》（求真按：《本论》指《伤寒论》也）每与恶寒相对之调胃承气汤曰不恶寒，但恶热者，实也。阳明篇曰不恶寒，反恶热也。如上所述，为表里内外无所不热，而使懊侬烦闷者，是也。

评：汤本求真对恶寒的解释非常朴素，笔者尝试从现代医学的角度给予探讨。恶寒发生于体温上升期，此期皮肤苍白，散热减少，刺激皮肤的冷觉感受器并上传至中枢，引起寒冷感觉。中枢发出产热信号，引起骨骼肌不随意的周期性收缩，发生寒战及竖毛肌收缩，使产热增加。产热增加及散热减少，体温得以升高。当体温上升达到高峰后，会持续一段时间。在这段时间内，体温调节中枢因体温已经达到调定点水平，不再发出产热信号，寒战消失。人体产热与散热在较高水平保持平衡，皮肤发红，出汗增多。皮肤散热增多，冷觉感受器失去寒冷刺激，不再向中枢发送信号，病人此刻没有寒冷感觉。简言之，恶寒是散热减少的表现，汗出、恶热是散热增加的结果。

● 小承气汤之注释

阳明病，脉迟，虽汗出不恶寒者，其身必重，短气，腹满而喘，有潮热者，此外欲解，可攻里也。手足濈然而汗出者，此大便已硬也，大承气汤主之。若汗多，微发热恶寒者，外未解也。其热不潮，未可与承气汤。若腹大满不通者，可与小承气汤，微

和胃气，勿令大泄下。《伤寒论》

评：此段经文讲述大小承气汤的使用鉴别，但文气不连贯。按照经文惯例，"XX者，XX方主之"。此处"大承气汤主之"却接在"也"之后，有悖通例！《古本康平伤寒论》作："阳明病，脉迟，虽汗出不恶寒者，其身必重，短气，腹满而喘，有潮热，手足濈然汗出者，大承气汤主之。""有潮热，手足濈然汗出者"的傍注为"有潮热者，此外欲解，可攻里也。汗出者，大便已硬也"。至于"若汗多，微发热恶寒者，外未解也。其热不潮，未可与承气汤。若腹大满不通者，可与小承气汤，微和胃气，勿令大泄下"，则另起一段，《康平伤寒论评注》将此段列为准原文。

【注】尾台氏曰：虽大满不通，而未至潮热，故与小承气汤以和之。是以与之，不曰主。子炳以为大承气汤证，误也。且曰外证虽有微发热恶寒，但已称微，亦何必拘拘乎？此亦误也。凡发热恶寒未去者，仲景氏未尝用大、小承气汤。失之毫厘，谬以千里，执匕临病者，可不慎乎？又按腹大满不通，疑为腹满大便不通之误。

评：尾台氏曰"又按腹大满不通，疑为腹满大便不通之误"，笔者认为此处的"不通"，非指大便不通，是指肛门不排气。这种状态类似于现代医学的麻痹性肠梗阻，大量气体充斥肠腔体现为"腹大满"。

山田正珍曰：按手足濈然而汗出者，谓自腹背以至于手足之末，濈然而汗出也。盖承上文汗出二字言之，若身无汗，手足有汗，则当于手足之上，有一但字，所谓但头汗出，身无汗者。可

见成无己以为但手足汗出，误也。

评：山田正珍所言极是！经文之行文有一定的规则，解读经文需要遵循之。"手足濈然而汗出"，《古本康平伤寒论》作"手足濈然汗出"，无"而"字。"濈"（ji，音急），《玉篇·水部》："濈，汗出也。""濈然"修饰"汗出"，即汗出如水之义。加"而"，则文义不通。

求真按：由冒头阳明病观之，则本条之病证，有胃家实及身热、汗自出、不恶寒、反恶热之证，已明于前矣。虽加汗出不恶寒之二句，似乎画蛇添足，岂行文上之必要乎？脉迟者，里实之应。其身必重者，与表证之身重异。因胃家实，即充实于消化管内之病毒，压出里水（腹内之体液）于外表也。若更加短气，腹满而喘，有潮热（见第二卷小柴胡汤条）者，因凡外证已去，而全身汗出濈然达于手足。大便因里热，水分被夺，为已硬化之征候，是大承气汤之主治也。若汗虽多，但有微发热恶寒者，为外证（表证）未解，则不宜大承气汤，当处以桂枝汤也（与太阳病篇桂枝汤条"阳明病，脉迟，汗多，而微恶寒者，表未解也，当发汗，宜桂枝汤"同义）。又假令脉迟，汗出不恶寒，身重短气，腹满而喘，手足濈然汗出，大便虽已硬，但未潮热者，不可与大承气汤。然若此证不潮热，只腹部大膨满，而大便不通者，可与小承气汤。慎其用量，以微利为度，不可大泻，损其体力也。

评：求真认为"虽加汗出不恶寒之二句，似乎画蛇添足"，理由是"已明于前矣""前"是指"问曰阳明病，外证云何？答曰身热，汗自出，不恶寒，反恶热也"这一条。求真的质疑很有道理！通常，前文所言，后文不会重复的。如果换个角度来看，此处重复出现，反证前文不是原文，是追文内容。也就是说，原文里没有"外证云何"这一条，所以这里才说"虽汗出不恶寒者"。

阳明病，潮热，大便微硬者，可与大承气汤，不硬者不可与之。若不大便六七日，恐有燥屎，欲知之法，少与小承气汤。汤入腹中，转矢气者，此有燥屎，乃可攻之。若不转矢气者，此但初头硬，后必溏，不可攻之。攻之必胀满不能食也。欲饮水者，与水则哕。其后发热者，必大便复硬而少也，以小承气汤和之。不转矢气者，慎不可攻也。《伤寒论》

评：《古本康平伤寒论》作："阳明病，潮热，大便微硬者，可与小承气汤。""不硬者不可与之"是傍注。"若不大便六七日"以下内容则另起一段，《康平伤寒论评注》将此段作为准原文。这一段经文似有自相矛盾之处。"若不大便六七日，恐有燥屎"，可知"燥屎"是在肠内尚未排出，才可用大承气汤攻之。"大便微硬者"，是排出肠外的粪便，既能排出，则没有再使用大承气汤的必要。因此，康平本作"可与小承气汤"是比较恰当的。

【注】燥屎，因高热持久，水分被夺，而成干燥之粪块。转失气者，为转矢气之误，昔时矢与屎通用，转矢气者，即后气（俗谓之屁）也。全文之义：阳明病，发潮热，大便微硬者，可与大承气汤，其未至硬者，不可与之。若阳明病，六七日间不大便者，疑有燥屎，欲试有无之方法，使饮少量之小承气汤，待药入腹内后，得后气者，为有燥屎之确征，可以大承气汤攻下之；倘不得

后气，假令虽以此汤攻下，但始终不出硬便，即初虽硬便，后必排软便也，故不可以此汤攻下之。若误攻下，则水气聚于腹部而致胀满，压迫于胃，使不能食，且因攻下，咽喉干燥，至欲饮水。若与之，因腹内已有水气而使呃逆，其后潮热者，为腹中水气去，大便复硬之征。但因误下后，不可与大承气汤，亦以小承气汤和其大便也。后段转不矢气者，慎不可攻之，是因大、小承气二汤颇相近似，医易误失，故大书特书，以警其误用也。

评：《古本康平伤寒论》作"转失气者"，笔者认同。诚然，"昔时矢与屎通用"，但此段经文已经出现"屎"，没有必要再出现通假字。"转失气"，就是俗语的"放屁"，提示用小承气汤后肠蠕动开始增强或恢复，出现肛门排气。

尾台氏曰：阳明病，潮热，大便微硬者，可与大承气汤。唯此一语，其义已明，岂可拘泥于燥屎之有无耶？盖大承气汤，本非因燥屎一证，且欲知燥屎，先以小承气汤验转矢气者，岂可谓法乎？直可谓陋且拙矣！若欲知燥屎之有无，则按腹即决，此吾辈所以宜研究腹候也，不硬者，不足以取下。

此说虽不无一理，但腹满甚时，诊定为燥屎者颇难，其试法不可妄信。

评：以小承气汤验证燥屎的试验设想为：如果只是排气，没有大便排出，说明粪便干燥；如有大便排出，则一定不是燥屎。平心而论，这种方法的确很粗糙。但用大承气汤之前先试探一下，至少说明操方者是非常谨慎使用下剂的。方法未必值得推崇，但职业精神却值得追随！

● 大承气汤之注释

　　伤寒，若吐若下后，不解，不大便五六日，上至十余日，日晡所发潮热，不恶寒，独语如见鬼状。若剧者，发则不识人，循衣摸床，惕而不安，微喘直视。脉弦者生，涩者死。微者，但发热。谵语者，大承气汤主之。主之之下，有若一服利，止后服七字，认为后人所添补，故去之。《伤寒论》

　　评：《古本康平伤寒论》本条作："伤寒，若吐若下后，不解，不大便五六日以上，至十余日，日晡所发潮热，不恶寒，独语如见鬼状。若剧者，发则不识人，循衣摸床，怵惕而不安，微喘直视，谵语者，大承气汤主之。"其中，"脉弦者生，涩者死。微者，但发潮热"作"怵惕而不安，微喘直视"的傍注，"若一服利，则止后服"为嵌注。此段所云恐是感染性疾病出现脑机能障碍，以大承气汤泻下以减轻脑部充血水肿，得以改善神志。

　　【注】《脉经》谵语之下无者字，今从《伤寒论》。独语者，无人相对而自语也。如见鬼状者，谓病者有奇奇怪怪之举动，恰如鬼神之状也。若剧者，谓剧发潮热也。循衣摸床者，如字义。惕而不安者，因恐怖而不安卧于席也。脉弦者生，涩者死，谓前证微喘直视，且呈弦脉者，以大承气汤攻下之则治，若现涩脉者，假令用此方，亦不免于死也。微者，但发热谵语者，谓脉微不呈余证，仅止发热谵语也。大承气汤主之者，现此弦脉及呈微脉者，皆以本方为主治也。

　　评：此段主要论述急性感染的发热期所出现的不同程度、不同类型的意识障碍。为什么出现涩脉预后不佳？涩脉的形成主要是血液的黏滞性与黏稠度增大，血液的流动性减弱，外周阻力增大，血流缓慢所致。结合"若吐若下后"来看，病人因吐泻而脱水的可能性极大。"不大便五六日以上，至十余日"，一方面是脱水导致大便干燥，另一方面也可能是病人饮食减少，大便随之减少。对于意识障碍的病人来说，不大可能有正常的进食。"日晡所发潮热"，体液依然被发热所消耗。因此，"脉涩"传达的信号就是血容量不足。在不能静脉补液的古代，这种情况显然是凶险的。此刻，恐经不起大承气汤攻下。伤寒之死，脱水与电解质紊乱应该占据非常大的比例。本条脉应虽为后人添加，却是经验的真实写照，值得点赞！

阳明病，谵语，有潮热，反不能食者，胃中必有燥屎五六枚也。若能食者，但硬耳。宜大承气汤下之。《伤寒论》

【注】山田正珍曰：反，当作烦，因声近而误也。（中略）伤寒有谵语潮热者，固应不能食，岂可谓反耶？

尾台氏曰：阳明病，谵语，有潮热，反不能食云云，反字，衍也。一说反当作烦，因音近致误，似牵强，盖衍不字，复误作反耳。

求真按：二说是非，暂置不论，反字无重大意义，可去之。而不能食与能食，皆以本方为主治也。

评：病人不能饮食，则体液不足，大肠过分吸收水分，大便因之而干燥。病人能饮食，则水液得以补充，大便干燥程度不及前者，或仅为初头硬。"宜大承气汤下之"当接在"胃中必有燥屎五六枚也"之后。"若能食者，但硬耳"是对举写作法，此种情况小承气汤和之较为合适。

大下后，六七日不大便，烦不解，腹满痛者，此有燥屎也。所以然者，本有宿食故也，宜大承气汤。《伤寒论》

【注】方有执曰：烦不解，则热未退可知（求真按：为不大便，烦而不解之略也）。腹满痛，则当诊为胃实，故云有燥屎也。

《医宗金鉴》曰：下之不尽，仍可下之。

求真按：此指燥屎也。

山田正珍曰：所以然之十字，为叔和之释文，当删之。

评：山田正珍氏所言极是！《古本康平伤寒论》本条作："大下后，六七日不大便，烦不解，腹满痛者，此有燥屎也，宜大承气汤。""所以然者，本有宿食故也"作"此有燥屎"的傍注。另外，若为宿食，脉应当为紧状。

● 大承气汤之腹证

东洞翁本方定义曰：大承气汤，治腹坚满，或下利臭秽，或燥屎者（凡有燥屎者，脐下必磊砢，肌肤必枯燥也）。如云腹坚满，即腹部膨满而坚，抵抗力大者。虽为本方之腹证，未免有泛而不切之弊。

《蕉窗杂话》云：用大柴胡或柴胡加芒硝汤（求真按：此柴胡加芒硝汤，即大柴胡加芒硝汤）证，若概用承气汤，其泻下虽同，而缓解两胁、心下之痞硬则甚薄弱，此二类泻下药之所以分别也。夫承气汤之腹候，心下宽缓，自脐上至脐下紧张有力。又阳明篇所说之小柴胡汤证，若不进至大承气，则有不能缓解之势。因小柴胡仅有缓解两胁及心下，而不能解决中脘以下之硬满也。又此处若用大柴胡、柴胡芒硝汤（求真按：此亦大柴胡加芒硝汤）等泻下时，解热反迟缓，终成坏证也。是以与大小柴胡及柴胡加芒硝等证，各有差别，宜注意其差别处，则能了然如指掌矣。

如上所云，则本方证之腹满，足脐部中心及于上下左右坚满，而以心下及下腹部无变化为常（前之少腹坚满为例外）。若有心下硬时，虽疑似于大柴胡汤之心下痞硬，但此外必有胸胁苦满，而本方则无此证，可以判别。若此二方证并发时，宜断其剧易缓急。应先处以本方，后用大柴胡汤乎！或先处大柴胡汤，后用本方乎！或二方合用乎！神而明之，存乎其人。又或为大黄牡丹皮汤证剧乎！或此证与大柴胡汤证合并时，往往酷似本方证，鉴别颇不易，须切记之。又本方除燥屎，决非本方之特能，调胃承气汤亦能之。故仅由腹坚满，有燥屎一证，不可漫投焉。

评：这一段将大承气汤、大柴胡汤、小柴胡汤三方之腹证进行比较，以其他为参照物而明晰大承气汤之腹证。概括一下，有三点：其一，腹证类型为腹部坚满；其二，部位以脐部为中心，波及于上下左右，心下及下腹部无变化；其三，腹部皮肤枯燥。可见，腹部充实，范围广泛是大承气汤腹证的主要特点。另外，大承气汤腹证的膨满坚实是来自肠管内，而不是肠管外的腹水。防风通圣散腹证也是以肚脐为中心，但其充实是腹壁的肥胖，而非来自肠管内，且其病势不及大承气汤证急迫，腹皮也非枯燥。

● 先辈之论说治验

《医学正传》曰：治一人，六月涉深渊取鱼，至深秋而雨凉，半夜小腹痛甚，大汗出，脉沉弦细实，重取如循刀刃青青然。夫腹痛之脉，微弦细实如循刀責責然者，为阴邪固结之象，不当有汗，今大汗出，此必瘀血留结，营气不能内守，而渗泄于外也。且弦脉亦为肝血受伤之候，与大承气加桂，使二服，微利而痛减。连日复于未申时坚硬不可近，与前药加桃仁泥，下紫血升余而痛止。脉虽稍减而責責然犹在，又以前药加川附子，下大便四五行，有紫黑血如破絮者二升而愈。

求真按： 此证宜本方合用桃核承气汤加附子。

评： "夫腹痛之脉，微弦细实如循刀責責然者，为阴邪固结之象，不当有汗，今大汗出，此必瘀血留结，营气不能内守，而渗泄于外也。"这个观点不正确！"阴邪固结"可以无汗，但剧烈的腹痛却可见"大汗出"，此常识也！此案腹痛以"小腹痛甚"，不符合大承气汤腹证。"于未申时坚硬不可近"则是"少腹急结"的写照，用桃核承气汤即可。加附子，没有必要。

《吴氏勉学汇集单方》曰：余治一少年腹痛，目不见人，阴茎缩入，喊声彻天，医方灸脐而愈痛，欲用附子理中汤。余偶过其门，使诸亲友邀入，余曰非阴证也。（中略）阴证声低小，只呻吟耳，今宏厉有力，故以为非。脉之伏而数且弦，为肝甚。外肾为筋之会，肝主筋，肝火盛也，肝脉络阴茎，肝开窍于目，故目不明。用承气汤，一服立止，可知有结粪在下故也。凡痛须审察其寒热虚实，诸证皆然，腹久痛，多有积，宜消之。

求真按： 此说病理，虽未可尽据，但其治术，实堪赞赏。

评： 此案没有说明腹证，因此，用大承气汤值得商榷。从腹痛及脉象来看，四逆散也是不错的选项。就病机分析而言，逻辑上欠严谨。阴茎缩入，为机能抑制性表现，属于阴证，与"肝火盛"似乎不吻合。承气汤也非清肝火之方，选方与病机不吻合。以现代医学观之，腹痛可导致小动脉痉挛。若眼底动脉痉挛，则影响视力而"目不见人"。阴茎的血管收缩，加之提睾肌强烈收缩导致阴茎向腹腔内移动。这些都是剧烈腹痛的继发症状，不该作为辨证的要素。腹痛的部位、性质、持续时间、腹力的充实与否，这些才是辨证的重点。这种情况，在古代医案里也是非常普遍的现象。

（《建殊录》曰：）一妇人积病五年。初病腹痛，诸证杂出，复无定证，其族有某医，久治之，未见效，以为必死，因谢退。于是请先生，作大承气汤与之。尚未服，某医复至，闻先生方，因谓其夫曰：嗟乎！殆欲其速死耶？夫承气之峻烈，犹发火铳于腹内，岂可服乎？其夫以其久治无效，不听。连服数剂，坐厕后，心腹顿安，但胸中尚觉喘满。先生又为控涎丹与之，未服而医复至，谓其夫曰：承气尚不胜，况此方乎？再三叮嘱必勿服。去后，其夫复不听，夜辄服之。翌晨吐下如倾，胸腹愈安。医复至，见其如此，叹服而去。后数日，痊愈。初，其夫患腹泻，恒非稀粥不能食，以为医治无益，未曾服药，见先生之殊效，始信医药，乃叹曰先生良医也！岂有不治之病乎！遂求诊治，作半夏泻心汤使饮数月，腹泻止而吃饭矣。

评：这则治验录读之宛如名医小传，虽情节有趣但没有什么收获。笔者读不出用方的识证经验，也看不出临床诊治的思路。唯一的感想就是对"某医"感到惋惜。有这么好的机会干嘛不跟着学习呢？"某医"在此出现，其意义无非就是一个陪衬，形成鲜明对比。把医案写成小说，这是文人治医的陋习！详细地观察，严谨地推理，如实地记录，这才是医案的"三要素"。

《成绩录》曰：一妇人六十余岁，一年夏天食笋及盐藏之松蕈后，恶心或腹痛。延至翌年夏，请诊于先生。饮以大承气汤，小顷，吐出前夏所食之笋蕈，续服前方数十帖，复常。

求真按：使下剂变为吐剂，古方真神妙矣。

评：此案令人生疑！一年前所食之笋蕈还能停留胃中如此之久？即使停留在胃中，胃酸之腐蚀还能保持原状？若不能保持原状，又何以断为笋蕈？经受现代医学教育的汤本求真竟然信以为真，不可思议！

● 白虎汤之注释

伤寒，脉浮滑，此表有热，里有寒，白虎汤主之。《伤寒论》

评：《古本康平伤寒论》本条为："伤寒，脉浮滑，白虎汤主之。""此表有热，里有寒"恐为后人添加。

【注】林亿曰：按前篇云热结在里，表里俱热者，白虎汤主之（求真按：为白虎加人参汤主之之误）。又云其表不解者，不可与白虎汤。而此处云脉浮滑，表有热，里有寒者，必表里二字互差也。又阳明一证云脉浮而迟，表热里寒者，四逆汤主之。又少阴一证云里寒外热者，通脉四逆汤主之。因是表里自差也明矣。

程应旄曰：读厥阴篇中脉滑而厥者，里有热也，白虎汤主之。据此可知表里二字为错简也。

山田正珍曰：林亿、程应旄二说，考证明备，援引详确，宜拳拳服膺焉。张璐《缵论》遵奉之，可谓见善从善者矣。表有寒者，以时时恶风，背微恶寒，及厥冷等证而言。里有热者，以脉滑大、发热汗出、身重而喘、咽燥口苦等证而言，盖仅举其略证耳。

尾台氏曰：伤寒，脉浮滑云云，林亿、程应旄等以此章为寒热二字差置，极是。以下条伤寒脉滑而厥者，里有热也可见。

综以上诸说观之，则本条当改作伤寒，脉浮滑，此表有寒，里有热，白虎汤主之，是即举其病因与脉应，而略其腹证、外证也。

评："表有热，里有寒"似乎成了千古疑案！注家们大多数都在猜谜。换个角度来看，没有这句话，单凭"伤寒，脉浮滑"能不能用白虎汤？"伤寒"，无疑是外感热性疾病的统称，出现"脉浮滑"是什么状态？结合现代医学来看，是机体处于高代谢、高血容量的状态，用白虎汤清热。本条实际上是从脉应上屏蔽掉其他方证。桂枝汤证脉应为浮缓，麻黄汤与大青龙汤证脉应为浮紧，柴胡汤证脉应多为弦，承气汤证脉应多为沉，阴病之脉应基本排除。也就是说，凭脉即足以排除其他方证，则没有必要再论及外证及腹证。恰如"十步杀一人，千里不留踪"的武林高手，"一剑封喉"足以致敌于死地，其他的任何招法都是多余的。对于像《伤寒论》这样写在竹简上的"禁书"而言，实在没有必要自注什么"表有热，里有寒"的废话！

有脉应，无症候，不是脱简，而是《伤寒论》的简约之美。读者需知，古方医学辨方证大致有以下几个模式：其一，就是单凭症状或症状组合（症候群）即可明确方证；其二，症状或症候群不足以明确方证，需要结合脉应或腹证才能明确；其三，就是单凭脉应即可明确方证者。只是这种情况很少，不是辨方证的主要方面。有时候，跳出争议，换个角度看经文会有豁然开朗之感。研究古方医学最大的悲哀，应该是不幸成为故纸堆里的一只书虫，还没有钻出来，又迷路进了蜗牛壳里。

三阳合病，腹满身重，难以转侧，口不仁而面垢，谵语遗尿。发汗则谵语，下之则额上生汗，手足逆冷。若自汗出者，白虎汤主之。《伤寒论》

【注】《医宗金鉴》曰：三阳合病者，太阳之头痛、发热，阳明之恶热、不眠，少阳之耳聋、寒热等，皆具也。

山田正珍曰：此证虽以三阳命名，但腹满、身重、谵语者，皆属于阳明内实病，故不发汗，不和解，唯用大寒以挫其壮热也。发汗则谵语之下，似脱一甚字，当补之。（中略）若发汗，则谵语甚者，由于津液越出，大便燥结也。如是者，当议大、小承气汤。若下之，则额上生汗，手足逆冷，或自汗出者，大便未硬，其里未实，而早下之故也。如是者，急宜通脉四逆汤以救之。按病证曰不仁者，是无寒热痛痒及知觉之名也。（中略）所谓口不仁者，是口不能言语，或口不觉寒热痛痒，或口不能辨五味，皆谓之口不仁也，岂唯不知味为然哉？

尾台氏曰：三阳合病之口不仁，谓口舌干燥，不知五味也，与附子汤之口中和、背恶寒者相反。谨按（中略）发汗以下十七字，为后人之注文。又按《玉函》无若字为是。

求真按：山田氏说虽不无理，概以尾台氏说为是，兹从而解之。故本条宜改作三阳合病，腹满身重，难以转侧，口不仁而面垢，谵语遗尿，自汗出者，白虎汤主之。以意解之，因腹部膨满而生重感，身体难以自由运动，口唇及舌黏膜干燥，味觉脱失，面部生垢，谵语遗尿，汗自出者，称为三阳合病，即以本方为主治也。然本方证之腹满，与大承气汤之坚满异，只腹壁膨满，内部无充实之毒，故按之无抵抗与压痛，是二证腹满之别。

评：《古本康平伤寒论》本条为："三阳合病，腹满身重，难以转侧，口不仁，面垢，谵语，遗尿。发汗，谵语，□□□下之则额上生汗，手足逆冷。若自汗出者，白虎汤主之。"本条的"发汗""下之"为误治。尾台氏的观点使经文显得通畅而精炼。

● 先辈之论说治验

《医学纲目》曰：孙兆治一人，自汗，两足逆冷至膝下，腹满，人事不省。孙诊六脉小弱而急，问其所服药，取视之皆阴病药也。孙曰：非受病重，药能重病耳！遂用五苓散、白虎汤十余帖，病少苏；再服，痊愈。或问治法，孙曰：病人伤暑，始则阳微厥，脉小无力，医谓阴病，遂误药而病厥，用五苓散利小便则腹减，白虎解利邪热则病愈矣。凡阴病胫冷，则臂亦冷，今病胫冷而臂不冷，则非下厥上行，是以知其为阳微厥也。

评：此案的"人事不省"可能是热晕厥，不是昏迷；"六脉小弱而急"为脱水表现；"腹满"不一定是尿潴留的膀胱充盈体征，即使是尿潴留也不该继续用五苓散利尿以增加尿量，有可能是肠功能紊乱导致的肠腔胀气。从脉应来看，缺乏使用五苓散与白虎汤的依据，倒是应该使用生脉饮。"凡阴病胫冷，则臂亦冷"，可见孙氏对阴证判断的正确性。所谓的"四肢逆冷"，明确指出整个肢体末梢，而非上肢或下肢的局部寒冷。

《成绩录》曰：一丈夫患疫，经二十余日，谵语不识人，舌上有黑苔，遗尿，不大便，午后烦热闷乱，绝食数日，两脚痿弱，足生微肿。先生诊之，与白虎汤兼用黄连解毒散，不日痊愈。以遗尿有微肿，故不与承气汤也。

评："遗尿有微肿"不是不予承气汤的理由。作为鉴别诊断，至少要对腹证作相关描述，以更加充分的证据排除承气汤证。

《生生堂治验》曰：某儿，因中暑，身灼热，烦渴，四肢懈惰。一医与白虎汤，二旬余，犹未效。先生曰：某氏治法，非不当也，然不愈者，剂轻故也。即倍前药与之，须臾发汗如流，翌日索食，不日痊愈。

求真按：石膏不用大量则无效，中神氏之言是也。

评：某氏治法的确不当！此案"烦渴"，用白虎加人参汤更恰当。

● 茵陈蒿汤之注释

阳明病，发热汗出者，此为热越，不能发黄也。但头汗出而身无汗，剂颈而还，小便不利，渴引水浆者，此为瘀热在里，身必发黄，茵陈蒿汤主之。《伤寒论》

评：《康治本伤寒论》本条为："阳明病，发热，但头汗出，渴，小便不利者，身必发黄，茵陈蒿汤主之。"条文更为简练畅达。不过，按经文体例，当直言"身黄"。"身必发黄"则带有推测性语气，后人添加的可能性也很大。按照行文习惯，"者"之后当为某某方主之，"身必发黄"插进来也不妥。

【注】山田正珍曰：阳明病，发热汗出而渴者，白虎加人参汤证也。若发热汗多不渴者，此为有燥屎，大承气汤证也。二证俱不能发黄，因其热已发扬也。越者，犹言发也。剂者，犹限也。

尾台氏曰：剂与齐通，齐者，限也。剂颈而还者，谓颈以下无汗也。《玉函》茵陈蒿汤条亦作齐颈。《列子·汤问篇》曰：际畔不知所齐限。以是可知其义矣。

瘀者，以淤，从病。淤者，淤泥也。《说文》曰：淤，淀滓浊泥也。钱潢曰：瘀，留蓄壅滞也。盖饮食之淀浊留滞于内，壅阏作热，更与邪气搏结，郁燠熏灼而作渴。若无汗，小便不利，则沸郁蒸腾，必致发黄，犹曲糵入库，则发黄也。但热属瘀热，故虽引水浆，与五苓、白虎专欲冷水者，其证情自有不同也。

求真按：因阳明病，发热，汗出时，由汗失水分，致体内枯燥，故不至于发黄疸。若发热，仅头部出汗，颈以下无之，又尿量减少，渴而欲饮其他之饮料者，腹内存积食、水、热三毒，则必发为黄疸，以本方为主治也。

评：山田正珍举例白虎加人参汤证与大承气汤证来佐证汗出热越不能发黄，但经不起推敲。难道头汗出就不能"热越"，非要身汗出才能使热得以发扬？头汗出与身汗出只是范围大小不同，充其量是出汗量的区别，就散热而言，没有本质差异。钱潢的"犹曲糵入库，则发黄"的比喻更是纯凭想象。对于他们来说，对黄疸产生的机理根本无从认识，是可以原谅的。但汤本求真却是受过现代医学教育的，他的按语的确让人失望！

伤寒七八日，身黄如橘子色，小便不利，腹微满者，茵陈蒿汤主之。《伤寒论》

【注】前条是说本方证之原因，本条示其外证、腹证也。即本方证之黄疸，其色泽恰如成熟之橘子，色鲜黄而有金色之光泽，与他证之黄疸不同，必尿量减少，腹部膨满，然不如大承气汤证之大实满而有微满耳。

评：现代医学把黄疸分为三种，一种为溶血性黄疸，皮肤多呈浅柠檬色；第二种为肝细胞性黄疸，皮肤呈浅黄色至深黄色；第三种为胆汁淤积性黄疸，皮肤呈暗黄色甚至黄绿色。"身黄如橘子色"，黄疸当为肝细胞性黄疸。茵陈蒿汤所主当为急性黄疸型肝炎。"小便不利"当为尿少。急性肝炎肝功能受损，导致血管活性物质代谢异常，出现肾血管痉挛及肾内血液分流，肾皮质血流不足，最终使肾小球滤过率下降，发生少尿甚至无尿。"腹微满"，是指腹部充实感。个中原因除了胃肠道蠕动减弱，更有肝脾肿大的因素。肝脾肿大之满感位置较深，不像肠管胀气胀满之明显，因此用"微满"来描述。"微"，与"彰""显"相对，有幽深之义。若病人表现为轻微腹满，则没有临床意义，经文也没有必要记述。求真对"腹微满"的注释还不深入。

● 先辈之论说治验

《生生堂医谈》曰：一妇人每次经候十七八日不止，时已三年，医药无效，请余诊。脉细数，身色青白，起则作喘，小便漏，巨里如奔马，几濒于死。余作茵陈蒿汤与之。其夫业药，稍知药能，问曰：荆妻之病，固由血证，非发黄证也。然不与利血调血之剂，却用茵陈蒿汤，岂无虚虚之弊乎？愿闻其故。余曰：犀角地黄、芎归胶艾之属，前医已用，方证虽对，实未的当也。岂有服对证方药三年而不愈乎？今余所用之方，非一朝一夕所能见效，纵令解语，恐不能悟。总之郁热若除，血证自治矣。其人竟信伏，服五十许，诸证退而复常。

求真按： 泥守常规，不知变通之徒，当看此验案。

评： 此案为月经过多导致重度贫血，用茵陈蒿汤的确令人生疑。笔者实在看不出茵陈蒿汤方证，也找不出郁热的证据。此妇若用温清饮（四物汤合黄连解毒汤）似乎比茵陈蒿汤更为合拍。犀角地黄汤长于清血热而泻火不足；芎归胶艾汤则长于温固，适于漏下而不适于月经量过多；茵陈蒿汤长于利湿热，对于血分层面照顾不足。只是汤本求真不屑于后世方，不认可四物汤以及由此派生的温清饮。此案确实为茵陈蒿汤活用之创举，但变通的幅度实在太大！

● 厚朴生姜半夏甘草人参汤之注释

发汗后，腹胀满者，厚朴生姜半夏甘草人参汤主之。《伤寒论》

【注】发汗后，腹部虚满者，以本方为主治也。《类聚方广义》本方条曰：治霍乱吐泻后，腹犹满痛，有呕气者。腹满，非实满也。

如上说，虽吐泻后，腹虚满，有呕气者，亦主治之。故东洞翁本方定义曰治胸腹满而呕者。

评：呕不是本方证必见症！本方含半夏、生姜，吉益东洞认为有呕症，习惯性思维使然。"腹胀满"，古方医学很少有这样的描述，与"腹满"有何区别？是否有某种特定的含义？值得研究。

● 桃核承气汤之注释

太阳病不解，热结膀胱，其人如狂，血自下，下者愈。其外不解者，尚未可攻，当先解外。外解已，但少腹急结者，乃可攻之，宜桃核承气汤。《伤寒论》

评：《古本康平伤寒论》本条作："太阳病不解，热结膀胱，其人如狂，血自下，其外不解者，尚未可攻，当先解其外。外解已，但小腹急结者，乃可攻之，宜桃核承气汤。""其人如狂"的傍注为"血自下者愈"。《康治本伤寒论》作："太阳病，热结膀胱，其人如狂，血自下，下者愈。但少腹急结者，与桃仁承气汤。"后者更为简洁。

【注】山田正珍曰：下者愈三字，《脉经》作下之则愈四字，宜从而改之，否则下文尚未可攻一句无所照应。少腹之少，《玉函》及程应旄本作小，是也。盖脐上曰大腹，脐下曰小腹，《素问·藏气法时论》有明文可征。又考《释名》云：自脐以下曰水腹，今本作小腹，非也，《格致镜原》引《释名》作水腹，为水沟之所聚也。又曰：少腹之少，当作小，因比脐以上为小也。由是观之，小讹为少，由来久矣。又刘元素《伤寒直格》云：脐上为腹，下为小腹，小腹两旁谓之少腹。亦可为征。热结膀胱者，谓邪气郁结于下焦膀胱之部分。下文所谓小腹急结者，即其外候，非直指

膀胱一府言之也。如抵当汤证，其人发狂者，以热在下焦，小腹当硬满，下血乃愈，可以相征。谓太阳病数日不解，小腹急结即硬满，其人如狂，自下血者，此为邪气结于下焦膀胱之地位也。结，乃郁之甚者。邪气郁在头中，则致头痛、项痛、衄血等证。郁于胸中，则致胸闷、心烦、呕吐等证。结于胃中，则大便不通，秽气上乘于心，使人如狂也。今邪结于下焦，血气不行，停而为瘀，以此瘀气上乘于心，使人如狂。然其血若自下，小腹不急结者，无需服药而能自愈，因血下则邪热随血而解也。如太阳病，脉浮紧，发热，身无汗，自衄者，愈。及妇人伤寒，经水适来，谵语如见鬼状者，毋犯胃气及上二焦，必自愈者皆是也。今此证其血虽自下，然急结不散，故非下之则不愈。犹少阴篇饮食入口则吐，心下温温欲吐，复不能吐者，非吐之则不愈；自利清水，色纯青，心下必痛，口干燥者，非下之则不愈也。故曰下之则愈。然其人外证不解，犹有恶寒、头痛、脉浮等候者，不可妄下之。当先与桂枝汤以解外，外解已，但热结膀胱之证不去者，乃始可攻之。若外未解而下之，则必变为坏病，如结胸、痞硬、挟热痢等证是也。按此条上文言热结膀胱，不言小腹急结，下文言小腹急结，不言热结膀胱，本论错综之妙如是。

求真按：此说解本条，虽近于详悉，无遗憾。然以急结为硬满，非也，不可从之。

评："膀胱"是器官名，"小腹"是部位名，二者不可等同，何来什么"本论错综之妙如是"？只是此处"膀胱"也是抽象的脏腑概念，并非实体器官。"然以急结为硬满，非也，不可从之"，求真指出的很到位！但就字面理解，也不能把"急结"理解为"硬满"。"急"，有紧迫的意思，"结"则有打疙瘩的意思。"急结"应该是局部腹肌紧张，能摸到包块。推测有可能是盆腔腹膜受到刺激导致局部腹肌紧张痉挛。

● 桃核承气汤之腹证

仲景曰热结膀胱，又称少腹急结。然由余多年之经验，此急结存于膀胱部位者较少，而常位于下行结肠部，即以此部分沿其横径，向腹底以指头擦过的强按压，而触知坚结物，病者诉急痛者，当以之为少腹有急结。此虽即为急结之正证，然不仅有大、小、广、狭、长、短之不同，且时上迫左季肋下及心下部，使上半身亦有病，又下降于左肠骨窝及膀胱部，不无使下半身病者，故诊时必须用意周到也。

评："这丫头不是那鸭头"，《伤寒论》所言的"膀胱"并不等同现代医学的"膀胱"，这是研究古方医学需要注意的。上文展现了"少腹急结"有两个特点：一是位于左下腹，并可上下延伸；二是医者强按压时触及硬物，同时患者感到疼痛。让人好奇的是，腹证的局部到底是什么？是结肠病变还是腹膜病变？或许是它处病症投影在左下腹的"反应点"？不去寻求他处真实的病灶，而是根据"镜像"进行施治，这也是古方医学独特的诊疗思路。

和久田氏曰：由左脐旁、天枢边（求真按：天枢者，假定脐广一寸，更在其外端侧方一寸之部位也）上下二三指间，以三指探按得有结者，由此邪按（求真按：邪按者，谓沿其横径而按也）痛甚上引者，为桃核承气汤之腹证也。或脐上、脐下亦有结，按之痛，但得于左脐旁者为正候，而及于脐之上下者，可知其结之甚也。但按之虽得结，不觉痛者，非急结也。又按之虽痛甚，然其结处指头觉软者，虽为血结，非此方证也。又按之痛引腰背少腹者，亦非此证（求真按：此未必然，不可信之）也。且其结有大小，不能一定，不可草率诊过。此结因瘀血而逆上于胸腹，甚者迫于胁下（求真按：迫于左胁下之略），自胸胁彻背而痛，发作有时，不问男女，均称肝积，攻左肝经。此证多因血气上冲而急迫（求真按：当为瘀血上冲），性情急暴不堪，或眼白多，其人如狂，触事易怒，或掷器物，泄散其怒之类，常使心腹间急；或有头痛、头重、衄血、龈血等患，或毒及下部，有痔疾、脱肛、妇人经水不利之患；或剧时胸胁逆满，挛急而痛，甚有噤口、断齿、卒倒者；或有攻于心胸，胸背彻痛，时时吐苦酸水者。此证似于水气上冲左胁下，转下降于左脐旁，治之以热酒或牡蛎末、辛羸末等，虽即能见效，然经时再发。有似留饮，但留饮止于心下，此证留于左脐旁，以分辨之。动气自左，服此方有应效者，动气复于任脉之行（求真按：有本方证者，腹部大动脉之搏动偏倚于左侧腹部，然服本方有效者，是复于正位也），是引病也。其他伤寒、瘟疫、痢疾及一切杂证，胎前产后、落马坠损等证，有用此方者，亦须审其腹证耳。

此说概佳，宜精究之。

评：和久田氏对腹证的研究很深入，不愧为行家里手！概括一下，本段虽论述腹证，但实际为桃核承气汤的使用要点。其一，腹证是瘀血的客观证据，以左脐旁、天枢边探按得有结与痛为识证眼目。其二，瘀血上冲急迫的表现。此种表现丰富多彩，大抵有疼痛、出血症、精神亢奋等类型。说到底是对"少腹急结"与"其人如狂"的进一步细化，并结合后人经验进行切合实际的发挥。就腹诊而言，如果说《伤寒论》经文是朴素的"白描"，那么，汉方家们的发挥就是绚丽的"工笔"。前者笔简传神，后者精谨细腻。就临床实际操作而言，汉方家们的经验更具优势。

● 先辈之论说治验

《总病论》曰：桃仁承气汤，又治产后恶露不下，喘胀欲死，服之，十有十效。

求真按： 此恐是肺栓塞。

评： 肺栓塞死亡率颇高，"服之，十有十效"，治愈率之高，不大可能是肺栓塞，要么就是夸大疗效。

《证治准绳》撄宁生厄言曰：血溢，血泄，诸蓄妄证（求真按：血溢者，血自上部出也；血泄者，自下部出也；诸蓄妄者，谓诸蓄血妄行也），其始也，余率以桃仁、大黄行血去瘀之剂折其锐气，而后区别治之，往往获中，然犹不得其故。后来四明遇故人苏伊举，共论诸家之术，伊举曰：吾乡有善医者，治失血、蓄妄，每必先以快药下之。或问：失血而复下之，则虚何以当乎？答曰：血既妄行，迷失故道，若去蓄而不利瘀，则以妄为常，何以御之？且去者自去，生者自生，何虚之有乎？余闻之，愕然曰：名言也。昔日之疑今始释然。

求真按： 快药者，即指本方也。

评： 此段所论，其术可效法，其理不可取。"血既妄行，迷失故道"之类皆为臆测之语，不足以指导临床用方。溢出血管之外的死血，不可能再参与正常血液循环，非腔道之出血更不可能被药物排出体外，结局无非是被吸收或机化。大黄虽"行血去瘀"，但不能将疗效尽归于此，因大黄本身亦有止血作用。

《张氏医通》曰：龋蛀，数年不愈，当作阳明蓄血治。以桃仁承气为细末，炼蜜丸如梧桐子大，服之。好饮者，此方屡服有效。虚人虽有瘀血，其脉亦扎，必有一部带弦，宜兼补以去其血，以桃仁承气加人参五钱，分三服，缓缓攻之，则可十救其二三。

求真按：由余之经验，此虚证当以小柴胡汤与桃仁承气汤合用之。

评："龋蛀"，龋齿乎？本方治疗龋齿，恐与减轻牙根之水肿有关。至于加人参，没有道理。其一，人参治心下痞硬为主，非治虚也；其二，虚人有多种情况，未必均要用人参。求真为什么要合用小柴胡汤？小柴胡汤证并不明显啊！估计是他个人的用方偏好。

《成绩录》曰：一男子，年六十五，喘息咳唾，不得安卧已数十年，近时身热，或休或作，数日不愈，遂吐痰血，一日齿缝出血，连绵不止，其色黑如败絮，以手引之，或一二尺，或三四尺，剧时鼻、耳悉出血，大便亦下黑血，如是三日夜，绝谷好饮，有精神，如无病然，平日所患之喘息顿止，得以平卧而不能转侧，乃与桃仁承气汤，不日而愈。

求真按：此以瘀血外发，喘息自愈也。可知其多因瘀血矣。

评：此案多处出血，不排除并发血液系统疾病。此案为什么用桃仁承气汤？除了血证之外余无他证，尤其没有腹证支撑，这种用法不是很规范。"连绵不止，其色黑如败絮""大便亦下黑血"，虽然出血色黑，但不是辨方证的要点。"有精神，如无病然"，病数十年而无虚象，却是值得重视的一个方面。虽然没有"其人如狂"，但至少不能精神萎靡。

求真的按语没有道理。其一，出血是血液从血管内外溢现象，所出之血为正常血液，不是瘀血。退一步说，即使血管内有所谓的"瘀血"，但所出之血是随机性的，未必就是"瘀血"外发。其二，从病史来看，喘息咳唾，不得安卧数十年，可以考虑存在肺心病伴心衰。出血"三日夜"，其人出血量当很多，由此带来的后果是血容量下降，心脏负荷随之减轻，喘息因之自愈。合而观之，与"瘀血外发"没有什么干系。

一妇人，常患郁冒，心中烦悸，但欲寐，饮食或进或否，一日卒然如眠，人事不知，脉微细，呼吸如绝，血色不变，手足微冷，齿闭不开，经二时许，神气稍复，呻吟烦闷，言苦于有物在胸中，胸腹动气甚，胁下挛急。与桃仁承气汤，一昼夜，服十二帖，下利数行，诸症渐退，后与茯苓建中汤而全治。

评：此案用桃仁承气汤的主要依据应该是"胁下挛急"。"一昼夜，服十二帖"，为什么如此给药？笔者想不通。此案结合现代医学来看，应该是神经官能症之类的功能性疾病，用桃仁承气汤不如用半夏厚朴汤更贴切。

《古方便览》曰：一妇人，阴门肿痛如剜，上冲头痛，日夜号泣不愈。数日后，余诊之，腹硬满，少腹急结，用此方三剂，夜痛益剧，及天晓，忽出脓血，病顿愈。

求真按：服本方痛反增剧者，是即瞑眩也。

评：此案或为前庭大腺脓肿之类的妇科感染性疾病。脓肿溃破未必就是桃核承气汤的疗效，"服本方痛反增剧者"也不一定就是"瞑眩"，因为其中有疾病自身发展的因素。案中"腹硬满，少腹急结"是继发的反应，也是用桃核承气汤的重要依据。若无上冲头痛，选择大黄牡丹汤似乎更为贴切。

《青州医谈》曰：一男子入井中，上井时井石自上下落，其人颇有力，立即以手承石，幸未受伤，然出井后，忽精神昏愦而失人事，四肢痿弱。请南涯翁治之，投以桃核承气数帖，神气恢复云。盖此人虽未受损伤，然初受石时，因有意努力，损其经络；又因其变动，血阻经络，故致四肢痿弱。桃核承气证，有血迫经络者，本条云热结膀胱，其人如狂，血自下者愈。

评：此男子"然出井后，忽精神昏愦而失人事，四肢痿弱"，为惊吓后的精神障碍，所谓的"因有意努力，损其经络，又因其变动，血阻经络，故致四肢痿弱"，皆为臆测！此案桃核承气汤证不明，"投以桃核承气数帖，神气恢复云"只不过是安慰剂的疗效。名医治病之卓效，不可尽归方药。

（《生生堂医谈》曰：）一人走来叩门，谓先生曰：急事请速来。因仓皇，不告其故而去。先生至，则堂上下男女狂躁，而有一妇人毙于旁。先生怪，问之，曰：有一恶少年，屡来求乞，不餍。我今骂之，恶少怒，将打我，拙荆惊遮之，渠扼其喉立毙。恶少骇走。事急矣，先生来速，幸甚，乞救之。先生命旁人汲冷水盈盘枕之，灌水于颈项，半时许，刺之即苏；再使安卧，又以巾浸水敷颈，觉温即换，不使瘀血凝结，与桃仁承气加五灵脂汤而去。明日复往视之，妇人大喜且谢曰：余幸蒙神救，得以不死。今咽喉已无恙，唯胸肋体湾觉微疼耳，饮食亦已如常矣。师复以巾灌冷水，蔽胁胁如初，经三日而愈。

求真按：能得方意而活用之，则其效出于意外者如此，不可不深思之。

评："渠扼其喉立毙"，有可能是颈动脉窦受刺激引发的晕厥，当然，也不能排除癔病。中神琴溪氏之治法不当！其一，患者不存在瘀血。理由是如果喉部有瘀血，则病人呼吸会受影响，案中未提及；其二，即使存在瘀血，也应该用巾浸温水敷颈，而不是用冷水。至于桃仁承气加五灵脂汤，实在没有使用之必要！患者神志恢复是机体自我调节的结果，与刺之恐无干系。求真对本案疗效的判断有失严谨，可能是时代所限。

《方伎杂志》曰：一妇人请诊，家人云妊娠已六月。初，月初下瘀血，众治无效，经三十月许而产，恐因温热故，致子胎糜烂，以逆产，惟头不出，身体出耳，其后虽用种种方法，而首总不出，究因何故，请先生诊之。身体无血色而柴瘦，唇舌干燥，脉微弱，按抚腹部，其头游移旋转，恰如西瓜之浮于水中，余谓病家曰宜强出之。因按抚其腹部，或不至于发血晕，故宜以药下之。一夜服桃核承气汤三帖，翌朝快利，头忽出，病者及病家，感谢不已。余视此证亦属初次，此古方之妙，诚不可思议矣。余自十三岁至七十余岁，信仰古方，由此故也。

评：本案是用桃核承气汤下死胎的记述，可知桃核承气汤或有刺激子宫收缩并松弛产道之作用。值得注意的是"头忽出"之前有"快利"，分娩与排便两个动作几乎同时进行，二者之间是否存在内在联系？值得研究。

《类聚方广义》本方条曰：治痢疾，身热，腹中拘急，口干唇燥，舌色殷红，便脓血者。治血行不利，上冲心悸，小腹拘急，四肢麻痹，或痼冷者。

淋家，小腹急结，痛连腰腿，茎中疼痛，小便涓滴不通者，利水剂不能治，若用此方则二便快利，苦痛立除。小便癃闭，小腹急结而痛者，或打扑疼痛，不能转侧，二便闭涩者，亦良。会阴打扑，速宜驱逐瘀滞，若不洗涤血热，则瘀血凝滞，燉热肿胀，必致小便不通也。若尿道燉闭，至于阴茎肿痛亦甚，不能用导尿管，徒见其死耳。故若遇此证，不问二便之利不利，早用此方，以驱瘀滞，解热闭，即不至于凝肿溺闭，是为最上乘之法，且打处即以铍针轻轻乱刺，放血为佳。

评： 由上述经验可知，对尿道挫伤，桃核承气汤可减轻尿道之充血、水肿，或能松弛盆底肌肉之紧张，由此改善尿路梗阻之状态。若为尿道断裂，恐无此显效。"且打处即以铍针轻轻乱刺，放血为佳。"此法则不宜提倡，一是人为损伤，二是增加感染机会。"若尿道燉闭，至于阴茎肿痛亦甚，不能用导尿管，徒见其死耳。"这种情况在今天可以用耻骨上膀胱穿刺术解决尿潴留。

● 桂枝茯苓丸之注释

妇人宿有癥病，经断未及三月，而得漏下不止，胎动在脐上者，为癥痼害妊娠也。所以血不止者，其癥不去故也，当下其癥，桂枝茯苓丸主之。《金匮要略》

【注】原文癥痼害妊娠下有"六月动者，前三月经利时胎也；

下血者，后断三月衃也"二十一字，程林云当有缺文，意义全不通，故去之。宿者，从前也。癥及癥痼者，如已述血塞之谓也。全文之义，谓妇人由从前脐下部有血塞，偶当妊娠，未满三月时，子宫出血不止，且脐下有胎动者（本论在脐上，恐为脐下之误，何也？因未满三月之妊娠，子宫未尝有达于脐上之理故也），因血塞障害妊娠也。若子宫出血不止，而亦不去者，当以本方下其血塞也。则其治出血与妊娠障害之意，在言外矣。

评：去掉二十一字，经文显得简略通顺。将"癥病"诠释为"血塞"，似乎还未到位，翻译为子宫肌瘤是否更恰当？另外，妊娠3个月能出现胎动吗？从经文可知，个中包含三个关键词：血塞、妊娠、子宫出血。三者关系为：血塞引起出血，同时伴随妊娠，血塞与出血均影响妊娠。说白了是伴有出血症状的带瘤妊娠。用桂枝茯苓丸的目的是祛除血塞以消除子宫出血，最终解除对妊娠的不良影响。求真将经文"胎动在脐上"改为"胎动在脐下"，不妥。"胎动在脐上"不是真正的胎动，其"胎"，可能是子宫底的大肌瘤；其"动"，是否为腹主动脉搏动的传导？"胎动在脐上"，恰恰是"宿有癥病"的客观体现。另外，"上""下"字形悬殊较大，不大容易出现传抄之误。

● 桂枝茯苓丸之腹证

因本方中有芍药，当然有腹直肌挛急之症，然其挛急与由水谷二毒之挛急异，是由于血毒之故，所以仅有左腹直肌挛急耳，而右侧全不挛急也。假令有之，亦必比左侧弱度为常。又有桃仁、牡丹皮，故得征知有癥，即血塞在脐直下部，然不如大黄牡丹皮汤之小腹肿痞，及抵当汤之小腹硬满等之高度，而呈比较的软弱凝块，按之微痛为止。又以有桂枝、茯苓，则可能有如苓桂术甘汤证之上冲、眩晕、心下悸等症。然与彼必伴水毒，沿右腹直肌上冲，而致胃内停水者异，必凭左腹直肌上冲，且无胃内停水也。故病者若诉上冲、心悸、心下悸等症，横经其左腹直肌而按之，认为挛急疼痛，且在脐下部触知软弱凝块，亦诊得压痛者，不问男女老少，以之为本方之腹证。

评：用芍药，其腹证有腹直肌挛急，这是双侧的腹直肌挛急。桂枝茯苓丸也用芍药，其腹证却是左侧的腹直肌挛急，此理讲不通。"又以有桂枝、茯苓，则可能有如苓桂术甘汤证之上冲、眩晕、心下悸等症。"此言有不当之处。苓桂术甘汤证之"上冲""心下悸"可以视为桂枝茯苓证，但"眩晕"或是白术证。求真将大黄牡丹皮汤、抵当汤之腹证与本方腹证作比较，也是本段亮点。三者均为脐下异常，实有鉴别之必要。

● 先辈之论说治验

《妇人良方》曰：夺命丹（求真按：**此即本方也**）治妇人小产，下血过多，子死腹中，其人憎寒，手指、唇口、爪甲青白，面色黄黑；或胎上抢心，则闷绝欲死，冷汗自出，喘满不食；或食毒物，或误服草药，伤动胎气，下血不止。若胎尚未损，服之可安；已死，服之可下。此方系异人传授，至妙也。方后又曰胎糜烂于腹中，至甚危者，立可取出。

评：这一段文字对桂枝茯苓丸的疗效有夸大之嫌，估计天下产科医生读之无不狂喜。笔者对这段文字抱着冷眼而观的态度。果真如此，何需创那么多"良方"？伪托"异人传授"更是增添神秘色彩。不妨结合现代医学逐条分析。"妇人小产，下血过多，子死腹中，其人憎寒，手指、唇口、爪甲青白，面色黄黑"，此条所述是重度失血性贫血的表现，用本方目的是下死胎？还是纠正贫血？即使实现了下死胎的目标，但贫血的症状也不可能被此方消除。"或胎上抢心，则闷绝欲死，冷汗自出，喘满不食"，此条所述好像是妊娠并发大的肺动脉栓塞。肺栓塞的治疗包括对症治疗及特异性治疗，特异性治疗主要是抗凝、溶栓等，桂枝茯苓丸究竟能起到多大溶栓作用？笔者表示存疑。"或食毒物，或误服草药，伤动胎气，下血不止"，此条可能是流产征兆，应该用胶艾汤才是正着。"若胎尚未损，服之可安；已死，服之可下。"既能安胎，又能堕胎，两种截然不同的功用集于一身，从逻辑上讲不通。

《方舆輗》本方条曰：《金匮》此条似有衍文脱简，姑从断章取义言。经断定为妊娠，未及三个月，而血下胎动。夫血下胎动，恐将小产。然其胎动宜在脐下，今在脐上，是因素有癥害，累及于胎也。以桂枝茯苓丸制其癥，则血反止而胎得安矣。虽为妊娠，若有病则不可不攻。癥者，为旧血积聚之称；痼者，凝固也。

此方于产前则催生，在生后则治恶露停滞，心腹疼痛，或发热憎寒者。又出死胎，下胞衣，及胎前产后诸杂证，功效不可具述。

求真按：本方不仅产前、产后有伟效，苟见腹证，则不论男女老少，不问如何病证，未尝无效也。经水不通，即通亦少，或前，或后，或一月两至、两月一至等，蓄泄失常者，用之皆有效，每加大黄，水煎可也。如积结久成癥者，非此方所主也。

评："苟见腹证，则不论男女老少，不问如何病证，未尝无效也。"求真无疑夸大本方功用了！"如积结久成癥者，非此方所主也。"与"不问如何病证"是否自相矛盾？至于治疗"经水不通"而"每加大黄"，可知通经主要还是大黄之特能，非本方之特长。这段文字险些把桂枝茯苓丸鼓吹成"万金油"了！特定的治疗方向，明确的治疗目标，清晰的禁忌症，具备很强的专一性，这才称得上"方"。当你鼓吹一把菜刀用途如何广泛，又能砍树，又能打猎，又能护身，等等，无论多么天花乱坠，不如还原其本能——切菜。总之，桂枝茯苓丸的定位没有得到体现。

● 大黄牡丹皮汤之注释

肠痈者，少腹肿痞，按之即痛如淋，小便自调，时时发热，自汗出，复恶寒。其脉迟紧者，脓未成，可下之，当有血；脉洪数者，脓已成，不可下也，大黄牡丹皮汤主之。《金匮要略》

【注】肠痈，即阑尾炎也。下腹部肿痞，按压之则痛，其压痛，或自发痛，如淋状，放散于膀胱、尿道部，非真淋病，故尿利无变化也。时时发热，自汗出，反恶寒，其脉迟紧者，为未全化脓，故用本方泻下之，即下瘀血而治矣。然脉洪数者，为已化脓，不可以此方下之，以薏苡附子败酱散、排脓散、排脓汤等为主治之意，在言外矣。

评："肠痈，即阑尾炎也。"此言不完全正确，"肠痈"还应该包括现代医学的输卵管炎等妇科感染性疾病。若仅限于阑尾炎，则在手术普及的今天本方使用机会不多。本方用于炎症的急性充血期，禁用于化脓者。是否脓成，今日之超声或CT即可检测之，不必凭脉论脓。另外，龙野一雄用本方治疗阑尾炎的经验值得参考。他强调腹诊中肌性防御过强的重要性，并将此解释为"少腹肿痞"的一个表现。他还认为脉紧是绝对的必要条件，并强调以左手脉判断虚实，右手脉紧，左手脉弱，也不可用大黄牡丹汤。这些经验，较之经文更为详实细化。

● 大黄牡丹皮汤之腹证

仲景谓小腹肿痞。东洞翁以本方治脐下有结毒，按之则痛，及便脓血者为定义。脐下部有凝块，或有坚块，按之则疼痛者，即本方腹证也。然系故恩师和田先生之创见，故余从而实验之。如前说者，比较的稀有，而对于盲肠或阑尾部之左侧腹部各有一个之凝块或坚块，按之则疼痛者，为反多，故合此二说，以为本方之腹证。苟见此腹证时，不问为阑尾炎或其他如何之病证，均当以本方治之。而大黄牡丹皮汤去芒硝加薏苡仁方之凝块或坚块之坚度，比较的稍弱，大黄牡丹皮汤去大黄芒硝加薏苡仁方，为尤弱也。

评： 大黄牡丹皮汤之腹证有张仲景、吉益东洞、和田启十郎与求真师徒三个版本。三者之中，张仲景的更有高度概括性，只要是下腹部即可，不必拘于脐下还是左右侧腹部。值得注意的是，经文对大黄牡丹皮汤证的叙述既包含了腹证，也明确了脉应，这种腹证与脉应同时出现的情况，在古方医学里是非常少见的。由此可见，在大黄牡丹皮汤的使用中，腹证并不是绝对重要的，因此，才需要从脉应方面进行必要的补充。腹力充实，局部有压痛与明显抵抗感，加之脉应紧张有力而迟，同时具备这两个条件，才考虑使用本方。

● 先辈之论说治验

《建殊录》曰：一老人年八十余，尝以卖药出入先生家。数日不来，使人问之，谢曰因病愠郁，故不出。隔数日，复问之，脐上发痈，径九寸许，正气乏绝，邪热如炽。先生悯其贫困，无力服药，使饮大黄牡丹皮汤及伯州散。数日，脓尽肉生，躄铄能行。

评：由治腹腔内炎症转用于腹壁之化脓性疾病，活用也。如不用伯州散，本方是否有此良效？吉益东洞的经验大都是兼用经验方，给古方的疗效评估带来了困难。从"正气乏绝"与化脓来看，似乎不应该使用本方。本方是针对体质充实，病症处于炎症之充血急迫状态，尚未化脓者。伯州散为兴奋性之温药，恐是取效之主力军。

（《成绩录》曰：）一妇人，年甫十九，已八月经水不来，大便不通，小便自调，饮食如故，时腹自痛，至十一月，大便始一通，他无所苦。医时与下剂，则大便少通。明年自春至夏，大便仅一次，经水亦少来。至七月下旬，请先生治。诊之腹软弱，小腹突兀如有物状，按之即痛，与大黄牡丹汤，一月许，诸证尽治。

求真按：腹软弱，小腹突兀有物，按之即痛者，为小腹肿痞之变态，是亦本方所主治也。余尝遇斯证，投以此方，腹剧痛后，块物脱落，而得速效。

评：八月至十一月，数月大便始一通，"自春至夏，大便仅一次"，便秘之甚，令人费解！"小腹突兀如有物状"，可能是粪块结于肠腔。"诊之腹软弱"而用大黄牡丹汤，明显的方证不符！东洞父子虽为古方派巨擘，但用方却肆意发挥，不严谨，不规范。有的治验，恰如莽夫下棋，手段生硬，毫无美感！

（《生生堂治验》曰：）一妇人，年三十许，有奇疾，后窍闭塞不通，大便却由前阴泄，如是者旬许，腰腹阵痛而大烦闷，于是燥屎初通，前阴泄止。嗣后周年又发，患十余年。百方医治，形容日羸，神气甚乏。师诊之，脉数无力，按其脐下，即有黏屎自前阴出，再按之，有一块应手。师问曰：月事不行者几年矣？曰：十余年矣。先与大黄牡丹皮汤缓缓下之，佐以龙门丸泻之者，月一次，由是前后得所。经数旬，自谓曰：余有牡痔，方临厕，即痛不可忍。师视之，肛旁有如指头者，以药线截治之，仍服前方一年许，块亦自消。

评：此妇人所患为直肠阴道瘘，且瘘口较大。用下剂促进肛门排便以缓解肠腔压力，从而使阴道溢粪减轻。龙门丸由三花神佑丸（甘遂、大戟、芫花、牵牛、大黄、轻粉）加槟榔而成，为中神琴溪最娴熟之用方。三花神佑丸主治有"妇人痰湿侵入胞宫，经行不畅，带下淋沥"，可知此处用龙门丸可能为闭经而设。不过，该妇人闭经并非痰湿侵入胞宫，而是气血不足所致。"形容日羸，神气甚乏"，加之痔疮的长期出血，重度贫血的诊断应该成立。这种情况用龙门丸是否合适？中神琴溪师承吉益东洞，同时受张子和影响也较大，这个治验明显带有攻邪派色彩。倘若由现代医学治疗，则修补瘘道，割除痔疮，增加营养，补充铁剂，一旦贫血纠正，月经自会复常。

● 大黄甘遂汤之注释

妇人少腹满如敦状，小便微难而不渴。生后者，此为水与血俱结在血室也，大黄甘遂汤主之。《金匮要略》

【注】敦字注：和久田氏云：敦者，对也，祭时用盛黍稷之器，而似腹者也。又尾台氏云：如敦状者，少腹高起，形如敦，而不急结，不硬满者也。敦音对，器名。《礼记·明堂位》曰：有

虞氏之两敦。郑注曰：盛黍稷之器也。《周礼·天官》曰：珠盘玉敦。郑注曰：敦，盘类也。故以盘盛血，以敦盛食也。生后者，产后也。全文之义，妇人于产后如敦状，下腹部膨满，小便少，难通，不渴者，为水血二毒并结于子宫，即以本方为主治也。

评："敦"是青铜制的古代食器，盖与器身都作半圆球形，各有三足或圈足，上下合成球形，盖可倒置。流行于战国时期。"妇人少腹满如敦状"说的是什么？笔者认为应该是产后重度尿潴留处于充盈状态的膀胱，虽然经文提到"血室"，但不大可能是子宫。理由是产后 5～7 天，子宫逐渐复旧，质地变硬，位于肚脐与耻骨联合之间，2 周后在腹部已经不能触及子宫。"小便微难"是溢出性尿失禁，尿液从过度充盈的膀胱中滴出。其量可以很小，但常持续滴漏，总的尿液有可能很多。因此，经文说"小便微难"而不言"小便不利"。"不渴"，提示其人没有脱水。我们知道，成人膀胱的容积为 300～500ml，最大为 800ml。"少腹满如敦状"，则膀胱容积应该达到最大化，如果是产后宫腔内有血液或其他潴留，达到这种充盈程度，其出血量又该达到多少呢？病人同时还应该有其他失血症状。关键是产后子宫是否具有膀胱那样的储存功能，将"水与血俱结在血室"而不漏出？古人拘于解剖学的认知水平，误将尿潴留当作子宫潴留。今天，我们不该局限于经文而死于"血室"字下。

● 先辈之论说治验

《古方便览》本方条曰：一僧，年二十八，患淋沥数年，时出脓血，或如米泔水，大便下利，有时闭结，若下利时，淋沥稍安，闭结则甚。余诊小腹满如敦状，按之则茎中引痛，乃作此方使饮之，大下利后，病顿退，数日痊愈。

评：本例可能是淋病性尿道炎伴有尿潴留并发症，尿潴留可能为尿道狭窄膀胱流出道梗阻所致。尿潴留除了下腹部膨隆外，还有尿频、尿急以及充溢性尿失禁。膀胱与直肠相邻，便秘时因为粪便对膀胱的压迫，导致膀胱容积减小而尿频症状明显。下利时膀胱压力缓解而"淋沥稍安"。"余诊小腹满如敦状"，"敦"是春秋战国时代一种圆形容器，秦代之后不再使用。经文如此描述无可厚非，后世依然沿袭旧说就有些东施效颦了。敢问作者见过"敦"吗？读者能理解"敦"吗？为什么不用当时人们常用的物品来形容呢？

● 抵当汤方之先辈之论说治验

《漫游杂记》曰：一妇人，三十余岁，月事即断，年年肥大，腰带数围，每月必发大头痛一二次，药食皆吐，不能下咽。余诊之，腹脉坚实，心下硬塞，推之难以彻底，与抵当丸、湿漆丸数百帖，血亦不来，乃以瓜蒂末一钱，大吐一日。翌日，按心下硬塞减半，又作抵当汤与之。数日，大便溏泻，日五六次。十日后再与瓜蒂五分，又与抵当汤如前，肚腹剧痛，代用以丸，日三五分。三十余日，经水来已如常，头痛亦除。

评：闭经与肥胖并见，提示内分泌疾病。从"年年肥大，腰带数围"来看，极有可能是库兴氏综合征。本病75%以上的患者可出现高血压，"每月必发大头痛一二次，药食皆吐，不能下咽"，有可能是高血压的症状，或是周期性脑水肿。"腹脉坚实，心下硬塞，推之难以彻底"，这也符合"向心性肥胖"的特征。"三十余日，经水来已如常，头痛亦除"，此处未必就是真的月经复常，有可能是下药导致盆腔充血，诱发子宫出血。如果是月经，应该是周期性子宫出血。三十余日就判断经水来已如常，时间上还不够，至少要观察几个周期才能下结论。

● 麻子仁丸之注释

跌阳脉浮而涩，浮则胃气强，涩则小便数，浮涩相搏，大便则难，其脾为约，麻子仁丸主之。《伤寒论》

评：《康平伤寒论评注》将本条列为追文范畴。"浮涩相搏"在《古本康平伤寒论》作"浮涩相搏"。古方医学的脉应是寸口脉，此处论"跌阳脉"，恐是其他流派。就行文风格而言，也与古方医学大相径庭。退而言之，此条脉应与方药若属于古方医学，那么，为什么非要拿跌阳脉来说事？难道寸口脉失去诊断价值了？个中问题值得探讨。

涩，与滑相反。"脉来塞涩细而迟，不能流利圆滑者。"是什么原因导致跌阳脉变细而不流利？是体质消瘦，血管变细吗？不是！"浮则胃气强"，病人饮食不减少，基本上排除消瘦状态，除非糖尿病之类疾病。笔者推测，经文所言可能是这种情况。一个长期卧床的病人，饮食没有障碍，但因为卧床而肠蠕动减慢，导致排便减少，大量粪便积聚于结肠，水分过度吸收形成粪块，粪块压迫相邻器官，引起相应表现。压迫髂动脉导致下肢动脉血流受阻，表现为跌阳脉涩；压迫膀胱导致膀胱容积缩小，储尿受限而表现为"小便数"。麻子仁丸中大黄、枳实、厚朴等促进肠蠕动，麻子仁、杏仁等含有植物油以通便，蜂蜜软化粪块。一旦粪块排尽则压迫症状得以解除，小便数与跌阳脉涩自会复常。

【注】山田正珍谓：上四条（求真按：本条亦四条之一）为叔和所搀，当删之。

尾台氏亦云：谨按此章，非仲景氏之辞气，方意亦不明，疑非仲景之方。《外台》引《古今录验》，而不引《伤寒论》，亦可为证。

然赋质脆薄之人，或久病虚羸，及老人血液枯燥者，以此方使缓缓转泄，亦佳。

如上说，则论、方皆非出仲景手，然从惯例，兹载之。

评："然赋质脆薄之人，或久病虚羸，及老人血液枯燥者"，这是对经文的扩大运用。从"浮则胃气强"来看，病人的体质应该是强壮的。上述三种情况，其人饮食很少，小便自然也不多，"小便数"的表现自当不明显。

● 蜜煎导及大猪胆汁之注释

阳明病，自汗出，若发汗，小便自利者，此为津液内竭，虽硬不可攻之，当须自欲大便，宜蜜煎导而通之。若土瓜根及与大猪胆汁，皆可为导。《伤寒论》

评：《古本康平伤寒论》"此为津液内竭"作"小便自利者"的傍注。"内"是体内吗？既是津液内竭，何来小便自利？既然小便自利，就不是津液内竭。看来，"内"当作肠内理解。

【注】成无己曰：津液内竭，肠胃干燥，大便因硬，此非结热，故不可攻，宜以药外治导引之。

方有执曰：竭，亦亡也。

《医宗金鉴》曰：大便虽硬，若无满痛之苦，则不可攻之。

求真按：阳明病，自汗出，又误发汗，体液亡失，故尿量减少。今反常而尿利过多、小便自利者，即尿利比寻常为多也，体液益失，以致体内涸竭。假令大便虽硬，不可以大承气汤攻下之，待病者自催便意，宜以蜜煎导及土瓜根、大猪胆汁诱导之。

评："待病者自催便意"是使用此等方法的要点。患者有便意提示大便进入直肠，因为干结而难以排出。用后需挤压臀部，防止药物过早从肛门溢出。治疗机理可能是松软大便并润滑直肠，以利于粪块顺畅排出。此种治法，堪称古代版的"开塞露"。

● 先辈之论说

东洞翁此二方定义曰治肛中干燥，大便不通者。

求真按：当订正为治直肠内干燥，大便不通者。

《类聚方广义》蜜煎导条中曰：伤寒，热气炽盛，汗出多，小便自利，津液耗竭，肛中干燥，硬便不得通者；及诸病大便不通，呕吐不入药汁者；老人血液枯燥，大便秘闭，小腹满痛者，皆宜此方。以蜜一合温之，改用唧筒射入肛中，较为便利。

求真按：可知灌肠法中医早已采用，且其用途与下剂所行，俨然有别，不如西医之无所分别也。

评："以蜜一合温之，改用唧筒射入肛中，较为便利。"尾台氏的改良法的确不错，在给药形式上作出了创新。其实，用注射器将甘油注入直肠也能取效，不必拘泥于蜂蜜。"可知灌肠法中医早已采用"，但中医所用的灌肠法是粗糙的，多限于直肠灌肠。"不如西医之无所分别也"，今天的西医对灌肠法与下剂也是有所分别的。

读《皇汉医学》决不能停留在汤本求真的时代来认识现代医学。

● 走马汤之先辈之论说治验

《静俭堂治验》曰：一男子，年五十一二，三日来，心下痞硬，时拘痛，黄昏时遽痰涎涌盛，呼吸急迫，烦躁闷乱，咽喉如锯，身体壮热，手足厥冷，头面胸背，绝汗如雨，不能横卧，呻吟不止，旁人自背抱持，其命如风前之烛，急使请余治。即往诊视，虽恶证蜂起，然脉沉细有神，眼睛亦未至脱，以为尚可措手，急作走马汤，如法绞白沫一小盏与之，痰喘十减七八，寻与大剂麻黄杏仁甘草石膏汤三帖，一宿诸证脱然如失。若此证因手足厥冷与脉沉细而用四逆辈；又见痰涎涌盛，呼吸急迫，用沉香降气汤、正脉散（求真按：正脉散，恐生脉散之误）等；或见烦躁自汗，用承气辈，则变证忽生矣。如此之证，不可不详也。

评：这个医案写得很生动，让人有身临其境之感。既有诊疗过程的描述，又有相关的鉴别诊断，是一篇上等的医案。笔者从中读出以下几点：

第一，此男子所患应该是急性肺炎。"心下痞硬，时拘痛"，不是胃肠道症状，而是肺炎的肺外表现。下肺叶感染向周围器官播散，可以刺激膈肌导致上腹部疼痛。

第二，"然脉沉细有神，眼睛亦未至脱，以为尚可措手，"是鉴别危重的点睛之笔。所谓的脉有神，是应指尚有力，节律规则，脉形清晰而不模糊。所谓的眼睛未脱，是指没有眼睛凹陷，没有白睛下露之类的表现。面对急症，首先要鉴别是急而不危，还是急而垂危。如此，则医者与病家方可心中有数。

第三，先用走马汤减少呼吸道分泌，改善通气状况；次用大剂麻黄杏仁甘草石膏汤改善肺部炎症。用方次序鲜明，井井有条。难能可贵的是在一派急症中迅速锁定麻黄杏仁甘草石膏汤证，此谓有识；一出手就是"大剂""三帖"，此谓有胆。非学验俱富者不能为之！

● 大黄附子汤之注释

> 胁下偏痛，发热，其脉紧弦，此寒也。以温药下之，宜大黄附子汤。《金匮要略》

【注】胁下偏痛者，谓疼痛偏在季肋下部之左或右也。以下之意，凡发热者，其脉当浮数，今反弦紧者，是水毒壅塞之明征，故宜以温药之本方下之也（此寒也者，此是寒实之意也）。然尾台氏对于本方云：此方实能治偏痛，然不特偏痛已也。亦能治寒疝，胸腹绞痛，延及心胸腰脚，阴囊㿗肿，腹中时时有水声，而恶寒甚者。若拘挛剧者，合芍药甘草汤。如上所云，不仅治偏痛，亦能治两侧胁下及腰腹痛，故不可拘泥于偏痛二字也。

评："偏痛"作何解？"偏"修饰"胁下"指方位，还是修饰"痛"指程度？本方用附子三枚，应该是止痛为目的，因此，"偏痛"有可能是疼痛之剧烈者、极端者。"其脉紧弦"，提示剧烈疼痛导致血管高度痉挛。以此观之，本方所主当为肾绞痛、胆绞痛等急性发作状态。

● 先辈之论说治验

《方舆輗》曰：大黄附子汤，胁下偏痛者，即久寒成聚，著于一偏而痛也。此证虽发热，而脉弦紧，故取其寒，宜以温药下之，大黄附子汤其主方也。此寒与当归四逆加吴茱萸条云内有久寒同，指平素而言也。然当归四逆条从问得之，或有据现证得之者，此条脉弦紧，确征也。凡仲景书中有以论证起者，有以说脉起者，然今时之医，惟取证措脉者，何耶？曾有一男子，自右胁下连腰疼痛甚，经四五十日，诸治无效。余诊脉紧弦，因与此汤而奇效，滞淹之患，十余日痊愈。按《金匮·寒疝》第一条曰：下焦闭塞，大便难，两胻疼痛，此虚寒从下上也。当以温药下之。

求真按：此文与《金匮》原文不同，即趺阳脉微弦，法当腹满。不满者，必便难，两胻疼痛，此虚寒从下上也，当以温药服之。此证虽言两胻疼痛，亦可用大黄附子汤，不可拘于偏痛之偏字也。

评："凡仲景书中有以论证起者，有以说脉起者，然今时之医，惟取证措脉者，何耶？"脉应，反映了病人刻下的功能状态，是古方医学重要的技术范畴，更是临床不容忽视的用方依据。言某方治某病而不谈脉应者，能说入古方之门乎？脉应，不仅仅为了类证鉴别，那些特征性脉应简直就是对某些方证的直接指向！"经四五十日，诸治无效"，一定是忽视诊脉环节。疗效不满意时，不妨仔细品味一下脉应，可能会"柳暗花明又一村"的。另外，为了避免以脉附证，先诊脉后问证的模式是不是更好一些呢？脉应、症状与腹证，三者相对独立又相互联系。就条文中三者出现的情况来看，常常是脉应＋症状或症状＋腹证，三者同时出现的情况少见。

《古方便览》大黄附子汤条曰：一男子年五十余，腹痛数年。余诊，心下痞硬，腹中雷鸣，乃作半夏泻心汤使饮之，未奏效。

一日，忽然大恶寒战栗，而绞痛二三倍于常，于是更作大黄附子汤，痛顿止。续服数日，病不再发。

评：本案用半夏泻心汤未奏效，值得讨论。"心下痞硬，腹中雷鸣"的确为半夏泻心汤腹证，但该男子主要表现为腹痛，不是半夏泻心汤的主治目标，故用之无效。这无疑给"腹诊优先主义"者提出了课题，即病人的主要表现与腹证不一致时，究竟何以为凭？另外，腹诊操作时机的选择，是在症状发作时进行，还是在症状缓解时？就常理而言，前者更可靠！但人为规定的时段却不符合实际，病人就诊时常常症状已经缓解。上述的"心下痞硬，腹中雷鸣"恐为腹痛缓解时的发现。缓解时的腹证意义究竟有多大？是不是属于潜在的第二方证？这些问题还需要在理论上给予回答。

本案有两处不足之处。其一，"绞痛二三倍于常"，这种描述不恰当。疼痛是主观感受，如何进行量化？从疼痛时病人的表现细节进行描述，更为客观与真实。其二，绞痛发作时应该再次进行腹诊检查，同时观察脉应变化，缺乏客观证的用方是不严谨的！另外，就该例而言，附子粳米汤也是可以考虑的选项。

🏛 太阴病篇

● 太阴病之注释

太阴之为病，腹满而吐，食不下，自利益甚，时腹自痛，若下之，必胸下结硬。《玉函》结，作痞是也。《伤寒论》

评：有学者对"自利益甚"提出异议，认为是"自利，下之益甚，时腹自痛，必胸下结硬"的次序较好。"自利益甚"的确读之不顺，但把"下之"提前，从逻辑上说不通。凭什么"下之"？因为有腹痛才"下之"啊！所以，"下之"还应该排在腹痛之后。如果重新断句，又将如何呢？"太阴之为病，腹满而吐，食不下，自利。益甚时，腹自痛，若下之，必胸下结硬。"意思为腹满而吐、食不下、自利这组症候群是太阴病的主证，当进一步发展，症状加重时病人会出现自发的腹痛。另外，"时腹自痛"也读之不顺。桂枝加芍药汤条文有"因尔腹满时痛者"，以此类推，"时腹自痛"当为"腹时自痛"的句式。因此，断为"益甚时，腹自痛"似乎更好一些。《康治本伤寒论》则为："太阴之为病，腹满而吐，自利也。"相比之下，言简意赅！

【注】山田正珍曰：三阴诸证，多是平素虚弱人所病，故传变早而速也。少阴篇云：少阴病，得之二三日，以麻黄附子甘草汤微发汗，因二三日无里证，故微发汗也。可见三四日，便兼里

证矣。里证者，即自利腹痛之类，如真武证等是也。则知少阴虽曰表病（求真按：此少阴，指少阴之表证也），其稍重时，则兼下利腹痛等证。太阴者，谓少阴之邪（求真按：少阴之邪，为少阴表邪之略也）转入于里者也（求真按：太阴病，非因少阴之邪转入于里，有因太阳病误下者，又有非因误下而自然成之者，又有自少阳变化者）。寒邪在里，则脏腑失职，是以腹满而吐，食不下，自利益甚，时腹自痛也。吐者，有物由胃中反出。食不下者，胃脘不肯容也。（中略）时腹自痛者，谓有时自痛也。时者何？因得寒则痛，得暖则止也。自者何？以内无燥屎也。盖阳明之腹满痛，由于内有燥屎，故非得寒而发，非得暖而止，所以不同也。可见时自二字，非苟下也。故后之论曰腹满时痛者，属太阴也。其义益明，所谓若下之者，谓粗工见其腹满，以为阳明之满痛，而妄攻之。殊不知此满痛，固属虚寒，与阳明实热证，大有攻救之别。此必胸下结硬，因里虚益甚，心气为之郁结故也。前一百三十八条曰：病发于阴，而反下之，因作痞。是也。

评：山田氏强调"三阴诸证，多是平素虚弱人所病"，从病人体质角度来认识阴证，有重要的临床意义。结合现代医学来看，好发三阴病的人，其副交感神经兴奋性相对较高。其人代谢低下，食欲不振而"食不下"，并非"胃脘不肯容"。胃肠道平滑肌蠕动减慢而表现为腹满。若呈现痉挛状态则容易腹痛，消化道分泌亢进，胃液多而容易吐出，肠液分泌多而容易腹泻。"所谓若下之者，谓粗工见其腹满……"笔者认为"若下之，必胸下结硬"为后人添加的注文，或错简，山田氏没有看出来吗？动辄言"粗工"，笔者不认为古代会有那么多庸医。那时候的医生大多是家传或师承，独立执业前也是要经过严格把关的。让"粗工"来为误治背黑锅不是正确的治学态度。病情异常复杂或某些症状没有出现时，高明医生也一样会误诊。

求真按：此腹满虽与阳明证相似，然与彼阳实证不同。此因阴虚，故唯腹壁膨满挛急，若按其内部，则空虚无物，且无抵抗而不热也。又吐而食不下，似少阳柴胡汤，然与彼因阳热者不同，是因胃筋衰弱之结果，而停水使然。自利益甚者，不仅因肠筋痿弱而使停水，且不能保持故也。又时腹自痛者，以水毒之侵袭为主，故得寒即自痛，得暖亦时自止也。下之必胸下痞硬者，以如是之虚满证，误为阳明之实满，而泻下之，必至心下痞硬，此即警戒误下之辞也。

评：求真以阳明病与少阳病为参照物来理解太阴病，是不错的分析方法。从代谢状态而言，阳明病的对立面即是太阴病。阳证是因炎症机转而激发交感神经兴奋，导致的胃肠内充血、充实状态；阴证是副交感神经亢奋，胃肠内并无充实。"胃筋衰弱"即是消化道动力不足，"停水"即是所饮之水吸收障碍，且肠腔分泌亢进，总之，是消化道动力及分泌方面出现异常。

● 甘草干姜汤之注释

伤寒，脉浮，自汗出，小便数，心烦，微恶寒，脚挛急，反与桂枝汤以攻其表，此误也。得之便厥，咽中干，烦躁，吐逆者，作甘草干姜汤与之，以复其阳。《伤寒论》

评：《古本康平伤寒论》作："伤寒，脉浮，自汗出，小便数，心烦，微恶寒，脚挛急，反与桂枝汤，得之便厥，咽中干，躁，吐逆者，作甘草干姜汤与之。""桂枝汤"后有"欲攻其表，此误也"的嵌注。"以复其阳"是"作甘草干姜汤与之"的傍注。"脚挛急"之前的本方用桂枝汤是误治，似当先用芍药甘草汤，再随证治之。

【注】《医宗金鉴》曰：微恶寒者，表阳虚而不能御也。

方有执曰：厥者，谓四肢冷也。

程应旄曰：得之便厥者，真寒也。咽中干，烦躁者，假热也。

《类聚方广义》本方条曰：此厥只因误治，致成一时激动而急迫之厥，不比四逆汤之下利清谷，四肢拘急，脉微，大汗厥冷也。其甘草之分量倍干姜者，以缓急迫也。观咽干，烦躁，吐逆证，可以知其病情矣。

求真按：脉浮，自汗出，小便数，心烦，微恶寒，脚挛急者，是表里阴阳相半，为桂枝加附子汤证，故若据脉浮、自汗出、微恶寒证为纯表证，以桂枝汤发表者，误也。若误与之，致四肢厥冷、咽喉干燥、烦躁吐逆者，是因误治激动水毒而急迫，故与本方以镇静缓和之，可复其血行也。

评："脉浮，自汗出，小便数，心烦，微恶寒，脚挛急者"，求真认为是桂枝加附子汤证。对有证无方条文的补充，值得肯定！但桂枝加附子汤证是"小便难"，本条为"小便数"，二者区别较大；彼为"发汗，遂漏不止"，本条为"自汗出"，出汗的程度差别也很大。另外，桂枝加附子汤证无"心烦"，也是不容忽视的地方。从条文来看，好像还没有发展到使用附子的程度。

肺痿吐涎沫而不咳者，其人不渴，必遗尿，小便数。所以然

者，以上虚不能制下故也。此为肺中冷，必眩，多涎唾，甘草干姜汤以温之。若服汤已渴者，属消渴。《金匮要略》

【注】肺痿吐涎沫，不渴，遗尿，小便数，皆因有水毒而无热，故谓此为肺中冷也。必眩晕者，因水毒之上冲急迫也。余虽不及解，若服汤已以下，谓肺痿证不渴者，服本方后至于渴者，是已非肺痿，而转化为消渴病矣。

评：本条所述为迷走神经兴奋之表现。"吐涎沫""多涎唾"为唾液腺分泌亢进使然，"遗尿"为膀胱括约肌松弛的结果，"小便数"与肾脏泌尿增加及逼尿肌兴奋有关，"眩"可能是血管扩张，血压降低所致的脑供血不足。另外，古方医学所言之"消渴"与后世所言的"消渴病"恐非一病，求真所言恐不当。

● 人参汤理中丸之注释

伤寒，服汤药，下利不止，心下痞硬。服泻心汤已，复以他药下之，利不止，医以理中与之，利益甚。理中者，理中焦，此利在下焦，赤石脂禹余粮汤主之。复利不止者，当利其小便。《伤寒论》

评：《古本康平伤寒论》本条"理中者，理中焦，此利在下焦"与"复利不止者，当利其小便"均为嵌注。"三焦"恐非古方医学概念，当为后人所加。利小便以实大便，也是后世医家观点。从现代医学角度来看，利小便并不能止泻。不信？霍乱病人用利尿剂看看！用利小便的药物，腹泻缓解，于是得出这个结论。其实，中药成分复杂，其中某些成分起到利尿作用，另一些成分则起到抑制肠黏膜分泌的作用。但在认识上，却把这些药物归为利尿剂。

从逻辑上讲，这种推论不严谨。另外，用药后肠黏膜分泌减少，相应地小便量也因之增多，先是腹泻好转，其次是尿量增多。利小便以实大便是否颠倒了先后关系？

【注】医以理中，《千金》作以人参汤。复利不止，《千金》作利不止，皆是也。兹随解之。服泻下之汤药，而下痢不止，心下痞硬者，此不外于甘草泻心汤证，故服之病即轻快。复以他药误下之，至下利不止，故治以人参汤，然不仅无效，反致下利益甚者，因理中汤丸本系理治自心下至脐之部分，此下利由于再三之误治，致脐以下之肠部虚衰，若不以赤石脂禹余粮汤收涩之，则无可如何也。然以此汤尚无效时，则为肾机能障碍之结果，不外于代偿性下利也，故用利尿剂而使利尿，则下利自治矣。

评："下药"恐为巴豆类热药，理中丸所主为虚寒，整体偏于温补，故与之利益甚。赤石脂禹余粮汤属于单纯固涩剂，为一过性对症治疗。注中认为理中汤丸理治自心下至脐之部分，赤石脂禹余粮汤治脐以下之肠部虚衰，这种从部位对应方药的观念过于朴素。至于求真所言的"肾机能障碍"与"代偿性下利"，恐是其个人杜撰的理论。

大病瘥后，喜唾，久不了了者，胃上有寒，当以丸药温之，宜理中丸。《伤寒论》

评：《古本康平伤寒论》作："大病瘥后，喜唾，久不了了，宜理中丸。""胃上有寒"作"胸上有寒"，与"当以丸药温之"作傍注。古方医学的经文是高度简练的，许多病机性的注语为后人所加。不论是"胃上有寒"，还是"胸上有寒"，无非是为用方找一个合理的借口。事实上，没有这句话也不妨碍使用理中丸。理中丸用了热药干姜，难道还不能治疗寒证？严格地说，这个傍注是标准的废话！

【注】方有执曰：唾者，口液也。寒，以饮言。不了了者，无已时之谓也。

《医宗金鉴》曰：大病瘥后，喜唾，久不了了者，胃中虚寒，不能运化，津液聚而成唾，故唾虽日久，然无已时也，宜理中丸，以温补其胃。

山田正珍曰：按论中之寒，有对热而言者，有指留饮而言者，有指痰而言者。此条与小青龙汤条、四逆汤条，皆以留饮而言也。

评：方有执的"唾者，口液也"来自《说文解字》，但引用的失当！"喜唾"与"心烦喜呕"之喜，均应该作副词解，修饰其后的动词。"唾"，应该作动词用，为吐唾沫之意。此条当来自于甘草干姜汤主治之"多涎唾"。此处之"唾"，是稠厚的口液，"涎"是清稀的口液，均作名词。"喜唾"是唾液腺分泌亢进，可能是"大病"之后迷走神经兴奋性增高的表现。以此观之，理中丸有抑制腺体分泌的作用。只是不知"大病"指什么？推测可能是某些致死率、致残率比较高的传染病。

● 先辈之论说治验

《赤水玄珠》曰：理中汤，治小儿吐泻后，脾胃虚弱，四肢渐冷，或面有浮气，四肢虚肿，眼合不开。

评：小儿吐泻的危害有两个方面，一是急性腹泻导致脱水乃至因此而死亡，一是慢性腹泻导致营养不良。"面有浮气，四肢虚肿，眼合不开"，是否为肾炎或肾病等疾病？理中汤含甘草，有水钠潴留之弊，水肿用理中汤，恐不妥！

《成绩录》曰：一男子，项背强急，或腰痛，饮食停滞，时时胸痛，心下痞硬，噫气喜唾，先生与人参汤，兼用当归芍药散而愈。

求真按：项背强急，或腰痛者，为当归芍药散证，余皆本方证也。

评：仅凭"项背强急，或腰痛"不能断为当归芍药散证。之所以用是方，南涯氏个人喜好而已。擅用某方者，临证每每有偏性思维，识证思路往往向某方证靠拢。南涯氏擅用当归芍药散，选方也受思维习惯的影响，读者当注意。"饮食停滞，时时胸痛，心下痞硬，噫气"，似乎为茯苓饮证。用人参汤，无疑是根据"喜唾"一症，识证过于片面，忽视了其他症状。

《橘窗书影》曰：一女子从来患痔疾，脱肛不止，灸数十壮，忽发热衄血，心下痞硬，呕吐下利。一医以寒凉剂攻之而增剧，余与理中汤而渐愈。一医欲以药缓攻，余答曰：痞有虚实。邪气为痞，宜用疏剂；若胃中空虚，客气冲逆为痞者，攻之有害。古方泻后膈痞者，用理中汤。又以理中汤治吐血，洵有故也。

评："痞有虚实"，那么，如何鉴别？恐怕要结合舌象与脉应来判断了。适合理中汤的痞，其人舌质多淡白，舌面水滑，没有黄白腻苔；脉应多为沉弱乏力，手足多冷。本案用理中汤的依据是什么？估计是医以寒凉剂攻之而增剧的反其道而行之。

● 大建中汤之注释

心胸中大寒痛，呕不能饮食，腹中寒，上冲皮起，出见有头足上下，痛不可触近者，大建中汤主之。《金匮要略》

【注】由余之经验，本方证之病者，因屡见腹壁、胃、肠弛缓纵胀，而胃与子宫因而下垂者甚多。上冲皮起出见者，是胃肠蠕动不安之状，隐见于皮表也。有头足上下者，谓被气体充满之肠管，成假性肿瘤状，出没于上下左右也。然仲景此论，谓其发作之剧者，未必通常如是也。

评：此条所述为胃肠型。这种腹证的出现必须具备两个条件：一是腹壁菲薄，比较松弛，"上冲皮起"才容易看到胃及肠管的蠕动，这种情况多发生于体型瘦弱者、老人、产后；二是在胃肠道发生梗阻时才会出现。梗阻近端的胃或肠段饱满而隆起，显示出各自的轮廓。胃的轮廓如头，肠管的轮廓如足，其间可能伴有胃肠的蠕动波。"痛不可触近者"，提示梗阻可能发生绞窄。大建中汤之使命即是缓解胃肠痉挛之剧烈者，对于引起肠梗阻的原因未必具有治疗作用，当为一时的对症治疗。

"然仲景此论，谓其发作之剧者，未必通常如是也。"求真所言极是！肠梗阻有轻重之分、完全性及不完全性之别，如果等到典型方证出现再用大建中汤，无疑限制了该方的使用。笔者认为，腹壁菲薄之人，出现胃肠的剧烈痉挛，即使没有梗阻的情况也可以使用大建中汤。

● 先辈之论说治验

《方机》本方主治项中曰：心胸间痛，呕而不能食者。腹中寒，上冲皮起，出见有头足上下，痛而不可触近者兼用紫圆。

求真按：此阴虚证而兼用紫圆，非也，不可从之。

评：求真的批评很到位。与南涯好用当归芍药散一样，兼用紫圆是吉益东洞的癖好。在吉益东洞眼中，"万病一毒"，没有阴阳与虚实的抽象理念，只有毒之轻重不同。东洞的攻击疗法有滥用的倾向。"手里拿着锤子的人，看什么都像钉子。"医者的擅长就是"锤子"。

《古方便览》本方条曰：有一男子，年七十余，胸满，心下痛，发作有时，或吐蛔虫，而不能食，伏枕三月许，余与此方，病即愈。

求真按：此方能治胃肠神经痛，又能治蛔虫。古方之妙，宜深味之。

评：若能治蛔虫，恐是蜀椒之作用。蜀椒恐有局麻作用，对虫体起麻醉作用，抑制蛔虫蠕动，从而令其被动排出。

● 吴茱萸汤之注释

食谷欲呕者，属阳明也，吴茱萸汤主之。得汤反剧者，属上焦也。《伤寒论》

【注】方有执曰：食谷欲呕者，胃寒也。

山田正珍曰：阳明二字，本当作中焦，乃对下文上焦句而言。王叔和不知文法如是，妄谓中焦即阳明胃腑之位，遂改作阳明耳。

食谷欲呕者，胃中虚寒，饮水淤蓄也。吴茱萸温中，生姜逐饮，即此故也。按太阳下篇云：伤寒胸中有热，胃中有邪气，腹中痛，欲呕吐者，黄连汤主之。由是观之，属上焦者，乃胸中有热之谓，宜与小柴胡汤者也。前一百五十四条为指小柴胡汤以治上焦之方，亦可以为征。

求真按：山田氏说甚是。本来此方为阴证之法剂，故其主治为食谷欲呕证，然服之呕反加剧者，非阴证也明矣。所以谓属上焦，暗示其以小柴胡汤为主治也。因本方证是属于内，由下方迫胃；小柴胡汤证是属于外，由上部迫之者，且有寒热之差，但皆有呕证，甚相疑似，判别不易。故师托说本方之证治，以示二方之类证鉴别也。尚有稻叶克礼之《腹证奇览》本方条云：用柴胡而不能治者，此证间有之，因胸胁苦满，而呕不已故也。然胸胁苦满而呕者，用柴胡而愈。如柴胡证，唯胸满者，是吴茱萸汤证也。又由亡师之爱儿，濒于危笃，用小柴胡加吴茱萸汤而得奇效观之，能窥其间之秘要故也。然尾台氏所著《类聚方广义》本方条云：得汤反剧者，益与此方，则呕气自止，但一帖药，二三次服为佳。此因注家徒执字句解，不能有所知也，学者宜亲验自得，此以本方瞑眩之例证，曲解本条者也，不可妄从。

评："得汤反剧者，属上焦也"在《古本康平伤寒论》中为嵌注之文。《康平伤寒论评注》解释为吃东西就呕吐，不吃东西就不呕吐，这种呕吐是阳明胃病，既不是太阳病的干呕，也不是少阳病的喜呕。这是从呕的特点来解释的。笔者注意到康平本里阳明病篇吴茱萸汤只有条文，没有出方药。吴茱萸汤在此是第一次出现，按照体例应该有方药，让人怀疑有错简可能。

呕而胸满者，茱萸汤主之。《金匮要略》

【注】以产吴国之茱萸为佳品，故有吴茱萸之名。茱萸，即本名也。呕而胸满者，先呕而后胸满也，则以呕为主证，而胸满为客证矣，与小柴胡汤之胸胁苦满而呕者不同。须切记之，不可失误。

评："呕而胸满"，"而"为连词，表示并列出现。"呕而胸满"不是先呕而后胸满，当为呕吐时伴有胸满，不呕则无胸满。

干呕，吐涎沫，头痛者，吴茱萸汤主之。《伤寒论》

【注】亦载于厥阴篇，然因与前条有连络，故列之。干呕吐涎沫，食谷欲呕者，与呕而胸满之三证，同为水毒由内之下方，迫于肺胃所致。头痛者，此毒更上迫，而侵及头脑之剧证，故仲景欲示此意，不揭于太阴、少阴篇，而载于厥阴篇也。然此头痛，《续医断》云：证有主客者，即物有主客也。治其主者，而客从矣，故治法宜分主客也。主者先见，客者后出，故吐而渴者，以吐为主；满而吐者，以满为主也。桂枝汤有头痛，有干呕；吴茱萸汤，亦有头痛，有干呕。桂枝汤以头痛为主，干呕为客，故头痛在首；吴茱萸汤，以干呕为主，头痛为客，故头痛在末。凡客者动，而主者不动，此头痛不过是客证，干呕实为主证也。以之可以鉴别其类证矣。

评：汤本求真认为吴茱萸汤证头痛是客证，验之临床未必如此。笔者曾以吴茱萸汤治一女青年头痛，其人无呕吐，用此方也有效。

如果求真的理论是正确的，那么就引出一个问题，即主证的隐匿与显露现象。如果主证不明显，客证突出又该如何用方？总之，主客证的理论需要谨慎使用，以免作茧自缚。

● 先辈之论说治验

《续建殊录》曰：一某客尝患头痛，痛则呕发，剧时语言不出，但以手自击其首，家人不知其头痛，皆以为狂。先生诊之，腹大挛，恰如引线之傀儡状，盖因头痛甚，有如狂状也。急与吴茱萸汤，二帖，药尽疾愈。

评："痛则呕发"，很显然，此案头痛为主证，呕吐为客证。可知将吴茱萸汤证分主客不妥。此案所述极有可能是高血压脑病。

一人初患头痛，次日腹痛而呕，手足厥冷，大汗如流，正气昏冒，时或上攻，气急息迫，不能语言，先生与吴茱萸汤，诸证顿除。既而困倦甚，四肢掷席，乃更与当归四逆加吴茱萸生姜汤，数日而瘳。

评：与当归四逆加吴茱萸生姜汤没有道理！至少要有脉应的支撑。不用此方，将息数日一样会痊愈。

《成绩录》曰：一男子，卒然如狂，捧头踊跃，如头痛状，不能言语，干呕，目闭，手足微冷，面无血色，周旋堂中，不得少安。先生与吴茱萸汤，五六帖，痊愈。

评：此男子恐为血管性头痛。吴茱萸汤或有解除血管痉挛之功效。

《餐英馆治疗杂话》曰:《伤寒论》有吐利，手足厥冷，烦躁欲死者，吴茱萸汤主之之证，已见于前矣。虽与四逆汤证相同，然四逆汤证，吐利而元气飞腾，手足厥冷，虽烦躁而元阳欲脱，故手足之厥冷，有自底下冷起之气味，且腹软而心下无特别阻塞也。吴茱萸汤之目的，虽云手足厥冷，然不恶冷，且自手指表尖冷起者，四逆之证，自指里冷起，亦烦躁也。又吴茱萸汤证，必心下痞塞有物，宜以此为目的，因此痞塞，阻其上下气血往来之经脉，故手足厥冷也。此证《伤寒论》虽无脉，然两证之脉，当绝，或沉微、沉细之类，故若以脉辨证，虽似相同，实若冰炭也。夏月霍乱吐泻证，吐利后间有手足厥冷、烦躁等证，世医以为吐利后是虚寒证，连进四逆、附子、理中等，反增烦躁，心下膨满痞塞者，非虚塞证也，宜用吴茱萸汤。以吴茱萸之苦味，压心下之痞塞，则阴阳通泰，烦躁已，厥冷回，此余新得之法也。只宜以心下痞塞为标准，手足自指表冷起为目的。此证若黏汗出，而脱阳者，非附子则不治。夏月虽宜出汗，然通身出薄汗者，则宜吴茱萸汤。犹烦躁，厥已回，心下之痞虽开七八，尚有少少之痞不除者，宜《活人书》之枳实理中汤。总之吐下后，心下痞者，枳实理中汤妙，即理中汤加枳实也。

评: 此段对吴茱萸汤证与四逆汤证作了入细的比较，有参考价值。就"手足厥冷"而言，结合现代医学来看，吴茱萸汤证的表现与四肢远端动脉痉挛有关，而四逆汤证的表现则是血容量不足，外周循环衰竭所致。从新陈代谢的角度来看，四逆汤证要更趋于衰惫。

● 四逆汤之注释

病发热头痛，脉反沉，若不差，身体疼痛，当救其里，宜四逆汤。《伤寒论》

评：《古本康平伤寒论》本条作："病发热头痛，脉反沉者□□，若不差，身体疼痛，当救其里，宜回逆汤。""若不差"之前恐有脱简。没有相应的治疗措施，何以谈"若不差"？

【注】尾台氏曰：按此章意义不明，必有脱误，不可强解。

是本条有脱文明矣，然《医宗金鉴》云：身体疼痛之下，当有下利清谷四字，方合当温其里。观太阳篇云伤寒医下之，续得下利清谷不止，身疼痛者，急当救里，宜四逆汤。此虽未下，但脉反沉，故知里寒，必是脱简。

又柯氏曰：此太阳表证，得少阴里脉也，宜以麻黄附子细辛汤发之。若不差，而下利清谷，即有身体疼痛之表未解，亦不可更汗，当温其里，宜四逆汤。

由此观之，则本条当是病发热头痛，脉反沉，与麻黄附子细辛汤。若不差，身体疼痛，下利清谷，当救其里，宜四逆汤也。

评：注文的两个亮点值得点赞！其一，补充了麻黄附子细辛汤，可谓善读书也！其二，补充了"下利清谷"。若无此证，何谈救里？由此可见，古方学习之不易，但就文献研读而言就已经耗费了后学者的大量精力。

自利不渴者，属太阴，以其脏有寒故也。当温之，宜服四逆辈。《伤寒论》

评:《古本康平伤寒论》本条作:"大阴病，脉浮者，少可发汗，宜桂枝汤。自利不渴者，属大阴，其脏有寒故也，当温之。""宜服四逆辈"作为嵌注出现。此条单纯的"自利不渴"，恐未到用四逆的程度，理中汤似乎更合适。

【注】张兼善曰:经言辈字者，谓同类之药性，有轻重优劣之不同耳。

《医宗金鉴》曰:凡自利而渴者，里有热，属阳也。若自利不渴，则为里有寒，属阴也。今自利不渴，则知太阴本脏有寒，故当温之。四逆辈者，指四逆、理中、附子等汤而言也。

评:严格来说，理中汤不属于四逆辈，不是附子剂。四逆辈应该指四逆汤、通脉四逆汤、四逆加人参汤、茯苓四逆汤等。

山田正珍曰:脏字，为泛指脏腑而言，注家以为脾之一脏，非也。厥阴篇云下利欲饮水者，以有热故也，白头翁汤主之。今自利不渴，知其里有寒也。（中略）按自利而渴之一证，间有津液内亡而然者，惟其人小便不利，则属虚寒耳。余尝疗下利烦躁，小便不利者，每用四逆辈，屡收全效。若徒以渴为热，以不渴为寒，则为未尽然也。所谓自利不渴，为有寒者，特语其常耳，至于变证，则未必尽然也。

评:山田氏对自利不渴为有寒的见解很深刻！渴与否，一方面看病人脱水情况如何。一般而言，中度脱水会出现口渴，但重度脱水因病人精神状况不佳，反应不足而无口渴。另一方面看病人代谢状况。如果代谢亢进，可出现口渴；而代谢低下，则口渴感不明显。山田氏完全从临床实际来理解经文，没有拘于条文，死于句下，不愧是临床大家！

求真按：以其脏有寒之寒字，有二义，即一为寒冷之意，一为水毒之义，然水性本寒，故所归则一也。又当温之温字，亦有二义，即一如字义，一为除水毒也，然去之则自温暖矣，故所归亦一也。全文之意：凡自然下利不渴者，属于太阴病也，内脏因有水毒而寒冷，则选用四逆汤类似诸方，以去此毒，而使内脏温暖者，适当之处置也。

评：求真对"寒"与"温"过度解读了！说白了，"寒"，就是消化吸收机能不足，代谢低下。"温"，就用四逆汤之类的温热药刺激消化道，并促进整体代谢。求真引入"水毒"概念，有些画蛇添足了。没有"水毒"也一样能把道理说通，则"水毒"之说便是多余的。

呕而脉弱，小便复利，身有微热，见厥者难治，四逆汤主之。《伤寒论》

【注】山田正珍曰：既云难治，又处以四逆汤，论中断无此例，疑非仲景之言。

评：山田氏有见地！《康平伤寒论评注》将本条列为追文。

● **薏苡附子败酱散之注释**

肠痈之为病，其身甲错，腹皮急，按之濡，如肿状，腹无积聚，身无热，脉数，此为肠内有痈脓，薏苡附子败酱散主之。《金匮要略》

【注】其身甲错者，谓肠痈病者之皮肤，尤其是腹皮，如鱼鳞也。腹皮急者，其腹皮虽挛急，然按之则软，如浮肿状，且腹内无凝结物，其挛急度极微弱也。身无热，脉数者，凡数脉为有热之候，此证无热而现脉数，故曰身无热脉数，而示其为阴证也。此为肠内有痈脓者，凡有以上诸证者，谓肠内有化脓证也。

评：此条所述为慢性腹腔脓肿，此痈脓恐非在肠内。经过急性期的消耗，患者出现营养不良的表现，"其身甲错"即是皮肤营养不济的结果。"身无热，脉数"，是病灶之毒素刺激，使得心率加快，但因体力衰惫，产热尚不足以导致机体发热。

● 先辈之论说治验

鹤台先生《腹证图录》本方条曰：如图，腹胀，似属胀满，其身甲错，腹皮急，按之濡，此证间有之，若方证不相对，即经年亦不治。一妇人二十七岁许，患此证已三年，诸医术尽。后请余治，乃往诊之。腹满，身重如孕，虽不敢卧，然心烦而不能步行。余因术未熟，故见腹坚满，误以大承气汤攻之，无效。因转与大柴胡，凡半年，亦无效。病家忧然谓余曰：足下常以古医道自负，而治吾妇病如此，其无效将如何？余闻之，愧言行不能一致，于是告师霍先生。先生乃往诊察，责余曰：汝术未娴，故后有病者乞治，必须告我。今此腹证大误，汝犹不知，投以峻剂，使病者受苦，至不仁也。夫大承气汤之腹证，坚满按之有力，且腹底有抵抗。又大柴胡汤证，胸胁苦满，腹实，少有拘挛。今病者虽腹满，按之濡，且腹底无力，身甲错，腹皮急，此即薏苡附子败酱散之正证也。而汝所投之药方，孟浪甚矣。余惶恐谢过，慎与薏苡附子败酱散，不满二旬而愈。呜呼！先生之腹诊术，可谓微妙矣。于是诊察病者，必告先生，朝夕受教。自东洞先生复古后，霍先生娴其术，以传于余，可谓大幸矣。后治此病八九人，咸得速效。后有人以余称古方家，来舍多以古书试余，然不才惟学《伤寒论》耳，因侮余甚。一日，问余曰：鹅掌风，何以治之？答曰：余未知名鹅掌风者。因问其故，曰手足皮痒，俗称水虫者。余曰：虽言其外状，然须按其腹证，方可言方药。其人许诺，且云：我治此证，百发百中也，足下不知，可传之。翌日，引病人来，余乃候其腹，曰薏苡附子败酱散证也。其人大叹息曰：我之奇方即此也。世医知者鲜，初诣足下时，疑为大言者，今知误矣。后属余门下，问医事，颇努力。

评：这是一篇非常有趣的医话！通篇以薏苡附子败酱散为线索贯穿了三个人的两段故事。就文章的结构而言，大致包含了两个元素。一是技术层面的，即薏苡附子败酱散与大柴胡汤、大承气汤在腹证上的鉴别诊断，以及薏苡附子败酱散治疗鹅掌风的经验。二是情节层面的，即鹤台先生从医之路的传奇。师从霍先生的幸运，以及戏剧般的收徒经历。"一个线索"+"两个元素"，成就了本文的较高趣味性。本文也是我读"先辈之治验"印象最深的部分。如今，这种师徒关系，世间难得几回闻了。

● 芎归胶艾汤之注释

师曰：妇人有漏下者，有半产后因续下血都不绝者，有妊娠下血者。假令妊娠腹中痛，为胞阻，胶艾汤主之。《金匮要略》

【注】尾台氏著《类聚方广义》本方条曰：此条当做四段读，

曰漏下也，曰半产后续下血不绝也，曰妊娠下血也，曰妊娠腹中痛也。《金鉴》曰：胞阻者，胞中气血不和，阻其化育也。

然则本方为主治子宫出血之颇甚者，流产后恶露虽尽、尚续子宫出血不止者，妊娠中子宫出血者，妊娠中腹内疼痛者。胞阻者，子宫内有阻碍也。

评：本方不是子宫出血之专剂。《金匮要略》放于妇人妊娠篇，恐以妊娠下血为主治目标，所主或是先兆流产。

● 芎归胶艾汤之腹证

因方中有芍药、甘草，腹诊上虽认为腹直肌挛急，然与由于其他原因者不同。若因于瘀血者，则其挛急限于左侧，故虽似于桂枝茯苓丸证，然不如彼有桂枝，故无上冲之候；无茯苓，故无心悸，心下悸，肉𥉉筋惕证。又与彼有桃仁、牡丹皮异，而含有芎䓖、当归、艾叶，故彼治比较的实证性瘀血，而此主阴虚性瘀血也；故腹部之实状不如彼，一般软弱无力也，脐下虽有瘀血块，亦软弱微小也。虽然，因有地黄，则烦热著，且有脐下不仁证；有阿胶，为治脱血颇有力也。

评："而此主阴虚性瘀血也"，此言不当！本方所主并非瘀血。"因有地黄，则烦热著，且有脐下不仁证"，地黄证可有烦热，未必有脐下不仁。求真将八味丸的腹证等同于地黄证了。

● 当归芍药散之腹证

仲景不过示本方宜用于妇人之腹痛，然本方用途不如是少也。

苟有腹证，不论男女老少一切之病证，皆可用之，实一日不可缺之要方也。余由经验归纳之，本方类似芎归胶艾汤，其主治亦相似。所异者，彼有当归、川芎之外，因有地黄、阿胶、艾叶，故止血作用颇有力，此仅有当归、芎䓖，其作用比较的微弱也。然反于彼而含茯苓、术、泽泻，故有治冒眩、心悸、心下悸、肉眴筋惕、小便不利之特能，是以本方能奏效于脑、神经、肌肉、心、肾、子宫等疾患也，腹证亦相酷似。然此证本因水毒停蓄，故腹部稍软弱而胃内必有停水，且他体部亦得认为停水之候，此其别也。

评： 汤本求真是活用古方的大师，当归芍药散也是他使用频率较高的方剂，尤其是与柴胡剂合方较多。本方是由血分药与水分药组成，是适应范围颇广的普治方。其腹证除了"腹部稍软弱而胃内必有停水"之外，有无包块、有无局限性压痛及反跳痛、腹痛发作时腹直肌是否拘急、按压腹部时是否牵涉腰背部疼痛等等，也应该是讨论的内容。遗憾的是作为"腹证"的部分没有深入探讨。

● 先辈之论说治验

《续建殊录》曰：某人患腹痛，来谒先生。自手按其腹，良久，曰：余得斯疾，医索四方，吐下、针灸，无不极尽其术，然百治无效，迁延七年矣，今请公赐诊，虽死无怨。先生诊之，自脐旁至胸下，挛急疼痛，日夜无间，乃与当归芍药散。三日，沉疴顿去。

求真按： 吾国用此方，殆自南涯氏始。余用之者，亦氏治验之赐也。

评： "自手按其腹"，可知为虚性腹痛，喜按压。"自脐旁至胸下，挛急疼痛"，此为腹直肌拘急。"迁延七年"之痼疾，"三日，沉疴顿去"的结论欠严谨。至少要随访观察一段时间才能确定治愈。治验录的价值在于推介经验和启迪读者思路，不是追求奇效的轰动效应。笔者反对那种带有广告特点的疗效描述，诸如"效如桴鼓""覆杯即愈"之类的语言。医学需要的是真实的白描，不是带有文学色彩的渲染。

● 黄土汤之注释

下血，先便后血，此远血也，黄土汤主之。亦主吐血、衄血。《金匮要略》

【注】消化器或泌尿器之出血，先有大小便，而后出血者，为由深部之出血，以本方为主治也。然出血不问自深部或浅部，若存下记之腹证，皆可用之。余尝用本方，治痔出血也。治吐血、衄血、血尿、子宫出血，亦然。

评："远血"之"远"，应该是相对于肛门而言的。所谓的"远血"，恐是来自于上消化道的出血，其色当深暗，或为柏油样便。"亦主吐血"，也佐证本方主上消化道出血。此处"吐血"包括呕血及咯血。若为上消化道出血，其出血量多时可表现为呕血，同时一部分未呕出的血液进入下消化道形成便血，即经文所说的"远血"。

● 黄土汤之腹证

本方证，因里虚而阴阳相半，故腹部软弱无力。心脏及腹部大动脉虽虚悸（黄土证），心下虽痞满（黄芩证），然脐下不仁而无力（地黄、附子证），外表则烦热、恶寒，或烦热（地黄证）与恶寒（附子证）交互，四肢，殊以手掌足跖烦热厥冷交代，尿利减少（地黄、术、附子证），泻下颇易，殆常现诸种之出血（地黄、阿胶、黄芩、黄土证），概在诸病之经过中，或出血持久后致成此证者，故一般有贫血衰弱之候，脉亦准之多沉弱也。

评：求真采用以药测证的方法来探讨黄土汤证，其中存在"一药多证"的弊端。如黄芩在本方到底是止血还是主心下痞满？笔者认为应该是止血！配黄连才是针对心下痞满。对于黄土汤来说，心下痞满不是必备症状。地黄到底是除烦热还是止血？虽然三物黄芩汤主治手足烦热，但去掉苦参，又加了更多药物的黄土汤，所用地黄不该是针对手足烦热。对于"药""证"之间的关系缺乏严谨的界定，这是美中不足之处。

求真说"本方证，因里虚而阴阳相半"，这个表述笔者理解如下：长期出血导致体质衰弱，代谢低下，产热不足出现恶寒而表现为阴证。于是不得不着眼于宏观层面用附子来振奋生理机能。但出血部位却呈现充血状态，不得不用地黄、黄芩以抑制之，用阿胶、黄土收敛之。换言之，阴证是整体层面的，阳证是局部微观的。另外，求真认为本方证脉多沉弱，但浅田宗伯认为当以脉紧为用此方之目的。笔者侧重于浅田宗伯的观点。如果脉沉弱，似乎更应该选用柏叶汤。脉紧，"盖紧者，不散也，其广有界限而脉与肉划然分明之谓也。"（《脉学辑要》）脉紧，提示小血管高度收缩，可能是失血的代偿反应。脉紧，传达的信息是出血量比较大，来势急迫。脉沉弱，其出血之势则逊之。不是用附子都要见到脉沉弱的，大黄附子汤证其脉紧弦而非沉弱。求真认为脉沉弱可能是来自对附子的认识误区。

少阴病篇

少阴病之注释

少阴之为病，脉微细，但欲寐也。《伤寒论》

【注】山田正珍曰：但字之下，脱恶寒二字，宜补之。因原文所说但者，示无他事之辞也，如但头汗出，余无汗、不恶寒但热，及温疟身无寒但热等语可见。少阴病岂得以但欲寐之一证尽之乎？若以但欲寐为少阴病，则所谓太阳病十日已去，脉微细而嗜卧者，亦名少阴病耶？其为缺文也明矣。但恶寒者，所谓无热恶寒者是也。故麻黄附子细辛汤条云少阴病，始得之，反发热。通脉四逆汤条云少阴病，反不恶寒。可见无热恶寒，乃少阴之本证也。凡外邪之中人也，其人属实热者，则发为太阳；其人属虚寒者，则发为少阴。寒热虽不同，然均是外感之初证耳。故太阳篇辨之云：发热恶寒者，发于阳也；无热恶寒者，发于阴也。此二发字是示其初证也。今邪从虚寒之化，故其脉微细，但恶寒而欲寐也，与麻黄附子甘草汤，微发其汗也（求真按：山田氏谓麻黄附子甘草汤者，云少阴病有表证之处也，非谓治少阴病之全体也，不可误之）。

上说甚是，本条宜作少阴之为病，脉微细，但恶寒欲寐也。故假令一切之病证，苟有此证候时，皆宜作少阴病而施治之。以下所载诸方，亦不外此义，然其证剧者，不无兼发厥阴病，不可忘之。

评：补充"恶寒"似乎有道理，但有些论据还站不住脚。比如，"脉微细而嗜卧者"的"嗜卧"≠欲寐。嗜卧可以因为疲惫而希望躺着，未必想睡觉；欲寐应当是现代医学所说的"嗜睡"，患者处于持续的睡眠状态，可以被唤醒，但刺激去除后又很快入睡。嗜卧与欲寐在同一本书中不可能是同一个意思。另外，一个但欲寐的病人一般不会诉说恶寒的，有着强烈恶寒感觉的病人通常不大会入睡的。

作为提纲证，应该具有鲜明特征。少阴病提纲证任务是强调循环不良及精神不佳。"恶寒"的加入又让人陡生与太阳病混淆鉴别之感，显得节外生枝了。

少阴病，欲吐不吐，心烦，但欲寐五六日，自利而渴者，属少阴也。虚，故引水自救。若小便色白者，少阴病形悉具。小便色白者，以下焦虚有寒，不能制水，故令色白也。《伤寒论》

【注】本条似非仲景之正文，然能示少阴病之病形，故列之。凡阴病者，为新陈代谢机能之沉衰，若此病渐达高度时，更使其机能衰减，因使尿中少固形成分，故尿中清白也。

评：《古本康平伤寒论》本条为："少阴病，欲吐不吐，心烦，但欲寐五六日，自利而渴者，虚，故引水自救。若小便色白者，少阴病形悉具。""属少阴也"为傍注，"小便色白者，以下焦虚，有寒，不能制水，故令色白也"为嵌注。《康平伤寒论评注》将本条列为准原文。求真质疑本条似非仲景之正文，是有道理的。影响尿液颜色的主要物质为尿色素、尿胆原、尿胆素等。当这些物质因机体代谢低下而生成减少时，则可表现为"小便色白"。

● 附子汤之注释

少阴病，得之一二日，口中和，背恶寒者，当灸之，附子汤主之。《伤寒论》

【注】《医宗金鉴》曰：背恶寒者，为阴阳俱有证。如阳明病，无大热，口燥渴，心烦，背微恶寒者，乃白虎加人参汤证也。今少阴病，但欲寐，得之二三日，口中不燥而和，其背恶寒者，乃少阴阳虚之背恶寒，而非阳明热蒸之背恶寒也，故当灸之，更主以附子汤也。

魏荔彤曰：少阴病三字中，含有脉沉细而微，与但欲寐之见证，却不发热，只该背恶寒，此为少阴里证之确据也。全篇亦视此句为标的。

求真按：二说虽俱是，然口中和者，是味觉与平常无异也，宜附加之。

评:《古本康平伤寒论》本条无"当灸之"三字。如果灸之有效，何必再用附子汤？反之，如果附子汤有效，灸之何尝不是画蛇添足？再者说，古方医学是汤液方药的医学，不该涉及针灸内容。

厥阴病篇

● 厥阴病之注释

厥阴之为病，消渴，气上撞心，心中疼热，饥而不欲食，食则吐蛔。下之，利不止。《伤寒论》

【注】厥阴病者，吉益南涯曰：厥者，谓其病之暴迫也。血气暴迫，上攻内位者，谓之厥阴。消渴，气上撞心，心中疼热，饥不能食，此其候也。阳明与厥阴，均是暴急者也，厥起上行，直在内位，外不循气，四肢厥逆，此为阴气暴剧之状，因名曰厥阴。阳明者，阳气明实，故曰阳明，而不曰明阳也。厥阴者，厥而有阴状，故曰厥阴，不曰阴厥也。

吉益赢齐曰：里极，而无实状也。先于表里之位，血气不行，而成厥状。内之血气，不循于外而上迫，极则血气不得止，却反下行，而现下利，致成阳状也。故设厥阴篇，示其极后不实而上迫，有见阳状者。

如上所述，因阴证之极，病毒迫于上半身而及头脑，致现消渴，渴虽饮水，然尿利不增进者，心中疼热等证，且虽感空腹，然不欲饮食，强食时，则吐蛔虫，若误下之，遂致下痢不止也。一言尽之，此因阴虚证而致上热下寒之剧者是也。

评：《古本康平伤寒论》本条作："厥阴之为病，气上撞心，心中疼热，饥而不欲食，食则吐。下之，利不止。""消渴"是"气上撞心"的傍注，而"食则吐"的傍注为"吐蛔"。作为提纲证，应该以特征性症状为要点，而"消渴"，并不是厥阴病所独有，列为提纲证实在不妥。至于"吐蛔"，很明显是后人根据乌梅丸条文添加的。如果以必见"吐蛔"来判断厥阴病，那么，厥阴病实在是太少了。

● 当归四逆汤之先辈之论说治验

清川玄道曰：冻风，俗谓冻疮。《外科正宗》云：冻风者，肌肉寒极，气血不行，肌死之患也。冻风证，诸家有种种之治方，虽未必皆无效，然未闻有神方也。余壮年西游时，访远州见付驿古田玄道翁，翁笃信仲景，著有《伤寒论类辨》，伤寒勿论矣，即其他杂证，皆以《金匮》《伤寒论》为规矩。见翁治冻风，用当归四逆汤，奏速效。余问其所以，翁云:《伤寒论·厥阴篇》不云乎？手足厥寒，脉细欲绝者，当归四逆汤主之。余因大有所得，别后殆将三十余年，于冻风每用此方，必见效。庚辰二年，一妇人年三十许，左足拇指及中指，紫黑溃烂，自踵跗上及脚膝，寒热烦疼，昼夜苦楚，不能寝食。一医误认为脱疽之类证，虽种种施治而无效。因是主人仓皇，邀余治。余诊曰：去年曾患冻风乎？曰：多年有之。余曰：决非脱疽之类，是冻风也，完全误治矣。乃与当归四逆汤，外贴破敌中黄膏等。一月余，痊愈。此为冻风之最重者也，若平常紫斑痒痛者，仅用前方四五帖，效如桴鼓也，可谓神矣。

评：从今天的现代医学角度来看，这个妇人有可能不是冻疮，而侧重于继发于结缔组织疾病的雷诺现象。该病发病年龄大于30

岁，可以是不对称和单侧的严重疼痛发作，以及缺血性损害。本病可能进展到疼痛性手指或足趾的坏疽。

● 茯苓四逆汤之先辈之论说治验

《橘窗书影》曰：一女子患疫八九日，汗大漏，烦躁不得眠，脉虚数，四肢微冷，众医束手。余诊，投以茯苓四逆汤，服一二日，汗止，烦闷去，足微温。

评："服一二日，汗止，烦闷去"，茯苓四逆汤为救急方，如此之久才取效，或许剂量太小。要么，本身就不是危重病。

叁

药物之医治效用部分

● 桂枝之医治效用

《和汉药物考》曰：桂皮（中国产）成分为挥发油（桂皮油）1% 乃至 1.5%，树脂、护谟质、糖质、单宁酸等。

《药物学》曰：挥发油之作用。

挥发油除为一般刺激皮肤作用之外，有多少之防腐作用，且适量内服有健胃之效。对气管有防腐作用，兼能减少分泌，故适用于肺坏疽、化脓性支气管炎等。又能利尿，且对尿有防腐作用，又其二三物质，应用于神经性诸病。

芳香苦味药、纯芳香药及辛辣药。

属于此类药物，皆含有挥发油，故多少具有防腐之作用，得窜入于皮肤、黏膜等组织内，故有局部刺激作用，外用则起灼热、充血之感觉。若长用此剧烈之物则诱起炎证，发为疼痛之水泡，故含有一定之挥发油之生药，又为有效之皮肤刺激药，而内服之，则刺激胃肠之黏膜，一部为反射，一部以充血之结果，使其机能亢进，且依其香味，亦易于自口鼻之反射，故为健胃药，其效力比苦味药更大，然颇剧烈，若大量内服，每易引起发炎。若经常用，则引起慢性胃病。

评：其健胃作用可用以解释小建中汤、黄连汤、茯苓泽泻汤之用桂。挥发油的充血作用可能是桂枝温性的药理基础。

挥发油对肠之作用，能亢进其机能，促进其蠕动。是以含有挥发油之药物可用为驱风药也。若用大量，则引起腹痛、吐泻，且充血及于腹膜，或波及其接近部之脏器。是以此种药物，有时用为通经药，有时则为子宫出血、流产等之原因也。

评："挥发油对肠之作用，能亢进其机能，促进其蠕动。"此言不虚。笔者曾用桂皮煮排骨，食后排气频多。后世方之芍药汤、圣术煎等含有桂之处方，其用桂的治疗机制或许与此有关。大剂量引起腹腔脏器的充血，据此，是否可以理解桂枝大剂量的平冲作用？即桂增加了身体下部的充血，从而缓解了上部的充血。桃核承气汤、桂枝茯苓丸、温经汤等用桂枝，或许与盆腔充血有关。

挥发油于通常量，虽不可谓有吸收作用。然其一部自肺排泄，容易咯痰，故应用于支气管疾患；又其一部与糖碳基酸结合而出于尿中，呈利尿作用，但用大量则刺激肾脏发为蛋白尿等。

评：此段前半部分有助于理解小青龙汤用桂枝，后半部分有助于理解五苓散的利尿之妙。其一，用桂不入煎剂，避免了挥发油的丢失；其二，用桂量最小，避免了大量刺激肾脏发为蛋白尿。

由《肘后百一方》至《和兰药镜》所说，知桂枝有发汗、解热及止汗作用，镇静、镇痉、镇痛作用，兴奋、强心、强壮作用，祛痰作用，健胃、驱风作用，疏通瘀血，通经，催产及下胎盘、死胎之作用，利尿作用，矫味、矫臭作用，于《和汉药物考》则桂枝之主要成分，因含有桂皮油及挥发油，故《药物学》所载挥发油之医治效用，可谓即桂枝之医治效用也。是则桂枝有防腐、刺激皮肤、镇静、镇痉、健胃、驱风、通经、祛痰、利尿诸作用也明矣。兹可谓以科学证明旧学说之少分，又仲景之所以多用桂枝，亦可谓略得阐明矣。

评：桂枝在古方医学中使用频率非常高，可知其功效也颇多。概括起来，主要还是作用于心血管系统及胃、肠、子宫等诸多平滑肌。此段所述,显然比邹润安的"曰和营、曰通阳、曰利水、曰下气、曰行瘀、曰补中"更全面,更清晰。

虽然,于临床上皮肤松粗而弛缓,且易自汗者之体质,与上冲证为主目的,上记诸说为副目的,而应用桂枝可也。今更参照下说。

评:此说欠妥!麻黄汤及大青龙汤用桂枝,是"易自汗者之体质"吗?笔者认为桂枝就像一个多面体,根据不同的配伍展现相应的作用。离开具体的配伍与所治的病症谈论桂枝的作用只能是踏空蹈虚的文字游戏。

《药征》曰:桂枝主治上冲也,兼治奔豚、头痛、发热、恶风、汗出、身痛也。

《气血水药征》中桂枝条曰:(上略)是皆冲气之证也。在表则为头痛,为恶寒,为疼痛;在里则为悸,为上冲。(中略)若小便不利,则有桂枝;若自利,则无桂枝也。

评:《气血水药征》较之《药征》有所发挥与细分。"若小便不利,则有桂枝;若自利,则无桂枝也。"此语不严谨!小便利与不利,背后因素很多,与用桂之间不存在简单的对应关系。"饮一斗小便亦一斗",难道不是小便自利吗?所用的肾气丸即用桂枝啊!

很显然,东洞父子所做的这项工作旨在寻求药物与症状之间的一一对应关系。笔者早年对吉益东洞的《药征》也是非常钦佩与着迷,但后来发现东洞所为更像是在兴趣引导下的"古方解剖"游戏。当然,东洞自己未必觉察到这些。如果把方剂比作化合物,那么,每一味药物就是具体的化学元素。把氯化钠电离分解为钠离子与氯离子，这是化学家的工作，但对于研究食盐的用途又能提供多大帮助？古方是以方为用药单位的，以综合征为着眼点的。是"药群"对付"症候群"，不是单味药对付单个症状。这可能是《药征》的不足之处。不过，换一个角度来看，东洞毕竟开拓了一条客观的、规范化的研究途径，虽有不足也瑕不掩瑜。

● 芍药之医治效用

东洞翁历观仲景之芍药去加诸方而归纳之曰：芍药者，为主治结实而拘挛也，兼治腹痛、头痛、身体不仁、腹满、咳逆、下利、肿脓也。此言信而有征，欲解说之，则用芍药之目的为肌肉之触诊上，有凝结充实之感觉而挛急也。故腹痛、头痛、身体不仁、疼痛、咳逆、下利、肿脓，悉得治之。而诊其结实拘挛在于腹直肌，既述于上，是本药之应用原则，尽于翁之所说矣。然关于其枝叶之知识，亦有时而需要之，今揭之于下。

评：芍药以骨骼肌痉挛为主治，其中以腹直肌为诊察代表。然"咳逆、下利"涉及支气管平滑肌及肠道平滑肌，其痉挛非目之所见手之所及。所主"腹痛"当为内脏平滑肌痉挛，所主"脚挛急"乃腓肠肌痉挛，所主头痛或为神经痛。因此，芍药主治疼痛的范围涉及骨骼肌、平滑肌及神经等组织。

《和兰药镜》曰：芍药，【试效】用根。生根，微有麻醉催眠质之臭气；干者，其臭消而为微甘苦，收敛也。为镇痉止痛药之一。自神思感动而发之痉挛、搐搦诸证，神经诸肌之挛急，头旋，眩晕，痫证，睡魇，小儿痫瘛，子宫冲逆痛，痛风等，有良效。

评:"头旋,眩晕,痫证,睡魇,小儿痫瘛",此等病症恐非芍药所长。"头旋,眩晕",古方用白术、防风较多;"痫证,睡魇",龙骨、牡蛎优于芍药;"小儿痫瘛",若为热惊厥所致,大多历时短暂,通常不超过1分钟,90%在5分钟内自行缓解。等到药煎好了,抽搐也停止了。

● 芍药应用上之注意

芍药为一种收敛药,如欲发汗、祛痰、泻下、利尿诸作用,以不用此药物为宜,故于一种止汗药之桂枝汤中有芍药,而为猛发汗剂之麻黄汤、大青龙汤中则无之;为镇咳剂之小青龙汤中有芍药,而祛痰剂之桔梗汤、排脓汤中则无之;止泻剂之桂枝汤、桂枝加芍药汤、黄芩汤中有芍药,而大泻下剂之小承气汤、大承气汤、大黄牡丹皮汤中则无之;利尿剂之越婢加术汤、五苓散、猪苓汤中亦无之也。夫以是项单纯之理由,固不足以规律全体,然用芍药为配合剂者,于此点不可不深加注意也。

评:汤本求真从方剂功用的角度来推测芍药的使用规律,这也是药证研究的不错手段,可以看作是对从条文途径研究的有力补充。把芍药看作"一种收敛药",不如看成缓急药与滋补津液药的合体。以今观之,骨骼肌、平滑肌痉挛以及汗出过多的体液不足是使用芍药的最多场合。

● 大枣之医治效用

东洞翁曰:大枣主治挛引强急也,兼治咳嗽、奔豚、烦躁、身疼、胁痛、腹中痛。此说颇有卓见，兹详解之且补其不备。大枣之主治挛引强急者，虽同于芍药，但芍药适应于肌肉拘挛而为凝结充实之触觉，而大枣则适应于肌肉知觉过敏，且牵引痛甚，故大枣兼有利水作用也。此所以有水毒而禁忌芍药时而反适用大枣也，即于十枣汤、葶苈大枣泻肺汤、越婢加术汤、麻黄连轺赤小豆汤等之驱水剂亦用之也。

评：汤本求真说大枣兼有利水作用，依据是大枣于逐水剂用之。事实上，方剂的配伍有相互协同的合力配伍，也有纠偏防弊的弥补式配伍。大枣与甘遂、大戟、芫花、葶苈子等逐水药配伍就属于后者。大枣不是加强他们的逐水作用，而是为防止逐水同时带来的弊端。大量逐水会导致津液不足，而大枣则有"补少气少津，身中不足"（《神农本草经》）的功效，是比较合适的配伍搭档。笔者推测制方者一开始用逐水剂也是单一使用的，发现逐水剂引发病人的诸多不适反应，偶然又发现食用大枣能够缓解这些不适。于是，便把大枣配伍进去，发现不适反应明显减少了，几经比较验证，最终就形成了固定的配伍组合。

山田业广氏曰：用多量之大枣，如仲景之炙甘草汤、橘皮竹茹汤等用三十枚，当归四逆汤用二十五枚。年少之时，不能玩索其精义，漫觉此三方用多量之大枣，以后世方每于方后加姜、枣引为怪。迨年长，始能领会大枣之所长于本草养脾平胃气。成无己注中以甘缓之等义，虽任何人亦能知之。但补心气，与成氏之十枣汤注中云大枣之甘益土胜水云云，则心知其意者鲜。如甘麦大枣汤之大枣，即补心脾；苓桂甘枣汤之大枣，有逐水之功也。

评："补心气"也好，"补心脾"也罢，都体现了用大枣以

"补"制方思路，可以认为大枣是古方医学的补药代表。30枚、25枚、12枚……不同的剂量体现了"补"的不同力度。以今天的研究成果来看，大枣入煎剂主要是提供葡萄糖，为人体补充代谢所必需的能量。这可能是大枣补性的基础。

● 甘草之医治效用

甘草与大枣俱为缓和药之代表，故有缓解组织之作用，尤以因肌肉之急剧紧缩所发疼痛，及其他诸般急迫症状为宜。比之大枣，其缓和作用则胜之，然治牵引痛及利水之能力则不及也。于腹证上彼此大同小异，东洞翁曰：甘草主治急迫也，故治里急、急痛、挛急而兼治厥冷、烦躁、冲逆等诸般急迫之毒也。又曰：仲景之用甘草也，其急迫若剧则用甘草亦多，不剧则少。由此观之，则甘草之治急迫也明矣。古语曰：病者苦急，急食甘以缓之。洵当服膺之言也。然此语失于简约，初学者不易通晓，故以前辈所说扩充之。

评：甘草与大枣的区别大致有两个方面，一是甘草具有"保水"作用，大凡汗、吐、下脱水者用甘草。而大枣则含有糖分等营养物质，其补充热量非甘草所及。二是甘草的配伍相当广泛，几乎就是"百搭"，而大枣的配伍相对较窄。二者合用主要体现在补津液，也起到一定的矫味作用。

《飱庭家秘说》曰：只知甘草有缓急迫之能者，此大谬也。以不仅甘草，但食之味甘者，其效能虽有多少厚薄之不同，然俱能缓急迫，如人参、阿胶、大枣等之类亦有缓急迫之功能也。甘草俗医有用梢末者，毕竟亦有缓急迫之效也。古方中炙甘草汤、芍药甘草汤、建中汤、甘草粉蜜汤、茯苓甘草汤、甘草泻心汤之类，若不倍加甘草则宜知其均为无效之方。其中甘草大黄汤等合大黄之下、甘草之缓，而其证早解。甘草粉蜜汤等之切痛，亦以甘草之以甘缓，故有效也。此外如建中汤有饴，亦以饴之甘缓其急痛，故亦有效也。由此等配剂，甘草有缓急迫之效能，当切心体会而用之也可。

评："只知甘草有缓急迫之能者，此大谬也。"此言极是！不能把甘草之用定格在"缓急迫"上，那样会陷入惰性思维。其一，容易将"急迫"概念扩大化，走向失去内涵的肆意发挥；其二，容易满足于症状层面的表象，不再对"急迫"背后原因的探讨，以及对"缓急迫"的深入认识。吉益东洞是"急迫"论的始作俑者，但却没有给"急迫"以明确的内涵界定。

一人患大便秘结，用一切之通下药不能治，因用大黄甘草汤，以倍加甘草，则大便畅通。此处亦以大黄通气，以甘草缓肛门之急迫，因而大便畅通也。其后考知此理，凡秘结之证，倍加甘草而得屡效。

评："缓肛门之急迫"，用芍药甘草汤更优于大黄甘草汤。单用大黄恐引发肠管剧烈之痉挛，故加用甘草以缓解之，此或许为制方者之初衷。

予治一小儿，其证足不舒，用芍药甘草汤五六帖而足舒。此因以甘草之甘，而缓其筋急之故也。以上之经验，可知皆由缓急迫之功能而著其效也。

评：芍药的缓急作用也不能忽视。

如上说，则可移黏滑药之医治效用，而为甘草之医治效用。此森岛氏之所论，以科学的立证说明东洞翁学说之一部，吾人得益不鲜。然甘草之应用仅止于皮肤、口腔、咽喉、支气管、肠疾病等，未及于他体部之病证，实不备也。

评：甘草是古方中使用频率最高的药物，也是没有自身特色的药物。胡适被称为文化界的"甘草"，他博而不精，涉猎的领域非常广泛，涵盖哲学、文学、历史、考古、政治等诸多方面，唯独没有自己精深研究的专著。甘草的最大优点就是和绝大多数药物都能合得来，配伍的范围非常广泛，可谓中药里的"胡适"。对此，临床上不妨采用"负面清单"制度来使用之，明确哪些情况不能用甘草即可。比如，甘草有水钠潴留的副作用，因此，水肿性疾病应该列入其中。至于其他方面，读者不妨自己总结。

● 生姜之医治效用

生姜为矫味药则等于桂枝、大枣、甘草，至于其他之作用，则大异其趣。主治由水毒之上逆而咳嗽、呃逆、恶心、呕吐等证，由本药之应用，水毒以之下降，以此药兼有利尿作用，得排除于体外，故胃内之停水自然消失，使食欲亢进，且本药之健胃作用不但此也，其主要成分之挥发油，于胃黏膜刺激作用，亦大有力焉。故本药有下降水毒、利尿、黏膜刺激之作用，如欲达镇咳、镇呕，及其他之目的状况，始可用之。若胃内不独毫无水气，反因高热持久，体内外俱甚干燥，而欲速使湿润时，则宜禁忌也。

仲景于大热病之治剂，如白虎汤、白虎加人参汤、白虎加桂枝汤、
调胃承气汤、大承气汤等不用之者，盖有故矣。

评：生姜在古方中的应用大致体现在止呕、镇痛、协助发汗、
矫味等方面。止呕，可能是通过对胃黏膜以良性刺激来实现，有
用于感冒、舟车运动及妊娠中出现的呕吐。镇痛，对于关节肿痛
古方多用生姜。协助发汗，多配合麻黄、桂枝以促进发汗，可能
与其促进血液循环有关。大热病原本就血液循环亢进，用生姜自
然不妥。另外，所谓"水毒之上逆"，类似于迷走神经兴奋，呼吸
道及消化道腺体分泌亢进的病理状态。

● 栝楼根之医治效用

本药因虚热，脏器组织枯燥之结果，而于外表发轻微强直性
痉挛，于里现口燥、口渴及其他之症状，故本药之解热止渴作用
类乎石膏。然石膏多用于实热，其渴极剧烈而有烦渴欲引饮、饮
水数升之状，然本药主用于虚热，其渴大概不剧，虽嗜水而无烦
渴引饮之情。又本药主治虚热，止渴镇咳作用似乎麦门冬，然麦
门冬之治虚热，以镇咳作用为主，止渴作用为客；本药之治虚热，
以止渴作用为主，以镇咳作用为客也。又本药之治虚热止渴作用
类似地黄，然地黄之治烦热，以治血作用为主，而以止渴作用为
客也；本药但治虚热而不能治烦热，又不能治血证，而止渴作用
为强。是以本药少与石膏为伍而多与麦门冬、地黄合用也。又石
膏主用于肺结核之初期、中期，绝少用于末期者，而本药与麦门
冬、地黄则少用于其初期，而多用于中期以后也。

评：这一段论述值得点赞！中药的疗效定位需要借助参照物，通过与其他功效相类似的药物进行比较，才能发现细微的区别。上述的比较就是非常好的举例。通过与石膏、麦门冬、地黄的同中求异进行比较，从不同的侧面对栝楼根进行"画像"，综合起来就是栝楼根的"真面目"。药物的可贵之处在于"特能"，即"人无我有"的功效。在同质中寻找差异，是药物比较的任务所在。对此，汤本求真做出了很好的示范。

● 黄芪之医治效用

本药之作用，予虽未知悉，然涉猎群籍而揣摩之，则此药主治身体虚弱，皮肤营养不良而水毒停滞于皮肤及皮下组织内之一种强壮性止汗利尿药。

评：黄芪的强壮功用推测与促进肝脏合成蛋白质有关。肝脏合成的蛋白质包括白蛋白与球蛋白。提升血浆白蛋白水平以升高血浆胶体渗透压，从而达到缓解水肿的目的，而并非黄芪本身有利尿作用。古书言黄芪"长肉"，也是促进肌肉蛋白合成的结果。"长肉"也表现为促进疮疡愈合。至于黄芪预防虚人感冒，推测为促进肝脏合成球蛋白以增加呼吸道抗体数量的结果。

《药征》曰：黄芪主治肌表之水也，故能治黄汗、盗汗、皮水，兼治身体肿或不仁。

评："肌表之水"言之浮泛。急性肾炎的水肿也是水在肌表，未必适合黄芪。换言之，低蛋白水肿之胸水、腹水，水液停居体腔而非肌表，也照样可以用黄芪治疗。

● 人参之医治效用

人参以治胃衰弱痞硬，由于新陈代谢机能之减衰为主目的，与续发之食欲不振、恶心呕吐、消化不良、下利等之症状为副目的而用之。反之，则必有害而无效也。故假令虽有胃衰弱之征，然无心下痞硬者，则不宜用本药。虽有心下痞硬，若非此机能减衰之候，亦不宜用本药。例如柴胡桂枝干姜汤证，虽屡呈胃衰弱，胃内停水，然心下不痞硬，故不用本药。大柴胡汤证虽有心下痞硬，然此痞硬系实证，且是证之总因为新陈代谢机能之亢进，故亦不用本药也。又附子之证为此机能极度减衰，故颇类似于本药证，但无心下痞硬，故分别之不难。由此观之，人参者，为振起复兴新陈代谢机能之衰减，但不如附子之作用猛剧，故此药虽用于机能亢进之阳证，亦有利而无害也。此少阳之原方小柴胡汤中所以亦用本药也。以是可知二药之别矣。

评：概括一下，人参证 = 全身代谢机能减衰 + 消化力弱 + 心下痞硬。关于人参与附子之比较，还有补充的余地。如果把代谢机能比作马，则代谢衰减则是马力不足。个中原因不外两条，一是马儿偷懒，二是马儿疲劳、饥饿。人参之于代谢，犹如为马儿增加草料，补充代谢所需之物质；附子之于代谢，如以马鞭督打促其速行。前者适于病马，后者适于懒马。因代谢亢进消耗过多，同时饮食减少，营养不能及时补充者，人参以补充之；代谢减弱，机能处于沉衰境界，营养之缺乏不是主要矛盾时，附子以振奋之。人参侧重于补物质的"阴"，附子侧重于振奋机能的"阳"。

求真按：云肠胃中冷，曰冷气逆上，云阳气不足者，即为新陈代谢机能衰减之候，治之以人参，理所当然也。安精神，定魂魄，止惊悸者，为此药治胃性神经证之左证也。又通血脉者，为此药鼓舞新陈代谢机能衰减之结果；而破坚者，即谓此药之治心下痞硬作用也。又此药之治吐血、嗽血、下血、血淋、血崩者，为前机能衰减过久，因而血管弛弛，不能制止血液之渗漏，而以限制此类之出血，可知非为纯粹之止血药也。

评：由此可见，古人对药物作用的认识不够严谨，许多是从治疗结果来判断，没有从治疗机理来定论。个中原因与古人缺乏逻辑思维有关。

《药征》曰：人参主治心下痞坚、痞硬、支结，兼治不食、呕吐、喜唾、心痛、腹痛、烦悸。

评：《药征》是从《伤寒论》《金匮要略》里的处方归纳出来的用药规律。我曾一度热衷于《药征》的叙述简洁与考证严谨，后来发现《药征》所载的都是孤立的症状，没有对症状出现的背景进行深入的探索，只满足于表象的层面，到头来还是不知道什么情况下最应该使用该药。笔者的感觉是：古方就像一辆自行车，到了吉益东洞手中被拆成了一个个零件。东洞饶有兴味地介绍每一个"零件"的用途，但我们听完了还是不会"骑自行车"。《药征》就是一本"零件"说明书。比如，人参主治"心下痞硬"，是不是所有的"心下痞硬"都可以使用人参？其人在精神状态、营养状况、体型体质、疾病类型等具体方面又有什么特点？东洞并没有给出明确的答案。就《药征》而言，东洞不是一个好的"自行车"教练，而是一个出色的拆"车"工。

● 附子、乌头之医治效用

附子、乌头者，与双鸾菊同属，而主要成分为乌头碱之药物
也。其作用依用量之多少、配合药之如何，而有种种之不同，然
吾人最多使用为少量及中等量。此药物用于阴虚证，即新陈代谢
机能之极度衰沉者，能使之兴奋，则以此机能衰沉之甚者为主要
目的，以仲景论及诸说为副目的而用之可也。若更详论之，凡新
陈代谢机能甚衰沉时，则体温之发生减少，故皮肤寒冷，而恶寒
粟起，至于呼气及粪便等之排泄物，亦带冷气也。又以致心脏衰
弱，脉变微细、沉弱、沉微、沉小、沉迟等，口唇、四肢之末端
郁血厥冷，且四肢之运动神经，因营养不良而引起不全麻痹或全
麻痹，知觉神经由停滞老废物之刺激而发异常感觉或疼痛。又肌
肉亦为营养失调而弛纵，故在外表感四肢倦怠、脱力、腹壁软弱
无力，于里致大便失禁或下利（完谷下利）。又以分解机转减弱而
排泄物之臭气消失，尿变稀薄、透明等，招来其他脏器组织机能
之衰沉。此时若用乌头、附子，若生机不至于完全绝灭，则能兴
奋此等机能。非因此证而用之，则极有害矣。

评："此药物用于阴虚证，即新陈代谢机能之极度衰沉者，能
使之兴奋，则以此机能衰沉之甚者为主要目的。"汉医所说的"阴
虚证"是阴证中之偏虚者，相当于中医学的"阳虚证"。"新陈代
谢衰减之极度衰沉者"定为附子使用的主要目的，此论值得商榷。
若为慢性杂病，似能说得通，但对于外感急病，不能等到"机能
衰沉之甚者"再启用附子，在出现机能衰减苗头时就该截断扭转
了。"又以分解机转减弱而排泄物之臭气消失"，那么，使用附子
后排泄物臭气当恢复。吾友王道平先生曾言，使用附子后病人肛

门排气特臭，停药后臭气减轻，可为一证。"若生机不至于完全绝灭，则能兴奋此等机能。"言外之意，附子也不是万能的。但生机完全灭绝说得很含糊，是指心跳停止吗？还是濒死弥留之际？求真没有给出量化指标。"非因此证而用之，则极有害矣。"此言不当。古方医学用附子不限于回阳救逆，止痛也是重要方面。桂枝附子汤证、甘草附子汤证用附子，但其新陈代谢未必陷入极度沉衰的状态啊。

《证治摘要》曰：门人稻叶节以附子之用法问余。答曰：夫乌、附之性猛烈，用之有瞑眩而愈者，有不瞑眩而愈者，有徒中毒者。乌头桂枝汤条云其知者，如醉状，得吐为中病。又桂枝附子去桂加术汤条云如冒状。此为瞑眩而愈也。又用之其病须臾而增剧，发头痛，眩晕，或身体不仁，或发热、上逆、呕吐等证者，则为中毒也，当速止附子。复问：瞑眩吐者与中毒吐者，何以辨之？答曰：瞑眩吐者，其病愈后吐也。中毒吐者，其病增剧而吐也，是其别也。大凡用附子即愈，心气爽快者，为药证相应也，与疗外科之结毒为动其痼毒而用之者自有径庭。然则附子之症状如何？答曰：仲景云无热恶寒者，又真武汤证曰腹痛下利，附子汤证曰口中和，由是考之，无热恶寒，大便滑或溏，口中和者当以附子为准的。凡大便秘者用之不中，惟冷秘之证用附子而大便通快。此冬节薄衣之人或妇人月经之时，一身冰冷，少腹痛者多有此证，然惟百人中之一人耳。又痛风之一证，用附子非数日不效者，若大便难，则宜兼用大黄剂。又久服附子，有患眼病者，宜速止附子，不然，则致后有失明者，慎诸。

求真按：此说虽未备，然甚切当，学者宜熟读之。

评：此段就附子使用的相关细节进行问答，颇具参考价值。"用之有瞑眩而愈者，有不瞑眩而愈者，有徒中毒者。"所言客观实在！毕竟，疾病轻重不同，剂量大小不同，疗程长短不同，而且煎煮环节火候把握不同，用附子之后的反应也不可能千篇一律。"无热恶寒，大便滑或溏，口中和者当以附子为准的。"所言正是代谢低下的状态。除此之外，脉应沉微、精神萎靡也是重要指征。"又久服附子，有患眼病者，宜速止附子，不然，则致后有失明者。"失明是不是附子中毒的表现？附子有蓄积中毒现象，长期服用尤需警惕。

● 茯苓之医治效用

《药征》曰：茯苓，主治心悸及肉瞤筋惕也，兼治小便不利，头眩烦躁。曰心下悸，曰脐下悸，曰四肢聂聂而动，曰身瞤动，曰头眩，曰烦躁，一是皆悸之类也。小便不利而悸者用茯苓则治，其无悸证者用之亦未见其效。然则悸为茯苓所主治，而小便不利，其兼治也。头眩、烦躁亦然。

《观证辨宜》曰：里水外行而疼痛者，发热汗出，术、苓主之。吐水者，茯苓、泽泻主之。心下痞，（中略）曰头眩，曰小便不利者，水滞而气不行也，茯苓主之。心下悸，曰头眩，曰厥，曰癫眩，是水气上攻之证也，茯苓主之。心下满，曰上冲，曰头眩，曰小便不利，有气逆之证者，茯苓主之。咳，（中略）水在血分而致者，茯苓主之。

本药之作用，虽如前诸说，然由余之实验，本药以利尿之频数或减少，与胃内停水及心悸亢进，或肌肉之间代性痉挛为主目的，而仲景论及前诸说为副目的，其症状不问为神经性与心脏或肾脏原因性，皆佳也。

评：古人限于微观认识的时代性，对药物的认识只能停留在哲学化思考层面。"里水外行"无疑是茯苓主治病症的病机特点。体内水液不能通过小便充分排出，引起的头眩、吐水、心悸、肌肉痉挛等症状。茯苓不是单纯地针对这些具体症状，而是通过利小便排出多余水分，间接地缓解这些症状。东洞说悸为茯苓所主治，而小便不利是其兼治，还停留在现象认识的表层。假如是心脏疾病引起心悸与小便不利同时存在，用茯苓后小便增多，心悸也同时缓解，试问何来什么主治与兼治之分？说到底，古方医学用茯苓主要目的一是镇静，二是利小便。至于求真所言"其症状不问为神经性与心脏或肾脏原因性，皆佳也"，未必如是！笔者认为，对于神经性疾病，茯苓发挥镇静作用是合理的，对于心脏衰竭导致的小便不利，以及其他症状，茯苓也是不错的药物。通过利尿以减轻前负荷，由此缓解其他症状。就"小便不利"这一症状而言，神经性与心脏性疾病其肾功能是好的，茯苓"利小便"的前提没有问题。但肾脏疾病尤其肾功能不佳时，用茯苓还会顺利吗？因此，对于肾脏原因性小便不利而言，"皆佳"还是要打个问号的。

● 术之医治效用

《药征》曰：术，主利水，故能治小便不利及自利，兼治身体烦疼、痰饮、失精、眩冒、下利、喜唾。

此说虽非全属无稽，然利水非独本药之特能，他药亦多有此作用。故以利水为本药之主治，不惟不妥当，由此抽象的解释，临床上将如何处之乎？

术之为利尿药，毋待辩矣。然于临床上为肾机能障碍之征，此尿利之频数或减少与胃内停水为主目的，仲景论及下记诸说为副目的，乃可应用之也。故其作用颇类似于茯苓而实异。本药性温，含特殊之挥发油，故能刺激胃肠黏膜使之充血，此等脏器有急性炎证时，即中医所谓有里热之际，假令其适应证虽具备，亦宜忌之。先宜治疗急性炎证，然后可用此药也。

评："此尿利之频数或减少与胃内停水为主目的"，是说术之使用主目的是尿利之频数或减少与胃内停水二者同时具备才行，不是说既治尿利之频数或减少，又治胃内停水。恰当地说，是治胃内停水同时见有尿利之频数或减少者。术的作用是驱逐胃内停水，即促进胃内潴留液的排泄。水液的吸收部位在小肠不在胃中，当胃内水液排入小肠后，吸收到血液再经肾脏排出，表现为小便开始增多而尿少消失。这种尿少不是肾机能障碍所致，其问题出在水液吸收环节而不是排泄环节。

汤本求真强调了胃部的急性炎症是术的禁忌症，那么，胃部有停水还是有急性炎症又该如何鉴别？可以进行上腹部触诊以了解是否存在振水音，结合胃镜检查是否有潴留液。舌象也是常用的参考。舌质淡，舌面水滑，伸舌水液欲滴提示胃潴留可能；舌质红，舌苔黄腻提示胃部急性炎症。

或以为尿量减少为肾脏机能障碍之征，是矣。然小便频数证亦为此机能障碍之候者，乃因小便次数增加，而尿量反减少也，即肾脏机能发生病变之症状也。尿意频数之际，有苓、术、泽泻等对证利尿剂，或对证剂加用此等药物，而肾脏机能尚不至严重的衰弱时可得援助，以驱逐水毒则病自能痊愈。

评：小便频数不仅仅是肾机能障碍之候，其他如尿路感染、尿失禁、良性前列腺增生和尿路结石，以及神经性因素等也会引起小便频数。笔者认为求真的真实意图可能是想说整个泌尿系统机能障碍。

凡胃内停水者，由于胃肌之衰弱，胃壁缓弛，若再因心脏或肾脏有障碍时，尿排泄量减少，以致尿毒蓄积在其他体部。在停水不十分严重时，每能容于组织内而肉眼不易察觉，然于缓弛之胃腔内之水毒，由打听触诊最易于确认。此胃内停水与尿利障碍均得以茯苓、术、泽泻等应用之。有此主要目的之时，若用本药，则此停滞之水毒通过肾脏而排除于体外。同时此药含有挥发油，能发挥健胃作用，若得他药之协力时，西医虽称为难治之胃扩张证亦不难治之。

评："在停水不十分严重时，每能容于组织内而肉眼不易察觉"，此为隐性水肿，虽肉眼不易察觉，但病人常有乏力、肢体沉重感、握拳时手指发胀等不适，需要结合体重监测，观察早晚体重变化。另外，收缩缓弛之胃壁以促进胃排空，此健胃作用恐以苍术为优先。

今欲证鄙见之不误，揭许叔微之体验谈于下。

《本事方》曰：微患饮澼三十年，自左下有声，胁痛，食减，嘈杂，饮酒半杯即止；十数日，必呕酸水数升；暑月只右边有汗，左边绝无。自揣为澼囊，如有水窠臼时，窠不盈则不行，但清者得行而浊者停滞，以无可决之路，故积至五六日，则必呕去也。脾土恶湿而水则流湿，若不燥脾以去湿，宜崇其土以填窠臼，乃悉摒诸药，只以苍术、麻油、大枣为丸，服三月而疾除。由此常服之，不呕不痛，胸膈宽利，饮食如故。

【注】意译此文，则许叔微自身患胃内停水证三十年，胃内有水鸣，左季肋部疼痛，食欲减退，吞酸嘈杂，故饮酒则轻快。然十数日后，必吐出酸败之胃内容物。夏季右半身常有汗，然于左半身则无。故自己想象为胃扩张，于其内有停水。揣摩其理，凡胃扩张而停水，恰如水在凹所，不充满则不流出。停水中之澄清者能流行之，然污浊者则停滞无去路，故渐次增量，积至五六日，必呕吐以排出之。夫胃原忌水之停留，若不去此停留之水，以干燥胃，当无治愈之期也。因悉止从来所用诸药，只服苍术、麻油、大枣为丸，至三月后，殆已痊愈。自此之后常服此方，无呕吐疼痛诸证，至于饮食亦如健时云。

许氏之说病理虽甚幼稚，然术之去胃内停水，有健胃之殊效也明矣。而关于此药物之利尿作用，虽无何等言及，然据不发汗、不呕吐、不下痢观之，则胃内停水由利尿排除，无疑义矣。

评："宜崇其土以填窠臼"，为什么选用苍术而非他药？许氏没有说明，以今日观点来看，应该归功于苍术挥发油的良性刺激作用。胃扩张或因胃动力下降，得苍术刺激以恢复正常，胃内潴留液及食糜排入肠腔以吸收，症状因之缓解。苍术治此，唯健胃而已，恐与利尿无关，求真扯远了。

本药用于身体烦疼者，乃以由尿利障碍，水毒久于关节内停蓄，则引致身体烦疼。而其理则如下之浅田氏说。

评：身体烦疼用术者，未必是排水毒的机理。此药含挥发油，除健胃也可能有止痛作用。

骨节疼痛者，其痛及于最里者也。《说文》云：骨节者，骨肉之窍也。盖三百六十骨节，为神气游行出入之处，而即为邪气游行出入之处也。是以不惟风寒迫于此，如痰饮、梅毒，久郁于内，则亦能为骨节疼痛。《论》曰：湿流关节。是也。

如是则尿利障碍与胃内停水为主目的，身体烦疼为副目的而用本药，则随胃内停水被驱逐，而关节内之水毒亦随之消失矣。故身体烦疼不治而自治也。

评：求真深受"水毒"理论影响，把苍术止关节痛归于逐水毒的结果。以今观之，苍术挥发油作用于神经也可能是止痛的机理之一。关节疼痛的病人未必都有胃内停水，把二者强行联系在一起不妥。

茯苓、术、泽泻，用于水泻之下痢者，乃因小便不畅，水毒停滞于消化管内，至一定程度时，肠管发生水泻的下痢，以代肾之机能。此时用茯苓、术、泽泻，则此三药能恢复肾机能，而消化管内之水毒由肾脏排出，故肠管水分减少，则不致下痢，是中医以利尿剂治下痢之惯用疗法，因知肠管与肾脏有表里相互之关系也。

评："水泻之下痢者"属于分泌性腹泻，是小肠和结肠分泌的水分与电解质超过其吸收能力所致。所有能刺激小肠和结肠分泌的因素均可以引起分泌性腹泻。水液由肠管排出，肾脏滤过率减少故而小便亦减少。水泻停止后，肾脏滤过率增加从而小便也增加。并不是肾机能下降导致肠管代偿性分泌。

茯苓、术、泽泻三药并非恢复肾机能，而是抑制肠管分泌。退一步说，即使此三药利尿，也是先改善肠管吸收机能，被吸收入血后才能发挥利尿作用。"以利尿剂治下痢"之说法不严谨。猪苓、滑石、商陆、葶苈子都是利尿剂，为什么治水泻不用它们？"肠管与肾脏有表里相互之关系"也不能成立。出汗多，小便也少，能说汗腺与肾脏有表里相互之关系吗？水泻是肠管吸收与分泌之间出现矛盾的结果，茯苓、术、泽泻三药虽然有利尿作用，但在这种情况下发挥的是调节肠管机能的作用。另外，茯苓与术虽常合用，但术含挥发油，能健胃与镇关节痛，此茯苓不具；茯苓安神，此术不具。

苍术——甘温，辛烈。燥胃强脾，发汗除湿，能升发胃中阳气，止吐泻，逐痰水，消肿满，辟恶寒（辟一切岚瘴邪恶，暑湿月焚之为佳），散风寒湿，为治痿要药（阳明虚则宗筋纵弛而带脉不引，故手足痿）。又能总解痰、火、气、血、湿、食六郁。燥结多汗者禁用。

求真按：由强灾渗及辟恶气观之，则术如有杀菌性，其当否虽未明，然本药含特种之挥发油，则或然欤！此问题暂置之。若夏时以此熏室内，则蚊群悉死而坠落，由是观之挥发油，则此药有杀虫性之确实矣。

评："蚊群悉死而坠落"未必就是挥发油的作用，用稻草、麦秸熏蚊看它们死不死？由熏蚊也不能推出杀虫性的结论，一方面蚊子只是虫类一种，不能以点带面；另一方面，熏蚊是外用，内服是否又能杀灭体内寄生虫？不得而知。

● 牡蛎之医治效用

本药含多量之碳酸钙，故有制酸作用。然中医多用于此目的以外，兹详说于下。

《药征》曰：牡蛎，主治胸腹之动，兼治惊狂、烦躁。

牡蛎、黄连、龙骨同为治烦躁之药，而各有所主治也。膻中者，黄连所主治也；脐下者，龙骨所主治也；而部位不定，胸腹烦躁者，牡蛎之所主治也。

评：依《药征》所说，能否理解为黄连所主之烦躁来自心脏，龙骨所主烦躁来自腹主动脉下段，牡蛎所主来自神经？东洞所言是从部位上区分的，但从疾病性质来分别更合适。"脐下者，龙骨所主治"，然脐下亦属于腹部，则龙骨所主，牡蛎亦能主治。既然牡蛎能主治，则无使用龙骨之必要。就疾病性质而言，黄连主治上部充血之实证，龙骨、牡蛎所主则逊于黄连。至于龙骨、牡蛎的差异，章次公说："论潜镇之功，则牡蛎优于龙骨，收敛之功则龙骨优于牡蛎。""潜镇"，是潜阳、震摄之意，针对虚阳上亢而言。换言之，对于代谢亢进的病人来说，当首选牡蛎而不是龙骨。

《气血水药征》曰：外行之血下陷甚者则作惊、作躁，其不甚者多寒而烦，不致惊躁耳，此血下陷之候也。下陷之血气，自心胸作动者，牡蛎主之也。

评："外行之血下陷"是从头部下陷至心胸？还是从体表内陷至体腔？以此作为参照物，则黄连所主当为外行之血上冲头面。

以上诸说，虽无不可，然或未备，或过偏，或涉于枝叶之议论，皆非完璧也。本药以胸腹之动为主目的，惊狂、烦躁为副目的，虽如东洞翁之所言，然有是等证而亦有不当用者。血下陷云云，即血液集于体之内部，不循于体表，故成惊狂及烦躁，或寒多而烦，未致惊躁，当用本药。虽如南涯氏之说，然亦难为此药应用上恒久不变之法则。其他诸说，不无参考之价值，然亦难为本药之主目的。由余之实验，当用牡蛎之病者，由于先天的或误治等之身体虚弱、腹部软弱而未陷于阴证者，用本药以此体质与胸腹动为主目的，惊狂、烦躁、幻觉、不眠等之神经症状及前诸家所说为副目的而用之也可。

评："以上诸说，虽无不可，然或未备，或过偏，或涉于枝叶之议论，皆非完璧也。"说得对！诸家均在"盲人摸象"。牡蛎主治当为发热汗出后之虚性亢奋、迫阴外泄的状态。

本药之作用，大有类似于茯苓，然其间亦自有分别，即茯苓之悸虽应于手而小，而本药之动大也；茯苓有肌肉痉挛，本药无此证也；茯苓无渴症，本药有此证也。又本药之作用，疑似于黄连，然黄连用于实证，本药虚证也；黄连有热伏，有脑充血征之颜面潮红，本药则不然。

评：茯苓证，以肌肉跳动或痉挛，舌多胖大有水滑苔为眼目；牡蛎证，以形体衰弱，人瘦，汗出，脉快，乃至大动脉搏动亢进为要点；黄连证，以头晕、颜面潮红上部充血为准绳。不妨从虚实角度来鉴别牡蛎、茯苓、黄连之用法，虚证者侧重于选牡蛎，实证者侧重于选黄连，茯苓则介于二者之间。三者均有镇静作用，虽有区别却常合用。如柴胡加龙骨牡蛎汤即牡蛎与茯苓合用，黄连温胆汤即茯苓与黄连合用。

● 龙骨之医治效用

《本草备要》曰：龙骨，（上略）甘涩。（中略）能收敛浮越之正气，涩肠，益肾，安魂，镇惊，（中略）惊痫、疟利、吐衄、崩带、遗精、脱肛。利大小肠，固精，止汗，定喘，敛疮，皆涩以止脱之义。

《药征》曰：龙骨，主治脐下之动，兼治烦惊失精。

据此二说观之，则本药为收敛药之一种，其主目的为衰脱之征候与脐下之动，副目的为烦惊、失精等，亦可用之。

评：由此可见，龙骨所主一方面是泄漏性疾病，另一方面是精神不安性表现，二者共同的前提是衰弱体质，如《千金翼方》云疗"四肢瘘枯汗出"。

● 胶饴之医治效用

本药之作用酷似甘草，治急迫作用，二者殆相伯仲。甘草性平，通用于表里、阴阳、虚实各证；本药性大温，虽可用于阳虚证，然阳实、阴虚及寒实证不可用之，有适于里证而不适于表证。又甘草无营养成分，而本药有丰富之滋养成分，亦是其别也。

评：甘草应用之广远胜饴糖，大抵发热、汗多或其他导致体液减少时多用甘草。饴糖，是虚弱之人补充能量之药。甘草以保水为主，补充能量不及饴糖。饴糖实际上是碳水化合物，不如甘草能使水分潴留体内以纠正失水。古人限于制糖工艺，不能制造精细之糖类，饴糖在当时估计也是相当不错的补品了。今天对于饮食减少的虚弱病人，可以使用葡萄糖以补充能量。虚劳之人，如碳水化合物不足则分解脂肪乃至肌肉以供给能量，加重体质的消耗，因此，补充碳水化合物以防分解肌肉。

● 干姜之医治效用

本药与附子俱为大热药，兴奋新陈代谢之机能、驱逐水毒二者相等。然其异处在附子剂证有下利、厥冷等水毒下降之征，而少上迫之候，而本药证则水毒下降之征少，上迫而发呕吐、咳嗽、眩晕、烦躁等证者多。换言之，即附子治水毒之下降为主，而治上迫为客；本药治上迫为主，而治下降为客也，可知二药之别矣。

评：干姜与附子均促进新陈代谢，但干姜长于治疗腺体分泌亢进的状态，而附子长于强心改善循环衰竭。代谢低下时常伴有心脏收缩乏力，所以干姜与附子常协同使用。另外，干姜止呕，胃肠道疾病多用；附子止痛，关节的风湿性炎症多用。

● 五味子之医治效用

《本草备要》曰：五味子，性温，五味俱备（皮甘，肉酸，核中苦、辛，都有咸味），酸咸为多。故专收敛肺气，滋肾水，强阴涩精，补虚明目，退热敛汗，止呕住泻，宁嗽定喘，除烦渴，消水肿，解酒毒，收耗散之气。（中略）嗽初起，脉数有实火者忌用。寇氏所谓食之而虚热多者，收补之骤也。北产紫黑者良，入于滋补药中，蜜浸蒸。

《药征》曰：五味子，主治咳而冒。五味子、泽泻皆主治冒病，而有其别。五味子治咳而冒者，泽泻治眩而冒者也。

据此二说观之，则五味子可谓为**收敛性镇咳药，兼有治冒作用之温药**矣。

评："收敛性镇咳药"如何理解？"收敛性"可能是镇咳同时减少痰液分泌，或者减少出汗。结合《千金方》《外台秘要》用五味子来看，五味子治咳具有广泛性。由此推测，五味子治咳不是针对具体病症的，可能是通过抑制咳嗽中枢强行镇咳的。五味子治咳乃本然，治冒则未必，仅凭苓桂五味甘草汤条文"时复冒"来认定冒是五味子所主，结论不能让人信服。"冒"是脑充血的表现，头面部毛细血管相当丰富，当头低下时，由于重力原因血液会堆积在头面部，面部毛细血管由此充血，病人感到面部翕热如醉状，同时脑部亦充血，病人"时复冒"。剧烈咳嗽时，病人常常弯腰低头，由此诱发头面部充血。本方使用五味子的目的恐怕还是治疗咳嗽，至少咳嗽还没有完全消失。当然，在咳嗽的过程中，病人常常伴有汗出，五味子、茯苓都有止汗作用，这个意义不容忽视。

● 细辛之医治效用

东洞翁云：细辛主治宿饮停水也，故治水气在心下而咳满，或上逆，或胁痛者。又其咳者，上逆者，胸满者，胁痛者，心下坚大者，皆为宿饮停水在胸胁心下所致也。用细辛则水饮去，其证可已，可以见其主治矣。然此说非惟辽阔难循，其结果且难与半夏、茯苓等之治效区别，故仲景以干姜、细辛为热药也。《本草纲目》述细辛辛温无毒，故当作主治阴证之宿饮停水，始近定说。因本药为吐根（译者按：吐根为催吐药、祛痰药）之同属，用少量呈镇咳作用，若大量则变为吐剂，不可忘之。

评： 细辛在古方中的使用大致体现在三个方面，结合现代药理研究浅析之。一是镇咳，与干姜、五味子配伍。镇咳作用可能与其所含的挥发油相关，该成分对组织胺或乙酰胆碱所致的支气管平滑肌痉挛，有非常显著的松弛作用。二是用于疼痛性疾病，如大黄附子汤，可能也与挥发油的镇静与镇痛有关。三是促进机体代谢，如麻黄附子细辛汤，防己黄芪汤条下有"下有陈寒者加细辛三分"，唯有促进新陈代谢才能达到"散寒"目的。从细辛里分离出的消旋去甲乌药碱具有 β - 受体激动剂样的广泛药理效应，有强心、扩血管、松弛平滑肌、增强脂质代谢和升高血糖作用，这些作用无疑是细辛促进机体代谢的物质基础。"若大量则变为吐剂"，非变为吐剂，实为细辛的不良反应。

● 泽泻之医治效用

本药亦为一种利尿药，以尿利之减少或频数与胃内停水为主目的方可用之，与茯苓、白术无异。然茯苓适于此等症状之外，兼治心悸亢进、眩晕、肌肉之间代性痉挛等，而通用于表里阴阳虚实之各证；本药不能治心悸亢进及肌肉之间代性痉挛，有医冒眩之作用，多用于里虚证。白术之用于虚证与本药无异，但其性温，故适于阳虚证，不适于阴虚证；本药性冷，故不适于阳虚证，而适于阴虚证，有去温热及治渴之效能。此三药之分别也，至于其他，概为大同小异耳。

评： 泽泻、茯苓、白术堪称治水饮"三姊妹"，但茯苓、白术二者并用未必有口渴，在出现口渴的情况下则常常见到泽泻的身影，这是否提示是泽泻治渴？若从利水强度来看，泽泻应当是"三姊妹"中的"大姐大"，茯苓则是"二姐姐"了，白术无疑是"幺妹"了。"药有个性之长，方有合群之妙"，三者的区别，不妨通过相关类方细细斟、慢慢品。

● 猪苓之医治效用

如上诸说，猪苓亦为一种之利尿药，其作用类似于茯苓、泽泻。所异者，本药解热止渴作用虽强，然治心悸亢进、肌肉痉挛则不如茯苓，治冒眩则不如泽泻，但解热利尿作用则较强而有力，此本药所以用于一般之实证也。

评："解热"，提示或有抗生素样作用；"止渴"，未必如是！是泽泻所长。"利尿"的确是猪苓之擅长，有研究资料表明，其通过抑制肾小管对钠的重吸收而达到利尿效果，就利尿而言，其强度当胜于泽泻、茯苓等。

● 阿胶之医治效用

阿胶之止血作用，毋俟西医之所教，已于二千年前周知矣。然此止血作用限于因血液之凝固性减弱与血管壁弛纵致血液之渗透亢进而出血者可知。又本药为一种黏滑药，自其缓和包摄作用，缓解组织之紧缩，或包摄糜烂面等。其滋润性能医组织之枯燥，故由此等原因而发为疼痛、出血、排脓、尿量减少或频数、咳嗽等，亦为本药之主治也。

评："又本药为一种黏滑药，自其缓和包摄作用，缓解组织之紧缩，或包摄糜烂面等。"此说不足为凭！黏滑药不惟阿胶一种，鹿角胶、龟板胶难道不黏滑？是否也有同等作用？另外，黏滑药进入胃肠也要被分解，重新吸收入血，又如何包摄胃肠之外的糜烂面？其黏滑性主要来自胶原蛋白，但所起的止血作用恐非此物。阿胶制作工序复杂，传统工艺在"澄清"环节中加入明矾沉淀杂质。明矾是硫酸铝钾和水形成的晶体，具有收敛、止血与止泻的作用。在阿胶的功效中，明矾所起的作用不容忽视。

● 滑石之医治效用

据以上诸说观之，则本药于内用时亦与外用时同。其黏滑性能缓和包摄膀胱、尿道、肠管之炎性黏膜面，故能利尿或止泻，且其寒性同时有益于消炎的作用，故能助长此作用乎。颂、震亨二氏对滑石治结石说，以猪苓汤内有此药之能善治该证也。

评：本药外用能吸附炎性分泌物，与内服不同。本药主要成分为硅酸镁，恐能致泻而不能止泻。

● 地黄之医治效用

由是观之，则地黄有止血、利尿、强壮、强心、解热、镇咳、镇静、镇痛等诸作用也明矣。然以之应用于临床上，当以血脱（南涯翁所说）、血虚（《本草备要》所说），即贫血虚弱与脐下不仁为主目的，烦热及其他症状为副目的。

评：地黄的使用指征不是血脱、血虚，而是血热为主。血热主要体现在心跳加快与小血管扩张等方面，前者导致心悸，后者则以血证及手足烦热、面部烘热为突出表现。笔者认为地黄抑制心脏跳动，减少心脏输出量，同时增加小动脉的致密性而止血，收缩小动脉而缓解烦热、烘热等症状，适合地黄的疾病多伴有代谢亢诸如甲亢、热性疾病等。

● 薯蓣之医治效用

《本草备要》曰：山药，（上略）入脾肺二经，补其不足，清其虚热，固肠胃，润皮毛，化痰涎，止泻痢，（中略）益肾，强阴，治虚损劳伤，（中略）又能益心气，治遗精健忘。

据此说观之，则本药为滋养强壮性的止泻药矣。

评：薯蓣在古方医学中入丸剂不入煎剂，需注意。

● 麻黄之医治效用

东洞翁曰：麻黄主治喘咳水气，兼治恶风，恶寒，无汗，身疼，骨节疼痛，一身黄肿。此说虽不无理，然以本药无应用上之定则为难耳。喘咳水气，原因颇多，则随其异以主治之，故药物亦不得不异也，因而本药不宜泛称主治喘咳水气。然麻黄主治喘咳水气，在《本草纲目》麻黄发明条下，李时珍曰然风寒之邪皆由皮毛而入。皮毛者，肺之合也。肺主卫气，包罗一身，天之象也。是证虽属乎太阳，而肺实受邪气，其证时兼面赤、怫郁、咳嗽、有痰喘而胸满诸证，非肺病乎？盖皮毛外闭则邪热内攻，而肺气膹郁，故用麻黄甘草云。

评："然以本药无应用上之定则为难耳"，此言有道理。麻黄，应用范围十分广泛，结合现代药理学研究成果来看，所含麻黄素属于传出神经兴奋剂，具有多靶点的药理作用，发汗、解除支气管平滑肌痉挛（平喘）、提升心率、升血压、兴奋中枢神经（提神）、兴奋膀胱括约肌（止遗尿）、收缩鼻黏膜血管（治疗鼻塞），等等。另外，麻黄还有利尿作用。所以，很难从某一方面对麻黄之应用进行定则。

又按丹波氏所著《金匮要略述义》之肺痿肺痈咳嗽上气病篇，于本篇中用麻黄者四方，宜作二义观。注家皆谓其证为内饮挟外邪，故用麻黄发其表，是一义也；今验肺胀证多是因宿饮时令而触发者，不必具表候，则用麻黄适取发泄肺中之郁饮，亦犹麻杏甘石汤之意，是一义也。故不可拘泥于一说之下也。

评：麻黄用于此等病症，解表肯定不是主要目的。"上气"似乎可以理解为包含支气管痉挛的气道高阻力状态，用麻黄以解除之。另外，"用麻黄适取发泄肺中之郁饮，亦犹麻杏甘石汤之意"，此言可以理解为支气管黏膜肿胀及肺泡水肿，具有较多的炎性分泌物，其中与迷走神经亢奋的因素有关。麻黄所含的麻黄素对抗迷走神经亢奋，由此抑制呼吸道腺体的分泌并减轻黏膜的水肿。由此可见，麻黄对于呼吸道的作用涵盖了支气管平滑肌、黏膜以及腺体多个方面，所对应的中医术语大致为"平喘""宣肺""化饮"。

如上所述，本药之效用不问外因或内因等，苟因表闭，即皮肤排泄机能障碍所成之喘咳水气，即能奏效也，若由其他原因者则无关系矣。今补足二氏之说，以现代之解析如下。

凡皮肤与肺脏，俱为气体毒及水毒之排泄机关。不论何种疾病，若皮肤机能被障碍，或被停止时，则肺脏不得不代偿此机能，必要上使气体及水毒之排泄旺盛。然此代偿作用自有限度，故其结果为肺部蓄积此等毒物，其征候发为呼吸困难及喘咳，于此时能用本药，则其峻烈之发表作用使气体及水毒自汗腺排出，则皮肤机能复旧而肺脏之代偿作用之任务解除，则喘咳水气而自消失矣。故麻黄者，因表闭，即皮肤排泄障碍或停止，发为喘咳水气为主目的，其他症状为副目的而用之，否则徒有害而无效也。

评：皮肤有排泄功能，更有呼吸功能，但其呼吸的量很少，只占肺呼吸量的1/120，不论是吸收氧气还是排出二氧化碳，都不能维持人体的正常需要，即使所有的毛孔闭锁，肺部也只不过增加1/120的工作量，可以忽略不计。至于皮肤的排泄障碍，也不至于导致呼吸困难，因为肾脏可以代偿之。可见，呼吸困难及喘咳不是肺代偿皮肤的机能，而是支气管炎症或痉挛的结果。用麻黄治咳喘，是麻黄减轻支气管之水肿，解除支气管之痉挛的疗效，不是发泄皮肤恢复排泄的机理。治疗表闭之发表药并非麻黄一味，生姜、紫苏、桂枝都可以发表，用它们发表能缓解咳喘吗？

然则本药有用于无喘咳水气之候之头痛、身疼、腰痛、骨节疼痛者，又何也？盖因此等证用本药之理亦与喘咳水气无异。此时之气体及水毒，如其情形不过不迫于呼吸器而有侵入头部，或腰部，或关节等之差耳。

评：头痛、身疼、腰痛、骨节疼痛者，通常是发热时炎性物质对该处末梢神经及肌肉的刺激所致，麻黄发汗退热，治其因而非治其疼痛。汤本求真所言之水毒，应该是类似于炎性代谢产物。

由余之经验，假令虽不闻喘咳水气之音响，然听诊胸部认为干性罗音，则即为本药证而无误。何也？是不外为喘咳水气之轻微或潜伏者耳。

评：干性罗音包括哮鸣音。有喘鸣之症状者多能在肺部闻及哮鸣音，但喘鸣症状轻微者肺部也能听到该罗音。汤本求真借用西医的诊察手段为传统的药证增添新的内容，让人耳目一新。

《本草备要》曰：麻黄，辛苦而温……为肺家之专药。发汗解肌，去营中之寒邪、卫中之风热，调血脉，通九窍，开毛孔，治中风，伤寒，头痛，咳逆上气（风寒郁于肺经。《经》曰：诸气膹郁，皆属于肺），痰哮气喘，赤黑斑毒，毒风疹痹，皮肉不仁，目赤肿痛，水肿风肿。若过剂则有汗多亡阳之患。

评："为肺家之专药"，此言实乃千古错句！！削麻黄之足以适肺家履。"调血脉"，从升血压角度来理解是有道理的。"通九窍"，的确，麻黄对眼结膜炎及角膜炎、咽鼓管充血导致的耳闷痛、鼻黏膜充血的鼻塞，以及遗尿、子宫脱垂、便秘等九窍疾病都有应用机会。"水肿风肿"，水肿多见于急性肾炎，风肿恐为荨麻疹，表现为红色或白色的风团。

● 杏仁之医治效用

《本草备要》曰：杏仁，辛苦甘温而利，泻肺，解肌能发汗，除风，散寒，降气，行痰，润燥，消积，利胸膈之气滞，通大肠之气秘。治时行头痛，上焦风燥，咳逆上气，烦热喘息。有小毒，能杀虫，治疮、猘狗毒、锡毒。肺虚而咳者禁用。

《药征》曰：杏仁，主治胸间之停水，故治喘咳而兼治短气、结胸、心痛及形体浮肿。

杏仁与麻黄同为治喘而有其别。胸满不用麻黄，身疼不用杏仁。其二物同用者，以有胸满、身疼二证也。

评：以现代医学眼光来看，二者的区别是，麻黄扩张痉挛的支气管以治喘，但有兴奋中枢神经之弊端；杏仁治喘则是抑制呼吸中枢，为中枢性止喘药。二者之配伍是中枢性与外周性的双管齐下，以杏仁对抗麻黄之中枢兴奋作用。同为咳喘，支气管炎症水肿或痉挛者用麻黄不用杏仁，如小青龙汤、射干麻黄汤等；阻塞性肺气肿之呼吸短促，用杏仁而不用麻黄，如茯苓杏仁甘草汤。吉益东洞对杏仁的认识很粗糙，章次公先生对其批评很中肯："然东洞先生从《伤寒》《金匮》考证药效，转谓杏仁主胸间停水，此未免本末倒置之消矣。故凡胸间停水，以致喘满者，当以治水为主，杏仁特为附庸耳。"

● 薏苡仁之医治效用

肠痈之为病，其身甲错，腹皮急，按之濡，如肿状，腹无积聚，身无热，脉数，此为肠内有痈脓，薏苡附子败酱散主之。《金匮要略》方后云，小便当下。

求真按：甲错者，皮肤如鱼鳞之谓。痈脓者，化脓之意。由薏苡附子败酱散之治等证观之，则为此方君药之薏苡仁，其治甲错及化脓也明矣。又此方服后尿量增加，则主药之薏苡仁有利尿作用亦明矣。

评：薏苡仁可治疣。疣为病毒感染性疾病，薏苡仁是否有抗病毒作用？若此，则其是否兼有抗菌作用？其所主痈脓是否为抗菌作用之体现？薏苡附子败酱散服后尿量增加，并不能证明薏苡仁有利尿作用。

归纳上说，本药有治甲错，治脓汁、脓血、白带，利尿，治疣赘发疹，镇痛，镇痉，消炎，解凝诸作用也明矣。余以之加于葛根汤，治项背筋之痉挛肩凝；又与术加于同方，治急、慢之关节痛；同桔梗配用于柴胡剂，疗腐败性支气管炎及肺坏疽；配用于大黄牡丹皮汤及大黄牡丹皮汤去芒硝、大黄牡丹皮汤去大黄、芒硝，以医鱼鳞癣、阑尾炎及淋病。此药加于猪苓汤及猪苓汤加甘草、猪苓汤加甘草、大黄，治淋病；加于桃核承气汤、大黄牡丹皮汤及其类方桂枝茯苓丸及当归芍药散等，治白带；又单用或配用于诸方，治疣赘，悉收卓效。唯须注意者，薏苡仁之性寒，为利尿药，又为缓下药，则于如石膏剂证之组织枯燥者，及属于下痢阴虚证者，宜禁忌之。

评：以此等经验观之，则薏苡仁主要有抗菌、抗病毒作用及止痛作用。"组织枯燥者"禁忌，但肌肤甲错难道没有皮肤干枯粗糙吗？"下痢阴虚证"也不是绝对禁忌，可以通过炮制减少其植物油之刺激，同时通过配伍对抗其缓下作用。

● 连翘之医治效用

《牛山治套》曰：大人、小儿呕吐不止，可用连翘加入任何药方之内，此家传之大秘密也。口授心传，非其人则勿传。

评：呕吐不止只是症状，不能一概用连翘。若连翘有效，单用即可不必用任何药方；若任何药方有效，则不必加连翘。"口授心传，非其人则勿传。""其人"是什么人？既是"口授心传"之"大秘密"，又何必写在书里？

据诸说观之，则本药为解凝消炎性利尿药，有时得为镇吐药者，抑亦可谓具消炎利尿之作用也。

评：消炎作用值得肯定。镇吐、利尿不可信！

● 柴胡之医治效用

《药征》曰：柴胡，主治胸胁苦满也，兼治寒热往来，腹中痛，胁下痞硬。

（上略）历观右方，柴胡主治胸胁苦满也。其他治往来寒热，或腹中痛，或呕吐，或小便不利者，此一方之所主治，非一味之所主治也。为则按：《伤寒论》中寒热、腹痛、呕吐、小便不利等，不用柴胡者多。若胸胁苦满而有前证者，则主以柴胡，因此可知柴胡之所主治矣。

《本草纲目》柴胡部中，往往以寒热往来为其主治。夫世之所谓疟疾，其寒热往来也剧，有用柴胡治愈者，有不愈者，于是质之仲景之书，其用柴胡也，无不有胸胁苦满证。今乃施诸胸胁苦满而寒热往来者，其应犹响。不仅疟疾如是，百疾莫不皆然。无胸胁苦满证者，则用之无效。是则柴胡之所主治也，在彼而不在此矣。古来未正解仲景之书者，莫不以柴胡为一种之解热药。自东洞翁蹶起，高唱前说后，世医始得其真面目，故以此为本药之应用主目的。

评：柴胡桂枝汤、柴胡加龙骨牡蛎汤、四逆散诸方也用柴胡，条文缘何没有胸胁苦满？奔豚汤有往来寒热，用黄芩而不用柴胡。可见，单个症状与药物之间没有绝对的一对一主治关系。难道大自然会按照疾病来造草木不成？从现代医学角度来看，柴胡应该具有抗炎作用，炎性反应得以控制则胸胁苦满自然消失。

● 半夏之医治效用

《药征》曰：半夏，主治痰饮呕吐也，兼治心痛，逆满，咳，悸，腹中雷鸣。

此说是也，欲以意解之。半夏者，因胃内有停水而上逆，发为恶心呕吐为目的而用。若恶心呕吐已愈，则心痛逆满、咳、悸、腹中雷鸣诸证，虽不治亦自然消散矣。且本药不独恶心呕吐发作时有效，即于其间歇时，亦可用之，故不可忽略其既往证之问诊。就中如恶心，不过纯然是自觉证，故病者若未说明时，易被忽略，是以问诊不可不注意之。

如上所述，本药以恶心或恶心呕吐为目的而应用之，但有时须要此药物，而病者反不呈是等症状而现他证者不少，故对仲景关于本药配合剂之论及下列记诸说，须熟读而玩味之，以明了其应用之范围。

评：半夏止呕为主，但其镇静作用更值得重视。镇静，稳定患者情绪，对精神性呕吐无疑是有治疗作用的。《内经》治疗不眠的半夏秫米汤，半夏所起的应该是镇静、催眠作用。如果站在更高的角度俯视半夏的功效，其中许多功效还是通过镇静作用来实现的。

《本草纲目》: 半夏根

【气味】辛平有毒。

【主治】心下坚，胸胀，咳逆，头眩，咽喉肿痛，肠鸣，下气，止汗。《本经》

【注】咳逆者，咳嗽频发也。头眩，即为眩晕。肠鸣者，肠内水鸣也。下气者，下水毒之意。而本药治眩晕之事实，因半夏为小柴胡之臣药，治乘车、乘船时等之恶心呕吐及眩晕而明，故半夏之主治眩晕，必有恶心，或恶心呕吐并发，或相继而发者可知。

评：半夏治眩晕，当为半夏镇静作用之体现。另外，眩晕常伴有呕吐，用半夏以止呕，未必就是针对眩晕。

● 铅丹之医治效用

铅丹，不外为铅之化合物，故有收敛、镇静、镇痉、杀虫、杀菌作用也明矣，尚宜参考下说。

评：铅丹，又名红丹，即四氧化三铅，常温时为鲜红色粉末。此方为什么用铅丹？推测可能受道家炼丹文化的影响。铅为有毒重金属，现代中医应该回避使用。

● 黄连之医治效用

《药征》曰：黄连，主治心中烦悸也，兼治心下痞、吐下、腹中痛。

此说为至论，已有定评，余亦赞之。但言简而旨深，初学者不易通晓，故为释之。此心中烦悸，有二种意义：其一，当心脏部触诊时，有热状，即为充血或炎证之征，而疾速之心悸动，应于手里；其二，由脑之充血或炎证，致精神不安，是以心中烦悸四字，为此二意义之代表的术语，但于现代难通耳。然本药之性能不漏，且无含蓄，故余将上文改窜之。黄连者，由心脏部之触诊，而有充血或炎证之象征，及心悸动疾速之情状，与头腔内外之脏器组织，由充血或炎证而有刺激症状者为主目的，心下痞、吐下、腹中痛、出血等之证候为副目的而可用之。尚须参照下说，乃可扩充本药之用途。

评：黄连之用，大抵有三，一是镇静神经，二是抑制心脏搏动之亢奋，三是减轻胃肠之充血。

● 黄芩之医治效用

《药征》曰：黄芩，主治心下痞也，兼治胸胁满、呕吐、下利。

此说虽是，若不加因于充血或炎性机转九字则难为完璧。心下痞者，有因于充血或炎性机转者，有因气逆者，有因停水者，原因不一故也。是以上文须改作黄芩因于充血或炎性机转而心下痞者为主目的，胸胁满、呕吐、下痢等为副目的而用之。下说亦同为本药应用之副目的。

评：与黄连相比，黄芩仅以消除炎症减轻充血为主，镇静及对心脏作用远较黄连逊色。

● 酸枣仁之医治效用

本药为收敛性神经强壮药，故不问为不眠，或多眠，或其他，苟神经证而属于虚证宜收敛者，悉皆主治之。观前记及下列诸说，可知此义矣。

评："收敛性"是因其敛汗吗？汗出或为有热，从酸枣仁汤配伍知母来看，该药当有降低代谢作用。"多眠"或有不妥！难道酸枣仁对睡眠有双相调节？即使东洞用酸枣仁汤治昏昏不醒的多寐，也不能得出酸枣仁治疗多眠的结论，毕竟酸枣仁汤≠酸枣仁。

● 麦门冬之医治效用

本药为黏滑性消炎药，且为镇咳、强心、强壮、利尿药。由下列各说可知。

评："黏滑性"何以见得？"镇咳"不可信，当为滋润呼吸道以促进黏痰排泄；"强心"亦不符合临床，热性病心脏处于亢奋状态，用麦门冬当是抑制心脏以保护之；"强壮"也是牵强之说，本药当为抑制消耗状态，而非单纯补充营养；本药更无"利尿"作用，抑制亢奋之代谢，减少水分之消耗，体液代谢恢复正常状态自然尿液恢复正常。

《本草备要》曰：麦门冬，甘，微苦而寒，清心润肺（求真按：此即本药之黏滑作用），强阴益精（此即本药之强壮作用），除烦泻热（此即本药之消炎作用），消痰止嗽（此即本药之消炎镇咳作用），生津行水（此本药黏滑组织之枯燥，故自利尿也）。治呕吐，痿蹶，虚劳客热，脉绝短气（治此等证者，由本药有消炎、黏滑、强心、强壮作用也），肺痿吐脓（治此证者，由本药有消炎镇咳作用也），血热妄行（治此者，本药之消炎作用也），经枯乳闭（此等证，由于组织之枯燥，故用本药，使黏滑之，则自通矣）。

评：求真对麦门冬的功效进行了微观解释，尚不足以从更高层面认识麦门冬。笔者认为可以从三个方面对麦门冬功效进行整体概括：其一，麦门冬降低机体代谢，从而保护心肺等器官机能；其二，麦门冬补充某些营养素，有助于疾病的修复；其三，麦门冬促进呼吸道浆液腺的分泌，以缓解呼吸道干燥状态，并促进黏痰排出。另外，不妨以百合、地黄为参照物来理解麦门冬。百合滋润，但侧重于失眠等神经系统亢奋，麦门冬则多用于心搏亢奋；地黄侧重于止血，抑制血管的扩张而治烦热，麦门冬则作用于腺体为长。

● 蜂蜜之医治效用

本药为缓和黏滑药，其作用酷似于甘草。所异处，彼通用于表里内外各证，更不含滋养分；此药专用于里证，有多少之滋养分也。

评：本药与甘草相比较不如与饴糖相比较。其成分复杂，营养性远胜饴糖，但饴糖比蜂蜜易于吸收而无滑肠之弊。

（上略）《本草备要》曰：蜂蜜，生性凉，能清热。性温，能补中。甘而和，故解毒。柔而泽，故润燥。以甘缓可去急，故止心腹、肌肉、疮疡诸痛。（中略）和百药，与甘草同功。（中略）煎炼为胶，通大便闭。然能滑肠，泄泻、中满者，禁用。

评："煎炼为胶，通大便闭。然能滑肠"，提示蜂蜜（蜂胶）能促进胃肠蠕动，这有助于理解大半夏汤用蜂蜜的意义。除了促进胃肠蠕动以外，蜂蜜的比重也值得重视。我们知道蜂蜜的比重远远高于食糜及水，相比之下不容易被呕吐排出。

● 旋覆花之医治效用

《本草纲目》曰：旋覆花

【气味】……权曰：甘，无毒。大明曰：无毒。

【主治】主水肿，逐大腹，开胃，止呕逆，不下食。（甄权）

行痰水，去头目风。（宗奭）

消坚，软痞，治噫气。（好古）

【发明】时珍曰：旋覆……其功只在行水、降气、理血脉耳。

由上文观之，则本药为健胃利尿药，而兼有治噫气之特能。

评：噫气是胃中气体从口腔排出的表现。旋覆花治噫气之特能是否通过作用于食管下段括约肌而实现？此括约肌闭合使胃内气体不能通过食管上行而排入小肠。

● 代赭石之医治效用

本药不外于酸化铁，故有收敛、补血、止血作用也。明矣。

评：推测在旋覆花代赭汤中起的是镇摄神经作用。

● 大黄之医治效用

《药征》曰：大黄，主通利结毒也。故能治胸满、腹满、腹痛及便闭、小便下利，兼治发黄、瘀血、肿脓。

右历观此诸方，张仲景用大黄者，特以利毒而已，故各陪其主药，而不单用焉。合厚朴、枳实，则治胸腹满；合黄连，则治心下痞；合甘遂、阿胶，则治水与血；合水蛭、虻虫、桃仁，则治瘀血；合黄柏、栀子，则治发黄；合甘草，则治急迫；合芒硝，则治坚块也。

学者审诸仲景方中用大黄者不止于此，而以其用之之征，显然著明于此，故不复疣赘也。

大黄合诸药，泻下身体各部之病毒而排除之。虽如此说，但此作用限于病者呈实证之际，始能发挥，不然不仅不能起作用，反与病者以恶影响，故前说宜改作"大黄者，主通利实证之结毒也"，始成完璧。而其奏效之理由，则如下。

评：吉益东洞是"万病一毒论"的倡导者，排毒也成了他解释药物效用的优先选项。不仅如此，在后世排毒论的眼中，大黄几乎成了排毒的"形象代言人"，什么血毒、水毒、食毒，大黄都是冲锋陷阵的"全无敌"将军！朴素的治疗观，只能为大黄引来款款情深的眼神，却不能激发出透视本质的深邃目光。大黄的广泛效用，绝不是"排毒"两个字所能承载的。

●《药物学》曰泻下药之应用

一、便秘

又屡因诱起诸多不定症状，其主者，眩晕、头痛、胃之重感等。又因硬便，致成局处之机械刺激及滞便之异常分解，或由于化学的刺激，有呈赤痢样症状者，皆须泻下药之应用也。

评：反观之，若无上述之不适症状则断无使用泻下药之必要！

二、急性及慢性之肠炎

肠炎之证候，发下痢者，因欲排泄肠中之有害物也（不消化物、毒物、刺激性分解产物）。此际若用制泻药，则反有害，故须用泻下药助其排泄时，则有害物被排泄，同时下痢亦自止矣。是以泻下药亦有时有制泻之效也。

评：以此诠释中医之"通因通用"理论，甚为合拍。

三、尿闭证

肾脏之疾患，或妇人之神经病（癔病，《儒门医学》译作烦恼善怒、神经疾患等）之尿量减少或闭止，致可由尿排泄之水分，及固形分蓄积于体中，而发所谓尿毒证者。若用泻下药抑制肠之吸收，亢进其分泌，至一定度时，得防遏之。

评：现代医学治疗流行性出血热少尿期也用导泻方法，其实质还是代偿疗法。

四、浮肿及蓄水

不问原因如何，水分蓄积于组织或体腔内时，减其饮料，兼用泻下药而妨肠液之吸收时，与由皮肤、肺脏、肾脏等之排水相等，使血液浓厚，增加其渗透压，因而吸收是等蓄积之水分，同时讲发汗、利尿之法，其效果更显著也。

评：此等治法非常规之法，大概适于利尿效果不佳者。泻下与利尿均为排水，但从肠腔及肾脏排泄之电解质等有所不同，需要注意。

五、脂肪过多

若检查下痢之便，见大便中脂肪显著增加及有多量养素，此因肠内容排泄迅速，故不能吸收脂肪与养素也。对于肥胖病之用泻下药，实由于此。

评：抑制肠腔吸收营养来减肥的确有效，但终非上策，减的不仅仅是脂肪，还有生命！

六、远隔部之炎证

泻下药之刺激肠壁，因与皮肤刺激药同一理由，故亦可作用于远隔脏器之炎证，如对于脑、肺、虹膜等之充血炎证，与以有利之影响，此因肠管之充血或全身之水分损失也。

评：肠管之充血或全身之水分损失，强迫血流与体液的重新分配以缓解远处炎症，思路虽妙，但肠管岂不李代桃僵乎？损伤一个脏器以治疗另一个脏器，需要权衡其间的性价比。在缺乏有效抗生素的时代，这也许是比较好的选择了。

植物性下剂之一般的性质：

一、因酸性不溶解于胃液，而到肠管始行溶解。又因于肠管内之消化液或细菌等之作用，始被变化而起刺激性。

评：植物性下剂不仅含酸性物质，还含有其他成分，不仅对肠腔，对胃黏膜也有刺激。

二、其吸收缓慢，所以能发挥其泻下作用，故泻下药以生药为适当也。

评：植物性下剂多属刺激性下剂，含有蒽醌类物质，不耐高温，故以生药为适当。

三、假令虽被吸收，但其毒力作用亦不至于强烈。

评：其作用在于刺激肠管，吸收入血失去刺激目标，故曰毒力作用不至于强烈。

四、其刺激止于肠壁之表面，故较缓和。

评："缓和"是相对于盐类下剂而言吗？其不良反应有肠管痉挛、脱水、吸收不良以及结肠黑变病等，读者不可见"缓和"二字而误认为安全。

其作用：

一、植物性之下剂能刺激肠管，故使蠕动亢进及肠腺之分泌增加，然通常皆由肠壁渗出。

评：肠蠕动亢进之结局是痉挛性腹痛，以及肠吸收不良；肠腺分泌增加之结局为脱水与电解质丢失。

二、肠之充血，多数在大肠，因大肠之充血，延及于骨盆内之脏器（子宫及其附属脏器之充血），致有引起月经过多、子宫内出血及孕妇之早产或流产等证。

评：通经水、堕胎，看似治疗作用，实为对其不良反应的转化应用。

● 厚朴之医治效用

《药征》曰：厚朴，主治胸腹满也，兼治腹痛。

【注】胸腹满者，胸满或腹满也。此说虽不敢以为不可，但腹满有虚实之分。实满，有由食毒充实者，有由瘀血郁滞者，有由水毒壅滞者，有由此二三因合并者；其虚满，亦有由水毒蓄积者，有瘀血兼水毒者，有由肠管麻痹、气体充满而然者。其原因各不相同，故以厚朴为胸腹满之主治，不妥当也。依余之经验，本药之主治胸腹满，宜限于食毒或食兼水毒者，故宜将前说改作厚朴，主治因食毒或食兼水毒之胸腹满也，可以参看下列诸说。

评：仿求真之口吻发挥一下。厚朴治胸满，此说虽不敢以为不可，但胸满有因于支气管疾病者，亦有因于心脏疾病者。因于支气管疾病者，多为支气管痉挛而通气不畅，如桂枝加厚朴杏子汤证；因于心脏者，多为心衰或冠状动脉供血不足也。故厚朴以治胸满，当以支气管痉挛状态为主要指征，而不适合心衰或冠心病也。

● 枳实之医治效用

《药征》曰：枳实，主治结实之毒也，兼治胸满、胸痹、腹满、腹痛。

此说是也，可为本药应用之主目的，但更欲补充之。主治结实之毒者，谓治心下、肋骨弓下（此部结实，虽类似于柴胡之胸胁苦满，但较彼为强度）及腹直肌之结实也。其作用虽类于芍药，然与彼之结实拘挛较，则结实之度优于彼，拘挛之度劣于彼也。其治胸满、腹满，有似厚朴，但本药以结实为主，胀满为客；彼以胀满为主，结实为客也，而治食毒或食兼水毒者则同矣。

评：《药征》曰枳实，主治结实之毒也；曰大黄，主通利结毒也。吉益东洞对枳实与大黄的功用没有作出明确的界定！求真的补充有参考价值，但笔者仍觉得有意犹未尽。枳实可以配芍药，说明枳实有解痉作用；枳实可以配厚朴，说明枳实有促进胃肠蠕动作用。以此可知，枳实或有双相调节作用。

● 芒硝之医治效用

《药征》曰：芒硝，主软坚也。故能治心下痞坚、心下石硬、小腹急结、结胸、燥屎、大便难，而兼治宿食、腹满、小腹肿痞等诸般难解之毒也。历观上方，芒硝主治坚块明矣，且有软坚之功也，故兼治宿食、腹满、少腹肿痞等诸般难解之证。

此说虽是，有坚块无不可用，然难为完说。依余之经验，本药与石膏并称大寒药，且泻下作用有力，故能适用于里证而阳实者，其他悉当禁用也。故前说宜改作芒硝，主治里之阳实证而有坚块者，其适应证之详细及奏效之理，可视下说。

评：所谓的"主软坚"，依然是抽象的概念。"坚"，在吉益东洞那里，停留在触诊的所感，没有赋予具体的内涵。遗憾的是，求真也没有进行深入的发挥，只是对"坚"加了"里证而阳实"的无关紧要的限制词。

●《药物学》曰盐类下剂之特色

一、便秘之际，若欲急速排除肠内容为稀薄溶液，须内服大量硫酸钠（即芒硝）之5%以下之溶液。其溶解水已充分，故不夺他水。从其作用，亦不关于体内水分之多寡，因多量之水样内容亢进，约一二小时间而水泻。然非常顽固之便闭，有不能奏效者，则宜植物性下剂。

评：盐类下剂属于渗透性泻剂，通过升高肠腔内渗透压吸引水分进入或保留在肠腔，肠腔内容物容积由此增大而刺激肠蠕动。其不能奏效者，或为肠蠕动低下，虽有容积增大仍不能刺激蠕动者，配以大黄等植物性下剂以强烈刺激之而呈现泻下作用。

二、盐类下剂之浓厚液，有减却体内水分之效，间有使用于浮肿、水血证等。例如，使内服硫酸钠（芒硝）大量之10%～25%之溶液，则由浓厚液之刺激，亢进肠分泌，盐因被稀释而泻下，故组织显著失水。此际泻下，必须溶解水之供给，而仰给于肠分泌，故其奏效须延长时间。普通内服后，自10～20小时而通利，便状殆与肠液之成分相等。肠分泌之多少与血液及组织中之水分多少成比例，故一二日间渴者，其分泌不充分也，则浓厚盐不得呈泻下作用。

评：高浓度之盐类下剂呈现组织脱水作用，可视为口服之脱水剂。当年某民间中医用大剂量芒硝致人死亡，是否与脱水后诱发严重的心血管事件有关？

三、用量过少，不泻下。（中略）此时渐被吸收，由盐类作用而利尿也。久坐职业之人或平卧患者，虽与盐类下剂，但肠运动不甚亢进，故渐被吸收而不呈泻下作用。此时因利尿作用而体中之水分减少，肠液之分泌亦减，致便秘如旧。

评：由此可知，水肿、心衰病人，当注意！需防盐类吸收加重水液潴留。

四、肝脏之疾患（充血、胆石证、卡他性黄疸等）用之有效者，恐因门脉系之血行强盛，且因盐类作用亢进组织液之灌流，影响其营养也。

评：不知此等疾病使用何等剂量？

五、泻下药之盐类下剂，无刺激肠壁之性，故对于热性病者或他脏器有炎证者，得频频使用之，因对于此等证，仍有消炎的作用也。

评：原本就不是作用于肠壁的，因此，不会导致肠黏膜充血而加重炎症。频频使用或能减轻肠黏膜之充血水肿。

● 石膏之医治效用

《药征》曰：石膏，主治烦渴也，兼治谵语，烦躁，身热。（中略）历观上方，石膏主治烦渴也明矣。凡病烦躁者，身热者，谵语者，及发狂者，齿痛者，头痛者，咽痛者，其有烦渴之证也，得石膏而其效核焉。

此说虽无错误，然非石膏证，亦不无烦渴者，故难为定义。由余之经验，有本药证者，必口苦干燥、尿色赤浊为应用之主目的，以烦渴及其他为副目的，再宜参考下说而用之。

评："烦渴"，非石膏证之必备；"口苦干燥，尿色赤浊"，为一般热病之共有症状，也不足为凭。当以新陈代谢之亢进为石膏使用之主目标。代谢亢进时，呼吸及循环无疑也处于亢奋状态，石膏或有抑制呼吸运动以及抑制心脏搏动的作用。

● 牡丹皮之医治效用

如以上诸说，本药之作用酷似桃仁，其所异者，彼以驱瘀血、镇痛、缓下作用为优，此则以消炎、止血作用为优，又不如彼含阿米苛他林 AmygdalinC20H27NO11，故无毒性。

评：桃仁驱瘀血可能通过改善血液成分实现，牡丹皮止血，其机理可能是降低毛细血管通透性。细野史郎认为牡丹皮加速溢出血管外的血液或渗出物的吸收，又能促进血液凝固，用于绵绵不止的小出血。所谓的"消炎"，无非是改善局部红、肿、热、痛的状态，并促进机能障碍的恢复。其消炎的机理当为促进炎症部位代谢产物的吸收，不排除有一定的抗生作用。

● 芎藭之医治效用

《本草备要》曰：川芎，辛温，（中略）乃为血中之气药。助清阳，开诸郁，润肝燥，补肝虚，上行头目，下行血海，搜风，散瘀，调经，止痛。治湿气在头，血虚头痛，腹痛，胁风，气郁，血郁，湿郁，血痢，寒痹，筋挛，目泪，涕多，及痈疽疮疡，男妇一切血证。然香窜辛散，能走泄真气，单服、久服，使人暴亡。

由以上诸说观之，本药为温性强壮药，有去贫血性瘀血之特能。

评："上行头目，下行血海"，可知川芎为广泛性的血管扩张剂；止痛，恐与平滑肌松弛有关，或为钙离子拮抗剂样作用；治疗血证，或为扩张其他部位血管以减少出血处血流压力。"单服、久服，使人暴亡"，恐为道听途说之语！即使服用川芎出现暴亡，也不能一口咬定罪在川芎，或为致死性心脑血管事件突发，恰逢病人服用川芎，便认定川芎所致，由此让川芎背上黑锅。值得一提的是，川芎的"开诸郁"是改善病人情绪低落的状态，以此观之，其当有中枢神经兴奋作用。然酸枣仁汤也用川芎，恐非兴奋之功。是否存在小剂量兴奋，大剂量抑制中枢的可能？值得研究。

● 当归之医治效用

《本草备要》曰：当归，甘温，和血；辛温，散内寒；苦温，助心散寒。（中略）治虚劳寒热，咳逆上气（血和则气降），（中略）漏痢（便血曰漏），头痛，腰痛，心腹诸痛（散寒和血），风痉无汗，痿痹癥瘕，痈疽疮疡，（中略）气逆里急，（中略）腹痛满，腰溶溶如坐水中，及妇人诸不足，一切血证，阴虚阳无所附者。润肠胃，泽皮肤，养血，生肌（血旺则肉长），排脓，止痛，（中略）使血气各有所归，故名。

如以上诸说所示，本药之作用殆与芎䓖无异，然强壮作用则胜之，此其别也。

评：概括之，当归功效大致为止痛、止血以及荣养皮肤肌肉。需要指出，当归的功效与剂量、剂型有一定关系，不可忽视。治妇人腹痛，多用散剂，赖其挥发油以解除子宫痉挛。汤剂挥发油丢失，所余成分收缩子宫而止血，然能加重腹痛。配伍芍药，或有减少腹痛作用。"润肠胃"，恐与所含植物油有关；"泽皮肤"，是扩张皮肤小动脉，增加循环，促进代谢以有光泽；"养血"，过于抽象，难以理解；"生肌"是相对于疮疡而言，说到底是促进伤口愈合；"排脓"，恐非如是！当为促进病灶血液循环，增加白细胞数量以抗感染，感染得以控制则脓液自然减少；"止痛"，是针对平滑肌痉挛所致的疼痛。"本药之作用殆与芎䓖无异"，二者共同作用当为扩张处于痉挛状态之小血管，并改善侧枝循环，所起作用类似于钙离子拮抗剂。"然强壮作用则胜之"，言犹未尽。当归既为妇人圣药，则或有类雌激素样作用，所谓的"强壮作用"或为雌激素效应。